"十二五"职业教育国家规划教材修订版

"十四五"职业教育河南省规划教材

高等职业教育新形态一体化教材

病理学与病理生理学

（第5版）

主编　丁运良

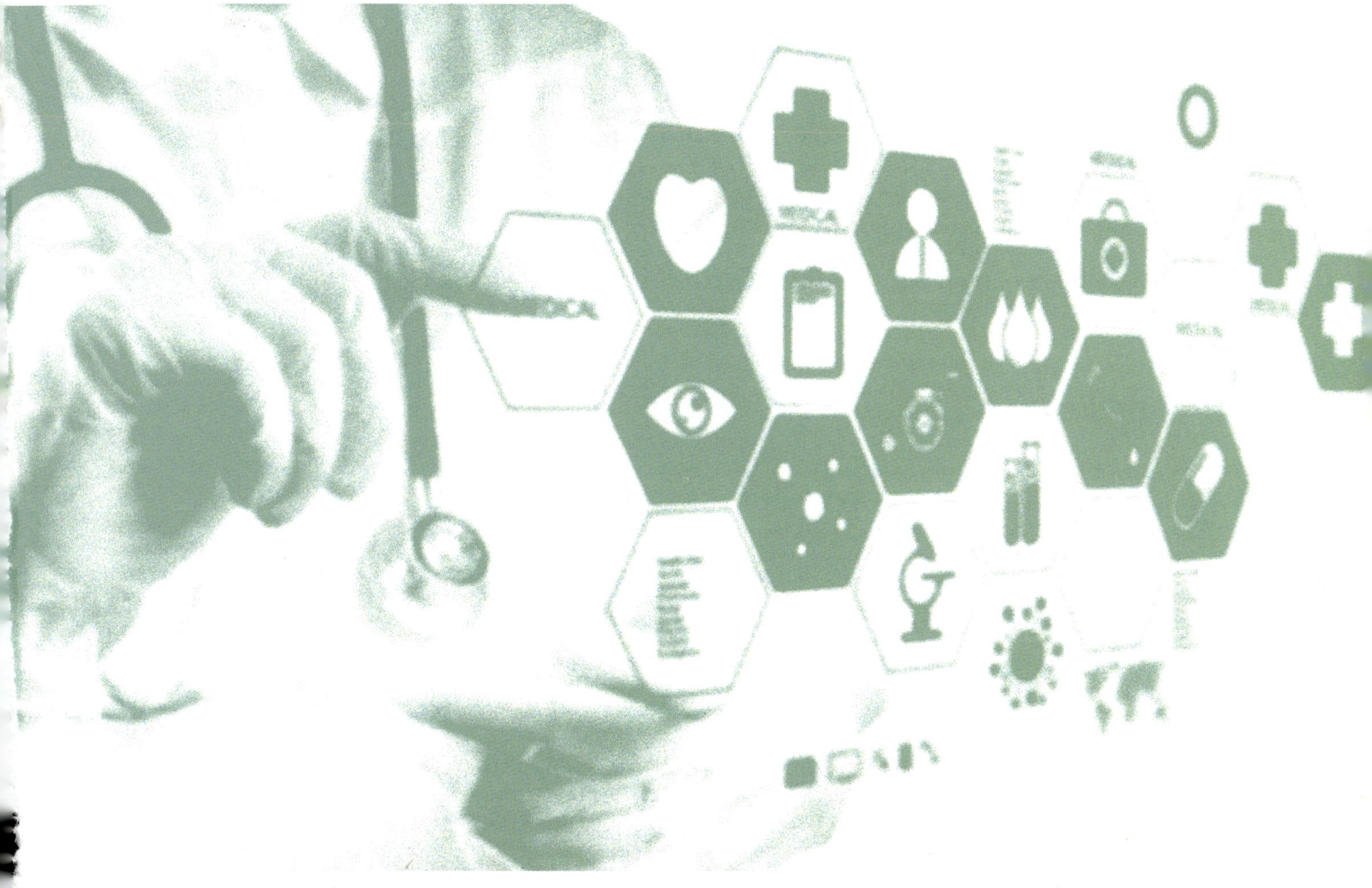

中国教育出版传媒集团

高等教育出版社·北京

内容简介

本书为"十二五"职业教育国家规划教材修订版、"十四五"职业教育河南省规划教材、高等职业教育新形态一体化教材。本书内容涵盖病理学和病理生理学，为适应高等职业教育教与学的需要，两部分内容做了融合。除绪论外，共 21 章；前 12 章为总论部分，重点叙述疾病的基本形态、功能、代谢变化；后 9 章为各论部分，主要叙述常见病和多发病的病因、发病机制、病理变化、病理临床联系、结局、预防原则等。每章以临床案例导入该章内容，激发学生的学习兴趣，引发学生思考及创新能力；章前设有学习目标，明确该章学习重点；章中设有知识拓展，拓宽学生知识面；章后设有思考题，方便学生及时巩固所学知识。同时，有机融入课程思政元素，落实立德树人根本任务。本书为彩色印刷，图文并茂，共有 150 余幅典型图片，以肉眼图、光镜图为主。

为顺应"互联网＋教育"发展趋势，充分体现线上线下一体化学习，本书配套有丰富的数字资源，包括大体标本 3D 视频、微课、PPT、思维导图、在线测试等，有利于教师教、学生学。学生可通过扫描二维码在线学习，在提升学习兴趣的同时，也提供了自主学习的空间。

本书不仅适用于高等职业教育临床医学、护理、医学技术类等专业教学，也可作为相应职业资格考试的参考书。

图书在版编目（ＣＩＰ）数据

病理学与病理生理学 / 丁运良主编. -- 5版. -- 北京 : 高等教育出版社，2024.12
ISBN 978-7-04-062085-6

Ⅰ. ①病… Ⅱ. ①丁… Ⅲ. ①病理学-高等职业教育-教材②病理生理学-高等职业教育-教材 Ⅳ. ①R36

中国国家版本馆CIP数据核字(2024)第067355号

BINGLIXUE YU BINGLISHENGLIXUE

策划编辑	吴 静	责任编辑	吴 静	封面设计	王 鹏	版式设计 杜微言
责任绘图	李沛蓉	责任校对	马鑫蕊	责任印制	刘弘远	

出版发行	高等教育出版社	网　　址	http://www.hep.edu.cn	
社　　址	北京市西城区德外大街 4 号		http://www.hep.com.cn	
邮政编码	100120	网上订购	http://www.hepmall.com.cn	
印　　刷	湖南天闻新华印务有限公司		http://www.hepmall.com	
开　　本	850 mm×1168 mm　1/16		http://www.hepmall.cn	
印　　张	16.25	版　　次	2006 年 6 月第 1 版	
字　　数	460 千字		2024 年 12 月第 5 版	
购书热线	010-58581118	印　　次	2024 年 12 月第 1 次印刷	
咨询电话	400-810-0598	定　　价	69.00 元	

本书如有缺页、倒页、脱页等质量问题，请到所购图书销售部门联系调换

《病理学与病理生理学》（第5版）
编写人员

主　编

丁运良

副主编

曾宪旭　牛春红　周　洁

编　者（以姓氏汉语拼音为序）

丁运良　商丘工学院医学院

季　丹　安徽医学高等专科学校

牛春红　山西大同大学医学院

钱　程　山东医学高等专科学校

吴晓华　临汾职业技术学院

曾宪旭　郑州大学第三附属医院

张利蕊　河南护理职业学院

张琳琳　齐鲁医药学院

周　洁　南昌医学院

前言

为贯彻党的二十大精神，落实《国家职业教育改革实施方案》《关于深化现代职业教育体系建设改革的意见》《关于加强和改革新形势下高校思想政治工作的意见》等重要文件精神，高等教育出版社组织对《病理学与病理生理学》第4版教材进行修订。第4版教材自2020年出版以来，受到全国高等职业院校广大师生的一致好评，还获评"十四五"职业教育河南省规划教材。

本次修订在继承第4版优点的基础上，始终坚持以推进素质教育为主题，以提高人才培养质量为核心，以创新人才培养机制为重点，力争做到精选内容、层次分明、图文并茂、通俗易懂，突出体现"三基"（基本知识、基本理论、基本技能）、"五性"（思想性、科学性、先进性、启发性、适用性）、"三特定"（特定对象、特定要求、特定限制）的原则。整体设计上适应职业教育教学改革需要，遵循高素质技术技能人才成长规律，突出职业教育特色。教材内容难易程度适中，以满足高等职业院校医学类专业学生的知识需求和技能需求。

全书除绪论外，共21章，涵盖病理学和病理生理学内容，两部分内容紧密融合，而各章又相对独立，以适应不同学制、不同专业、不同院校的教学需要。其中，前12章为总论部分，重点叙述疾病的基本形态、功能、代谢变化，并紧跟行业发展，融入新知识、新规范、新技能、新方法，如转移瘤的命名、肿瘤的异型增生等；后9章为各论部分，主要叙述常见病和多发病的病因、发病机制、病理变化、病理临床联系、结局、预防原则等。

本教材为了使基础理论与临床实践密切结合，培养高素质技术技能人才，突出职业教育类型特色，每章以临床真实案例导入，引发学生思考，提升临床思维能力；为落实党的二十大精神，"坚持预防为主，加强重大慢性病健康管理，提高基层防病治病和健康管理能力"，使学生认识到疾病预防的重要性，每种疾病后增加了预防原则。同时，为了落实立德树人根本任务，有机融入了丰富的思政元素，为教师开展课程思政教育创造了条件。每章后设置自测题，便于学生及时检测学习效果；在正文中插入知识拓展，以拓宽学生知识面，提升学习兴趣；在图的应用方面，根据特定对象和要求，尽量使用典型图，以肉眼图、光镜图为主，少用电镜图，采取病理变化的肉眼与肉眼比较、肉眼与镜下比较、镜下与镜下比较，图图组合，简单易懂；为适应"互联网+教育"发展趋势，本书配套了丰富的数字资源，包括大体标本3D视频、微课、PPT、思维导图、在线测试等，通过增强现实技术呈现实景效果，将抽象的知识立体化。各院校教师可根据各自教学计划和教学大纲要求，结合本校实际情况，对教材中的内容及章节顺序灵活运用，选用必修内容，以适应专业需要，使本书成为教师教学、学生求学的良师益友。

本教材在编写过程中得到了各编者所在院校领导、同仁的大力支持，参考并吸收了高等医学院校有关学科建设的新知识，在此一并致谢。

　　尽管本书的编写皆由具有多年教学、临床病理诊断经验和有多次国家规划教材编写经验的专家承担，但由于时间和水平、经验所限，书中难免有疏漏或不足之处，敬请广大教师、学生在使用过程中提出宝贵意见和建议，以便再版时修改完善。

丁运良

2024 年 3 月

目录

二维码链接的数字资源目录

续表

绪 论

学习目标

知识目标：能准确复述病理学与病理生理学、尸体剖检、活体组织检查、细胞学检查的概念。能正确叙述病理学的研究方法及其在临床医学中的应用。理解病理学与病理生理学的学习方法及其发展简史。

能力目标：能运用病理学与病理生理学的观察方法及学习方法学好本门课程。

素质目标：掌握理论联系实际、动态认识疾病变化、通过现象看本质等学习方法，树立正确的专业思想、乐于奉献的职业道德，培养创新精神，为人类健康做出应有的贡献。

病理学与病理生理学是研究疾病的病因、发病机制、病理变化（与正常机体相比，疾病过程中发生的形态、功能和代谢改变）和转归的一门医学基础学科，通过认识和掌握疾病的本质及其发生、发展规律，为疾病的防治和护理提供科学的理论基础。

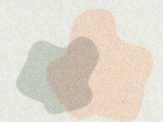

PPT
绪论

一、病理学与病理生理学的教学内容

本书除绪论外，共分 21 章：1~12 章为总论部分，包括疾病概论，细胞与组织的适应、损伤与修复，局部血液循环障碍，水、电解质代谢紊乱，酸碱平衡紊乱，缺氧，发热，炎症，休克，弥散性血管内凝血，多器官功能障碍综合征，肿瘤等，为各类不同疾病的共同病理或病理生理变化，有利于对各论疾病的学习打下基础。第 13~21 章为各论部分，包括心血管系统疾病、呼吸系统疾病、消化系统疾病、泌尿系统疾病、生殖系统疾病及乳腺疾病、内分泌系统疾病、传染病和寄生虫病等，阐述了各系统常见疾病的特殊规律，可加深对总论普遍规律的认识。总论和各论之间，既有共性和个性的区别，又有着十分密切的内在联系。

二、病理学与病理生理学在医学中的地位

病理学与病理生理学课程是沟通基础医学（解剖学及组织胚胎学、生理学、生物化学、病原微生物与免疫学等）课程和临床医学及护理学（内科学、内科护理学，外科学、外科护理学，妇科学、产科学、妇产科护理学，儿科学、儿科护理学，中医学、中医护理学，急危重症监护等）课程的桥梁课程，起着承前启后的作用。病理学与病理生理学知识既是基础医学课的临床知识，又是临床医学课的基础知识。临床医学运用病理学与病理生理学的研究方法（尸体

剖检、活体组织检查、细胞学检查、动物实验、组织和细胞培养等），为临床明确死亡原因、诊断疾病、研制新药物、观察药物疗效等提供科学依据，从而提高临床疾病防治和护理水平。

三、病理学与病理生理学的研究方法及其在临床医学中的应用

1. 尸体剖检　指通过肉眼和显微镜观察各器官和组织的病理变化，对死亡者的遗体进行病理解剖检验，简称尸检。其目的是：① 确定疾病诊断，查明死因，提高医疗技术水平。② 及时发现传染病、地方病和新发生的疾病，为防病治病提供科学依据。③ 完成医疗事故的鉴定，明确责任。④ 广泛收集病理学与病理生理学教学标本，供培养医务人才使用。尸检能促进医学和医学教育事业的发展。因此，应大力宣传尸检的意义，死亡后将尸体献给解剖事业。

2. 活体组织检查　指用手术、钳取和穿刺针吸等方法，取出活体内病变组织，进行病理检查，简称活检。临床上常应用活检确定病变性质，了解病变范围、发展趋势、验证及观察疗效，估计患者的预后，特别是对良性、恶性肿瘤的诊断具有十分重要的意义。必要时可做冷冻切片快速诊断，帮助临床医师选择最佳治疗方案。活检时，应注意部位准确，切忌挤压组织，已取组织应及时放入盛有固定液（10% 的福尔马林，即 1 份甲醛加 9 份水或 95% 乙醇的混合溶液）的容器内。标本容器上注明患者姓名、标本名称，认真填写病理申请单等，以利于病理诊断。

3. 细胞学检查　通过各种方法采集病变部位的细胞，涂片染色后进行镜下观察，作出细胞学诊断。临床常用的有以下几种。① 印片细胞学检查：体表溃疡、手术切除的新鲜组织等直接用玻璃片印沾病变的细胞。② 脱落细胞学检查：与外界相通的内脏器官的痰、尿液、阴道分泌物涂片等。③ 刷片、刮片细胞学检查：利用内镜取出食管、阴道、肺等与外界相通的内脏器官的细胞进行检查。④ 细针头穿刺细胞学检查：乳腺、淋巴结、肝等。此方法具有设备简单、操作简便、患者痛苦小等优点，主要用于疾病诊断、健康普查、激素水平测定（阴道脱落细胞涂片）及为细胞培养提供标本等。

4. 动物实验　指在实验动物身上复制某些人类疾病的模型，通过疾病复制过程，研究疾病的病因和发病机制、病理变化、发生发展规律、转归及验证药物疗效等。但应注意动物和人之间存在种属差异，不能将动物实验结果不加分析地直接应用于人体，只能作为研究人体疾病的参考。

5. 组织培养和细胞培养　指从人体或动物体内取出某种组织或细胞，在体外用适宜的培养基进行培养，动态观察在各种致病因素作用下，细胞、组织病变的发生和发展，如抗癌药物对肿瘤细胞生长的影响等。但应注意体外环境与复杂变化的体内环境有很大差异，不能将体外研究结果与体内变化过程同等对待。

四、病理学与病理生理学的观察方法

1. 肉眼观察　通过肉眼或借助于量尺和磅秤等工具对所检大体标本及其病变组织（大小、形状、色泽、重量、质地、表面及切面、与周围组织的关系等）进行观察、测量、取材和记录等。必要时，可摄影保留资料。肉眼观察对临床医师手术时了解病变性质、决定切除范围及病

理医师准确取材都具有十分重要的意义，也是医学生学习病理学与病理生理学的一种重要方法。

2. 组织学和细胞学观察 即自大体标本中切取病变部位的组织，制成组织切片或直接取病变部位的细胞，常规苏木精–伊红染色（HE染色）或特殊染色，镜下观察，作出病理诊断。组织学和细胞学观察是常用的病理学与病理生理学诊断和研究方法。

3. 超微结构观察 运用透射、扫描电子显微镜对细胞的内部及表面超微结构进行观察，即从亚细胞（细胞器）和分子水平了解细胞的病变。但是，由于放大倍率过高，观察具有局限性，需结合肉眼和组织学观察作出正确判断。

4. 组织化学和细胞化学观察 运用化学试剂与组织、细胞中某种化学成分起特异性化学反应而显色，从而显示病变组织、细胞的化学成分，如蛋白质、脂类、糖类等，对某些病变诊断具有重要的价值。例如，苏丹Ⅲ染色法可显示脂肪或细胞内脂肪滴等。

5. 免疫组织化学观察 利用抗原抗体高度特异性的结合反应，检测组织或细胞中未知的抗原或抗体、激素及某些病原微生物等，常用于病理学与病理生理学研究、诊断和鉴别诊断。例如，免疫荧光技术在临床上用于肾小球肾炎的分类等。

五、病理学与病理生理学的学习方法

1. 重视总论与各论之间的密切联系 总论是学习各论的基础，学习各论的同时，要不断地复习总论，注意两者密切结合。

2. 重视理论课与实验课的联系 在学习时，注意大体标本、病理切片、动物实验的观察，进一步求证理论知识，做到理论联系实际。

3. 注意动态地认识疾病的形态、功能、代谢的变化 同一疾病在不同时期的病理变化不同。动态地认识疾病变化，才能将相关知识更有效地应用于临床。

4. 重视形态、功能和代谢三者相互联系 通过形态、结构的改变理解功能、代谢的变化，由功能、代谢的变化联想形态的改变，全面认识病变的实质。

5. 重视病变局部与整体的联系 局部病变可累及全身，但又受整体所制约；全身性疾病可以表现为局部病变。因此，既要注意局部，也不能忽视整体。

6. 重视病理变化与临床的联系 应用病理学与病理生理学知识解释临床表现，由临床表现联系其病理变化，有利于正确认识和处理疾病。

7. 重视病理学与病理生理学和相关学科的联系 必须掌握正常人体形态、功能和代谢的特点，以正常为标准，判断患病机体的各种变化，理解其发生机制。

总之，在学习病理学与病理生理学时，要注意独立思考、综合分析，认识疾病的病因、发病机制、病理变化、病理临床联系、病理过程和转归，通过标本观察、动物实验、多媒体教学及病例分析等手段，提高学习效果。

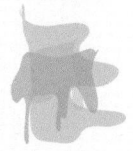

知识拓展

临床病理讨论会

临床病理讨论会（clinical pathological conference，CPC）是由临床医师和病理医师共同参与的学术性活动，定期或不定期举行。临床专家和病理专家从各自不同的角度，对有价值的疾病进行分析、综合，以提高诊断、治疗水平，促进医学科研和教育事业的发展。

六、病理学与病理生理学的发展简史

我国秦汉时期的医学巨著《黄帝内经》、隋唐时代巢元方的《诸病源候论》、南宋时期宋慈的《洗冤集录》等对病理学与病理生理学的发展作出了重大贡献。长期以来，我国现代病理学家与病理生理学专家对传染病、恶性肿瘤、心血管疾病等进行了深入的研究，取得了丰硕的成果；在人才培养方面，通过多种形式培养造就了一大批病理学与病理生理学工作者，为我国病理学与病理生理学事业的发展作出了巨大贡献。

随着科学的发展，病理学与病理生理学学科体系得以逐渐完善。例如，肉眼观察器官病变，称为解剖病理学（anatomical pathology）；借助于显微镜进行组织学或细胞学研究，称为组织病理学（histopathology）或细胞病理学；利用电子显微镜技术观察病变的超微结构变化，称为超微结构病理学（ultrastructural pathology）。实验病理学、细胞生物学、细胞遗传学、免疫组织化学、分子生物学、流式细胞术及图像分析技术等理论和技术的应用，极大地推动了传统病理学与病理生理学的发展。特别是学科间的互相渗透，使病理学与病理生理学出现了许多新的分支学科，如免疫病理学（immunopathology）、分子病理学（molecular pathology）、遗传病理学（genetic pathology）和定量病理学（quantitative pathology）等，对疾病的研究从器官、组织、细胞和亚细胞水平到分子水平，使形态学观察结果从定位、定性走向定量。对疾病的研究也从个体向群体、社会发展、环境相结合，出现了地理病理学与病理生理学、社会病理学与病理生理学等。这些发展大大地加深了对疾病本质的认识，也为许多疾病的防治和护理开辟了光明的前景。

自 测 题

在线测试
绪论

思维导图
绪论

一、名词解释

1. 病理学与病理生理学　2. 尸体剖检　3. 活体组织检查　4. 细胞学检查　5. 病理变化

二、简答题

1. 病理学与病理生理学的研究方法有哪些？在临床医学中有哪些应用？
2. 简述病理学与病理生理学在医学中的地位。
3. 简述病理学与病理生理学的学习方法。

（丁运良）

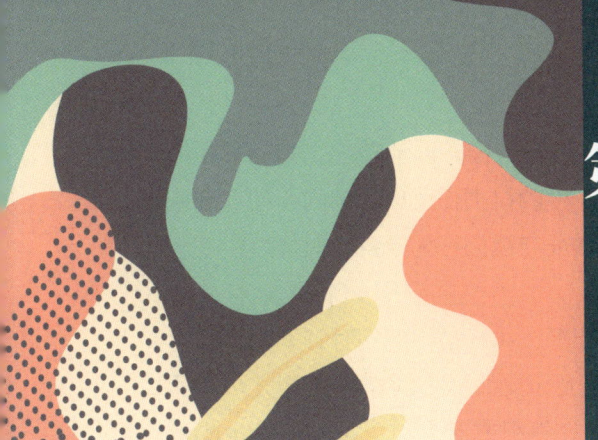

第一章　疾病概论

学习目标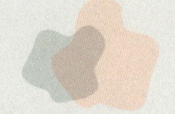

知识目标：能准确叙述健康、亚健康、疾病的概念。理解疾病的原因、条件、经过。

能力目标：能运用疾病发生过程中的共同规律，辩证认识健康、亚健康、疾病的关系及临床意义。

素质目标：养成科学严谨的态度，培养职业使命感、责任感，助力推进健康中国建设。

案例导入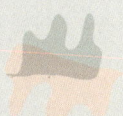

患者，男，10 岁。咽痛 3 天，晨起感觉发冷，皮肤出现"鸡皮疙瘩"，来院就诊。体格检查：体温 39.5℃，脉搏 97 次/分，呼吸 21 次/分，血压 105/70 mmHg，咽部充血，双侧扁桃体大，表面见脓性分泌物，余未见异常。实验室检查：白细胞计数（WBC）$11.7×10^9$/L，中性粒细胞 82%。门诊给予静脉滴注抗生素治疗，3 小时后出汗，体温降至 37℃。

问题：患者可能是什么疾病？患者的症状和体征是如何产生的？

PPT
疾病概论

一、健康、亚健康和疾病

1. 健康（health）　世界卫生组织（World Health Organization，WHO）指出了健康的概念，即"健康不仅是没有疾病或病痛，而且是躯体上、精神上和社会适应上处于完好状态"。按照生物-心理-社会医学模式，健康包括生理健康、心理健康和社会适应良好。一个健康状况良好的人，精神饱满、乐观向上，能协调周围关系，并且勇于克服困难，为人类进步和社会发展作贡献。

2. 亚健康（subhealth）　是指人体介于健康与疾病之间的边缘状态，又有慢性疲劳综合征、次健康和"第三状态"之称。WHO 调查结果表明，全世界真正健康的人仅占 5%，患有疾病的人只占 20%，75% 的人处于亚健康状态。亚健康是身体发出的一个信号，是疾病的前奏，常表现为：① 躯体性亚健康，如倦怠乏力、精神不振等。② 心理性亚健康，如烦躁易怒、失眠焦虑等。③ 社会性亚健康，如人际关系不稳定、有孤独感等。亚健康虽然不是疾病，但它是影响人体健康的不和谐因素，应当通过自我的身心调节来改善它、消除它，获得真正的健康。预防亚健康要注意心理调节，适当进行体育锻炼，建立良好的生活方式，提高免疫功能等。预防了亚健康，也就预防了疾病。

3. **疾病**（disease）　是在一定致病因素的损害作用下，机体自稳态调节功能失常而发生的异常生命活动过程。在此过程中，机体对病因及其损伤所产生的抗损伤反应使体内组织和细胞发生功能、代谢和形态的改变，临床上出现不同的症状、体征与社会行为异常，对环境的适应能力降低，劳动能力减弱，甚至丧失。

症状是指患者主观上的异常感觉，如头痛、恶心、呕吐等。体征是指疾病时，客观上检查的异常发现，如肺部啰音、肝大等。社会行为是指劳动、人际交往等一切作为社会成员的活动，其中以劳动最为重要。病理变化是指疾病时机体细胞、组织或器官与正常相比发生的形态、功能、代谢等方面的异常改变。病理临床联系是指病理变化与临床表现（症状和体征）之间的关系，也是指病理变化所致的一系列临床表现。病理过程是指存在于不同疾病过程中共同的、具有内在联系的功能、代谢和形态的病理变化，如休克、炎症等。病理状态是指相对稳定的或局部形态变化发展极慢的病理过程或病理过程的后果，如损伤后形成的瘢痕、心瓣膜病等。

健康、亚健康与疾病三者之间的关系如图 1-1 所示。

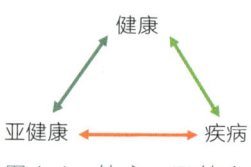

图 1-1　健康、亚健康与疾病三者之间的关系（示意图）

二、病因学

病因学（etiology）是研究疾病发生、发展的原因和条件的科学。

1. **疾病发生的原因**　是指能引起某一疾病不可缺少的特异性因素，又称致病因素，简称病因。研究疾病发生的原因对于疾病的预防、诊断、治疗都具有重要意义。常见的疾病发生的原因如下。

（1）**生物性因素**：是最常见的一类病因，如细菌、病毒、真菌、立克次体、螺旋体和寄生虫等。其致病特点是通过一定的途径侵入体内，并作用于一定部位；机体发病与致病微生物的数量、侵袭力及毒力的强弱、机体的功能状态、免疫力等有关。

（2）**物理性因素**：包括机械力（创伤、骨折等）、高温（烧伤、中暑）、低温（冻伤）、电流（电击伤）、电离辐射（放射病）、大气压的改变（减压病、高山病）等。其致病特点与其强度、作用时间长短及作用部位等有关。

（3）**化学性因素**：包括强酸、强碱、一氧化碳、氰化物、有机磷农药、生物性毒物等。其致病特点与化学物质的浓度、作用强度和机体各组织耐受性等有关。

（4）**营养性因素**：营养过剩或营养不足均可引起疾病。长期摄入高热量食物可引起肥胖症等；营养物质摄入不足，如维生素 B_1 缺乏可引起脚气病，维生素 D 缺乏可引起佝偻病等。

（5）**遗传性因素**：可引起两类疾病。① 直接遗传性疾病：是由亲代生殖细胞中遗传物质的缺陷（基因突变或染色体畸变）遗传给子代所致，如血友病。② 遗传易感性疾病：是由于遗传因素的影响而易患某些疾病，如高血压病、糖尿病、精神分裂症等。

（6）**先天性因素**：指能够影响胎儿发育引起疾病的因素，所引起的疾病称为先天性疾病，如先天性心脏病、先天性梅毒等。

（7）**免疫性因素**：由免疫性因素导致免疫功能异常引起的疾病，称为免疫性疾病。免疫性疾病可分为以下几类。① 变态反应性疾病：指某些外来抗原刺激引起机体免疫系统的异常反应，导致组织损伤和功能障碍而引起的疾病，如过敏性休克、支气管哮喘、荨麻疹等。② 自身免疫性疾病：指某些机体对自身组织发生免疫反应，并引起自身组织的损伤而引发的疾病，如系统性红斑狼疮、类风湿关节炎等。③ 免疫缺陷性疾病：是由体液免疫或细胞免疫缺陷引起的疾病，如艾滋病、原发性免疫球蛋白缺乏症等。

（8）精神、心理、社会因素：① 精神、心理因素，如长期不良的精神、心理因素（生活节奏紧张，工作压力大，怨恨、愤怒、失眠等），使健康状态逐渐转变为亚健康状态，引起神经衰弱、高血压、冠状动脉粥样硬化性心脏病等疾病的发生、发展。② 社会因素，如社会动乱、经济落后、人口过剩、环境污染、饮食卫生及不良的生活习惯等可直接或间接致病。

此外，不同年龄和性别的人群对各种致病因素的反应也不相同。例如，小儿易患呼吸、消化系统传染病，老年人易患癌症，女性易患精神、心理性疾病，男性易患高血压病等。

综上所述，任何疾病都是由特定病因引起，病因多种多样，可以是单一因素，也可以是多种因素共同导致。因此，必须对疾病进行具体分析。

2. 疾病发生的条件　是指在原因存在的前提下，影响疾病发生、发展的因素。例如，受寒、过度劳累等因素使机体免疫力和抵抗力降低，当接触感冒病毒时易发病。有些疾病的发生是不需要条件存在的，如切割伤、电击伤等。同一因素对某一疾病是原因，而对另一种疾病则可能是条件。例如，营养不足是营养不良的原因，而营养不良使机体抵抗力降低，又成为某些疾病（结核病等）发生的条件。正确认识疾病的原因和条件对于疾病防治和护理具有重要的意义。

三、发病学

发病学是研究疾病的发生、发展过程中一般规律和基本机制的科学。

（一）疾病发生、发展过程中的一般规律

1. 自稳态调节功能失常　在疾病过程中，由致病因素对机体的损害引起相应的器官形态、功能和代谢障碍，使自稳态调节功能失常，引起不同程度的生命功能障碍。例如，某些病因所致的糖代谢异常导致糖尿病，脂肪代谢异常导致动脉粥样硬化，蛋白质代谢异常导致贫血，以及水、电解质紊乱导致脱水、水肿、水中毒等。

2. 损伤与抗损伤反应贯穿疾病始终　在疾病过程中，致病因素作用于机体引起损伤的同时，机体调动各种防御、代偿功能来对抗致病因素所引起的损伤，称为抗损伤反应。两者之间既相互联系又相互斗争，影响疾病的发展和转归。当损伤占优势时，疾病转向恶化，甚至导致死亡。反之，当抗损伤占优势时，病情缓解，趋向痊愈。临床上在疾病的防治过程中，应尽量减轻和消除损伤反应，增强抗损伤反应，促使病情稳定、好转而痊愈。

3. 因果交替转化　因（引起疾病的原因）果（疾病引起的后果）转化是疾病发生、发展过程中原因与结果的相互转化，互为因果。例如，外伤性大失血引起血容量减少、血压下降，血压下降又可反射性引起交感神经兴奋，小血管收缩，组织缺氧，使回心血量和心输出量进一步减少，导致器官功能障碍。如此交替，可推动疾病过程不断发展，使病情进一步恶化，故称为恶性循环。相反，如果能及时采取有效的止血、输血等措施，可防止病情恶化，阻断恶性循环，同时建立良性循环，有利于机体向康复的方向发展。

4. 局部与整体相互影响　任何疾病不仅有局部的表现，也都可通过神经-体液等途径引起不同程度的整体反应，两者相互影响，相互促进。例如，冠状动脉粥样硬化虽然是局部病变，但它能使心肌缺血、缺氧而影响心脏功能，导致心输出量减少，使全身供血不足；高血压病虽然是全身血管病变，但当引起脑出血时，其表现则以局部病变为主。正确认识局部与整体的相互关系，分析疾病的发生、发展，对提高疾病的诊断、治疗和护理水平具有重要的意义。

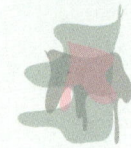
（二）疾病发生、发展过程中的基本机制

机体不同疾病的发生机制不同，但都存在着基本机制，包括如下四个方面。

1. **神经机制**　许多致病因素可通过神经系统而导致疾病：① 直接损害神经系统，如脊髓灰质炎病毒能直接损害运动神经元，导致小儿麻痹症。② 神经反射引起相应器官的功能和代谢变化，如腹部钝击伤引起迷走神经反射，可致心搏骤停。③ 影响神经递质的合成、释放、分解或影响神经递质与受体的结合，阻断神经冲动的正常传导等，如有机磷农药中毒等。④ 大脑皮质功能紊乱而致病，如长期精神紧张、焦虑等引起大脑皮质功能紊乱，导致高血压、精神病等。

2. **体液机制**　致病因素可直接或间接改变体液的量、成分或影响体液调节，导致内环境紊乱而引起疾病，如严重脱水、水肿等体液调节紊乱常由各种体液因子和细胞因子的质（活性）、量变化所引起。体液因子有组胺、儿茶酚胺、前列腺素、活化的凝血因子等；细胞因子有白细胞介素、肿瘤坏死因子等，这些因子分别通过内分泌、旁分泌和自分泌方式作用于靶细胞受体而发挥相应作用。

3. **细胞机制**　① 直接损伤细胞，如创伤、烧伤等。② 细胞膜功能障碍，如缺氧导致细胞膜上钠、钾泵功能异常，从而导致细胞水肿。③ 细胞器功能障碍，如细菌毒素、大剂量的放射线可抑制线粒体呼吸功能，引起细胞生物氧化障碍而致病。

4. **分子机制**　① 分子病，是指由于 DNA 遗传变异所引起的一类以蛋白质异常为特征的疾病。分子病包括四类：酶缺陷病，如白化病等；蛋白质缺陷病，如地中海贫血等；膜疾病，是由基因突变引起细胞膜特异性载体蛋白缺陷而造成膜转运障碍的疾病，如遗传性红细胞增多症等；受体缺陷病，如家族性高胆固醇血症等。② 基因病，主要是基因突变、缺失或其表达调控障碍而引起的疾病。由一个致病基因引起的基因病，称为单基因病，如多囊肾等；由多个基因共同控制其表达的疾病，称为多基因病，如高血压病、糖尿病等。

四、疾病的经过

1. **潜伏期**　是指从病因作用于机体到疾病最初症状出现前的一段时间。潜伏期长短随病因、疾病的类型和机体特征而不同，短者几小时（食物中毒等），长者达数月或更长（病毒性肝炎、狂犬病等），有些疾病无潜伏期（创伤、烧伤等）。此期，患者没有症状，如防御功能较强，病因去除，则疾病停止，否则进入前驱期。

2. **前驱期**　是指从最初症状出现开始到明显症状出现前的一段时间。机体的生命活动发生一定程度损伤，患者出现全身不适、食欲减退、头痛、乏力、发热等一般性临床表现，发生在典型症状出现前。因疾病不同，此期持续时间长短不一，如能及时诊断、治疗，致病因素受到控制，则疾病不再向前发展，否则疾病便发展到症状明显期。

3. **症状明显期**　是指出现该病特征性临床表现的一段时间。该期的特殊症状和体征往往是诊断疾病的重要依据，如感冒患者出现流涕、打喷嚏等。此期持续时间长短不一，主要取决于疾病的特异性和机体的反应性，临床表现有急性、慢性或有轻有重。此期仍需积极治疗，促进疾病向好的方面转归。

4. **转归期**　是指疾病的最后阶段。不同疾病有不同的结局，相同的疾病也有不同的结局，这与病因和能否得到及时的治疗、护理等有关。疾病的转归有康复和死亡两种。

（1）康复（rehabilitation）：分为完全康复和不完全康复两种。① 完全康复是指疾病时所发生的损伤性变化完全消失，机体形态、功能、代谢恢复正常。② 不完全康复是指疾病时的损伤性变化得到控制，经机体代偿后功能、代谢恢复，主要症状可消失，形态尚未完全恢复，有时可留有后遗症或呈慢性疾病，如风湿性心瓣膜病、慢性肝炎等。

（2）死亡（death）：是生命活动的终止。传统概念认为死亡是一个过程，包括三个阶段。① 濒死期（临终状态）：是死亡前的垂危阶段。患者脑干以上的神经中枢处于深度的抑制状态，各种功能明显障碍，表现为反应迟钝，意识模糊或消失，心搏减弱，血压降低，呼吸不规则，体温下降等。此期持续时间长短不一，可几分钟、几小时、几天或更长。② 临床死亡期：患者延脑以上的神经中枢处于深度的抑制状态，表现为各种反射消失，心搏、呼吸停止。但在一定时间内，组织细胞仍保持着物质代谢过程，此期持续时间长短不一，一般为5~6分钟，是复苏的关键阶段。③ 生物学死亡期：是死亡的不可逆阶段。中枢神经系统及其他各器官系统的代谢和功能停止，并逐渐出现尸冷、尸僵、尸斑及尸体腐败等。

近几年来随着复苏技术的普及、提高与器官移植的开展，对死亡有了新的认识，提出了脑死亡的概念。脑死亡（brain death）是指机体作为一个整体的功能永久性停止。但这并不意味着各器官组织均死亡。目前以枕骨大孔以上的全脑死亡作为脑死亡的标准。其判断标准是：① 自主呼吸停止，进行人工呼吸15分钟后仍无呼吸。② 不可逆性深昏迷，对外界刺激完全失去反应。③ 脑干神经反射（瞳孔对光反射、角膜反射、咳嗽反射、吞咽反射等）消失。④ 瞳孔散大或固定。⑤ 脑电波消失，呈平直线。⑥ 脑血管造影证明脑血液循环完全停止。脑死亡的提出，对决定终止复苏抢救的界线和判断死亡的时间，作出正确的评估具有一定的意义。脑死亡一旦确立，就意味着在法律上已经具备死亡的合法依据，为器官移植创造了良好的时机和合法的根据。因此，将脑死亡作为确定死亡标准是社会发展的需要，也是对死者的尊重，但宣告脑死亡一定要十分慎重。

自　测　题

一、名词解释
1. 健康　2. 疾病　3. 诱因　4. 不完全康复　5. 脑死亡

二、简答题
1. 如何正确认识疾病发生的原因和条件在疾病过程中的辩证关系？
2. 判断脑死亡的标准和意义分别是什么？

（丁运良）

在线测试
疾病概论

思维导图
疾病概论

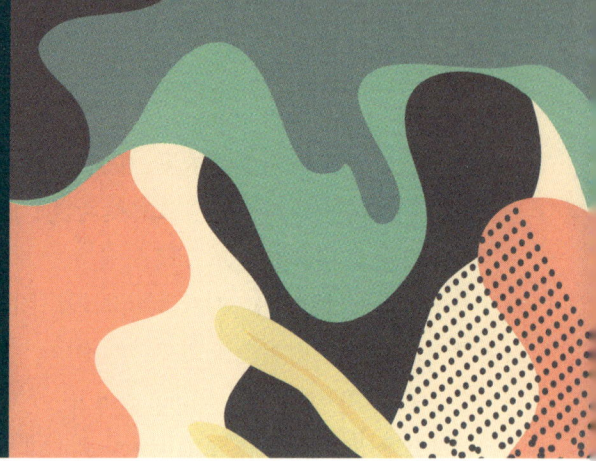

第二章 细胞与组织的适应、损伤与修复

学习目标

知识目标：能准确复述萎缩、肥大、增生、化生、各种变性、坏死、凋亡、肉芽组织的概念，病变特点和后果；能简述肉芽组织的形态、成分、功能，各种组织的再生过程，创伤愈合的类型及特点。理解萎缩、肥大、增生、化生的不同，理解影响修复的因素。

能力目标：能运用所学病理学与病理生理学知识解释创伤的愈合过程，指导康复治疗工作。

素质目标：通过学习，促进临床思维的建立，传承医者仁心精神，树立爱岗敬业的社会主义核心价值观。

案例导入

患者，男，33 岁。在工地不慎被钢钉刺入左小腿深处，在当地医疗室进行治疗。3 日后伤口周围肿胀，呈乌黑色，疼痛剧烈，肿胀逐渐蔓延至左足急诊入院。体格检查：体温 40.1℃，神志不清，血压 70/42 mmHg。

问题：患者可能的临床诊断是什么？发生机制是什么？早期如何预防？

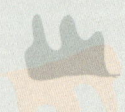

PPT
细胞与组织的
适应、损伤与
修复

在生命活动过程中，机体细胞、组织、器官不断地接受内、外环境变化的刺激，并通过自身的反应和调节机制，抵御刺激因素的损伤，以适应外环境条件的改变。当刺激达到一定强度，就可造成细胞、组织形态、功能和代谢方面的变化，表现为适应、损伤与修复。

第一节 细胞与组织的适应

适应（adaptation）是指细胞、组织或器官对内、外环境中各种有害因素刺激产生的非损伤性应答反应。适应在形态学上表现为萎缩、肥大、增生和化生。

一、萎缩

萎缩（atrophy）是指发育正常的实质细胞、组织或器官的体积缩小。组织或器官的萎缩除实质细胞体积缩小外，往往伴有实质细胞数量减少，代谢率降低及功能减弱。组织、器官没有发育或发育不良亦表现为体积缩小，但不属于萎缩的范畴。

1. 原因及类型　萎缩可分为生理性萎缩和病理性萎缩。生理性萎缩见于更年期后妇女的子宫和卵巢萎缩，老年人的各器官萎缩，青春期的胸腺萎缩等。病理性萎缩按其发生原因分以下类型。

（1）营养不良性萎缩：① 全身营养不良性萎缩，常见于营养物质摄入不足，如消化系统肿瘤导致长期不能进食；或者慢性消耗性疾病导致营养物质消耗增加，如长期发热、恶性肿瘤晚期等。② 局部营养不良性萎缩，如脑动脉粥样硬化引起的脑萎缩等。

（2）压迫性萎缩：器官组织长期受压可导致萎缩，如尿路阻塞时，尿液潴留可引起肾盂积水，压迫肾实质，造成萎缩等（图 2-1）。

（3）失用性萎缩：常见于运动器官长期不活动，导致组织细胞的功能代谢降低而发生萎缩，如久病卧床患者的下肢肌肉萎缩等。

（4）去神经性萎缩：因运动神经元或轴突受损导致效应器萎缩，常见于脑、脊髓或神经损伤所致的肌肉萎缩，如脊髓灰质炎患者的下肢肌肉萎缩。

（5）内分泌性萎缩：是指由内分泌器官功能低下，激素分泌减少引起相应靶器官的萎缩。例如，脑垂体功能严重受损，激素分泌减少，引起甲状腺、肾上腺、性腺等组织器官萎缩。

2. 病理变化　肉眼观，萎缩的器官体积缩小，重量减轻，色泽变深，质地变硬，被膜皱缩，边缘变锐。镜下观，细胞体积缩小，数量减少，细胞器减少甚至消失，胞质内脂褐素沉积。间质成纤维细胞和脂肪细胞往往出现不同程度的增生。脑萎缩时，脑回变窄，脑沟变宽，切面皮质变薄（图 2-2）。心脏萎缩时，心脏体积变小（心尖明显），重量减轻，呈深褐色，冠状动脉呈蛇形弯曲，切面心腔变小，心室壁变薄。

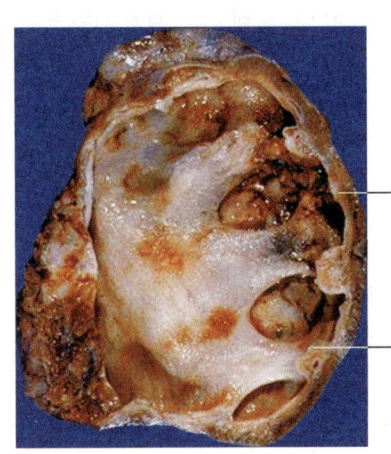

肾实质萎缩、变薄

肾盂、肾盏扩张

图 2-1　肾盂积水（肉眼观）

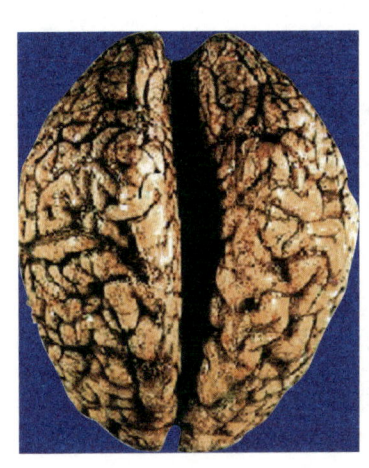 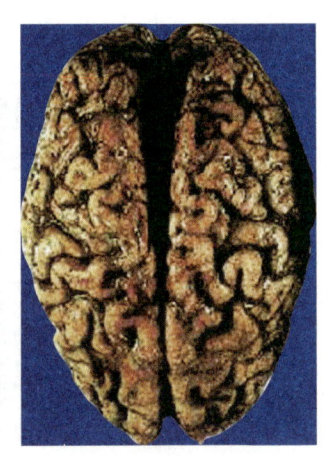

正常人大脑　　　　　　　　老年性脑萎缩，萎缩的大脑体积缩小，脑回变窄，脑沟变宽

图 2-2　正常人大脑与老年性脑萎缩比较（肉眼观）

3. 影响及结局　萎缩是一种可逆性的变化，通常病因消除后，萎缩的器官、组织、细胞可逐渐恢复原状，如病变继续发展，萎缩的细胞最后可消失。萎缩的细胞、组织、器官功能下降，如肌肉萎缩时收缩力降低，脑萎缩时记忆力减退等。

视频
正常人大脑
与老年性脑
萎缩比较
（肉眼观）

二、肥大

肥大（hypertrophy）是指细胞、组织或器官的体积增大。组织、器官肥大时，除其组成该组织、器官的实质细胞体积增大外，还可伴有细胞数目增多，代谢旺盛，功能增强。

1. 原因及类型　肥大可分为生理性肥大和病理性肥大两类。生理性肥大是指生理状态下发生的肥大，如运动员有关肌肉的肥大等。常见的病理性肥大有两种。① 代偿性肥大：由相应器官的功能负荷加重引起，具有功能代偿作用，如高血压病引起左心室心肌肥大。② 内分泌性肥大：因内分泌激素增多而刺激靶细胞肥大，如妊娠期雌激素分泌增多使子宫肥大等。

2. 病理变化及后果 肥大组织、器官的实质细胞体积增大，细胞内的 DNA 含量和细胞器增多，功能增强。如果器官肥大超过其代偿限度时，便可发生失代偿，如高血压左心室肥大晚期发生失代偿，进而引起心功能不全。

三、增生

增生（hyperplasia）是指组织或器官内实质细胞数量增加，常伴有组织或器官体积增大。

1. 原因及类型 可分为生理性增生和病理性增生两类。生理性增生是因适应生理需要所发生的增生，见于女性青春期和哺乳期的乳腺上皮增生等。病理性增生可分为两种类型。① 内分泌性增生：是指内分泌功能紊乱引起的增生，如雌激素分泌过多所致的子宫内膜增生症等。② 代偿性增生：是指当器官、组织的结构受损时，机体为代替补偿病变器官的功能而发生的原器官、组织或其他器官、组织细胞数量的增多，如细胞、组织损伤后的增生修复，炎症时局部细胞、组织的增生等。

2. 病理变化及后果 实质细胞数量增多，组织或器官的体积增大，伴有组织、器官的功能增强，间质的过度增生引起组织、器官硬化等。大部分病理性增生（炎性增生）随着原因的去除而停止。若细胞增生过度，则可在不典型增生的基础上演变为肿瘤性增生，甚至演变为肿瘤。

四、化生

化生（metaplasia）是指一种分化成熟的组织或细胞被另一种分化成熟的组织或细胞所取代的过程。化生一般在同源细胞间进行，如柱状上皮细胞化生为鳞状上皮细胞。

化生常见于三种类型。① 鳞状上皮化生：如慢性支气管炎时，气管或支气管黏膜上皮因慢性炎症刺激损害，由鳞状上皮替代原来的柱状上皮（图2-3），即鳞状上皮化生。② 肠上皮化生：常见于慢性萎缩性胃炎，部分胃黏膜上皮转变为含有帕内特细胞（Paneth cell）或杯状细胞的小肠或大肠上皮。③ 结缔组织化生：是指间叶组织中幼稚的成纤维细胞转变为骨细胞或软骨细胞（简称骨化），如慢性骨骼肌劳损可在肌组织内发生骨化性肌炎。

化生对机体的影响有利有弊，如慢性支气管炎时鳞状上皮化生，虽然增强了局部黏膜抵御外界刺激的能力，但因上皮表面失去纤毛，减弱了呼吸道黏膜的自净能力；如果引起化生的因素持续存在，在化生的基础上还可发生肿瘤。

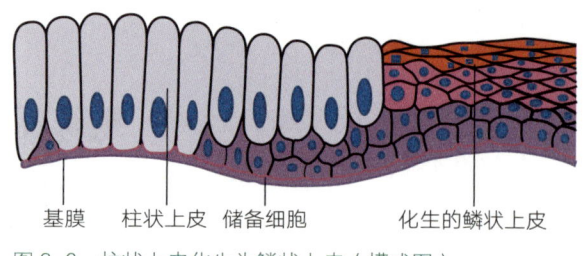

基膜　柱状上皮　储备细胞　　化生的鳞状上皮

图 2-3　柱状上皮化生为鳞状上皮（模式图）

第二节　细胞与组织的损伤

损伤（injury）是指细胞、组织遭到不能耐受的有害因子刺激后，引起细胞及其间质形态、代谢、功能的异常改变。轻度损伤表现为变性等，原因消除后，可恢复正常，称可逆性损伤；严重损伤表现为细胞死亡等，不能恢复正常，称不可逆性损伤。

一、变性

变性（degeneration）是指由于物质代谢障碍，细胞或细胞间质内出现异常物质或正常物质异常蓄积。常见的有以下几种。

1. 细胞水肿（cellular edema） 是指细胞内水、钠增多所致的细胞肿胀和功能下降，又称水变性。最常见于心、肝、肾等代谢活跃器官的实质细胞。

（1）原因及发生机制：当细胞受到感染、中毒、高热、缺氧等因素的影响时，细胞内线粒体损伤，腺苷三磷酸（ATP）产生减少，细胞膜钠-钾泵功能障碍，使细胞膜通透性增高，导致细胞内钠、水增多，形成细胞水肿。

（2）病理变化：肉眼观，器官体积增大，重量增加，被膜紧张，切面隆起，边缘外翻，颜色变淡，浑浊无光泽，似开水煮过一样。镜下观，细胞体积增大，细胞质内出现许多细小的淡红色颗粒（电镜下为肿胀的线粒体和内质网）；若细胞水肿进一步发展，细胞质疏松呈空泡状，细胞肿大明显，膨胀如气球，称为气球样变（图2-4）。

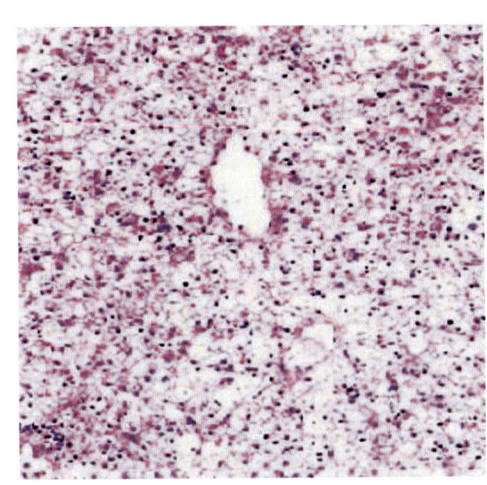 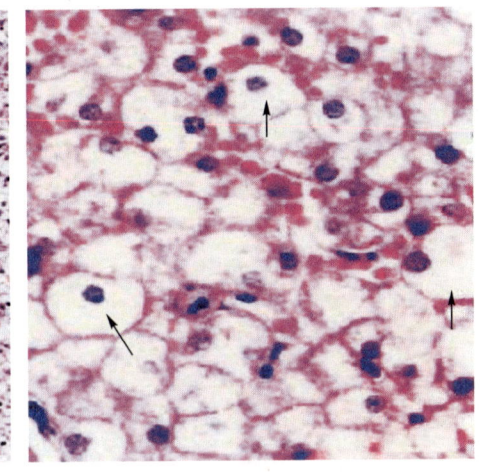

中央静脉周围肝细胞水肿（低倍镜下观）　　箭头示肝细胞气球样变（高倍镜下观）

图2-4 肝细胞水肿（高、低倍镜下比较）

（3）影响及结局：细胞代谢减慢，功能降低，如心肌细胞水肿可使心肌的收缩力减弱。细胞水肿病因消除后可恢复正常。若病因持续发展，可形成脂肪变性，甚至坏死。

2. 脂肪变性（fatty degeneration） 是指中性脂肪（甘油三酯）蓄积于非脂肪细胞质中，多见于肝细胞、心肌细胞、肾小管上皮细胞等。

（1）肝脂肪变性：最为常见，因肝细胞是脂肪代谢的场所。其机制如下。① 脂蛋白的合成障碍，组成载脂蛋白的重要原料（胆碱和蛋氨酸）缺乏，肝细胞不能将甘油三酯合成脂蛋白运出肝。② 肝中性脂肪合成过多，见于某些疾病（糖尿病）。③ 脂肪酸氧化障碍，脂肪在肝细胞内蓄积。

病理变化：肉眼观，轻度者无明显改变；中重度者肝体积增大，边缘变钝，颜色变淡黄，质较软，切面隆起，边缘外翻，触摸有油腻感。镜下观，肝细胞的细胞质中出现大小不

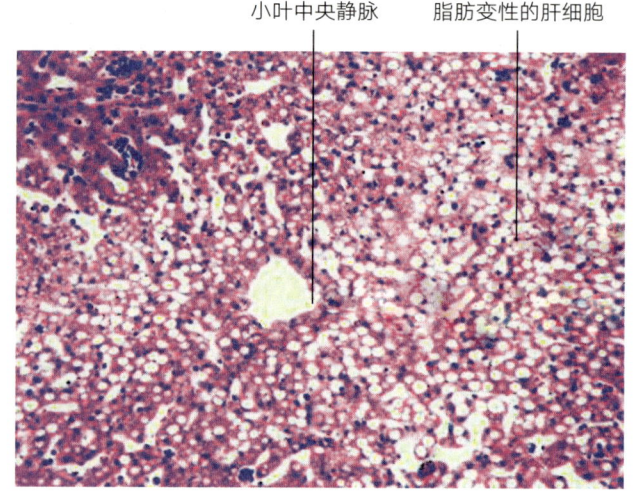

小叶中央静脉　　脂肪变性的肝细胞

图 2-5　肝脂肪变性（镜下观）

等的脂肪滴。HE 染色切片，脂滴在制作切片过程中被乙醇、二甲苯等脂溶剂溶解，脂肪滴呈空泡状（图 2-5）。冷冻切片使用特殊染色，如苏丹Ⅲ染色可将脂滴染成橘红色，锇酸染色可将脂滴染成黑色。显著弥漫性肝脂肪变性，称为脂肪肝（fatty liver）。

（2）心肌脂肪变性：多发生在左心室的心内膜下，常见于严重贫血和中毒。肉眼观，心内膜下，尤其是乳头肌处出现大致横行的黄色条纹，与正常的暗红色心肌相间排列，状似虎皮斑纹，故称为"虎斑心"。镜下观，脂肪空泡较细小，常位于心肌细胞核附近。

轻中度脂肪变性在病因消除后可自行恢复正常。严重的脂肪变性可致器官功能障碍，如肝细胞逐渐坏死，纤维组织增生，发展为肝硬化。心肌脂肪变性会使心肌收缩力减弱，甚至导致心功能不全。

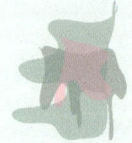

知识拓展

心肌脂肪浸润

心肌脂肪浸润是指心外膜增生的脂肪组织沿间质深入心肌细胞间，并非心肌脂肪变性。重度心肌脂肪浸润可致心脏破裂，引发猝死。

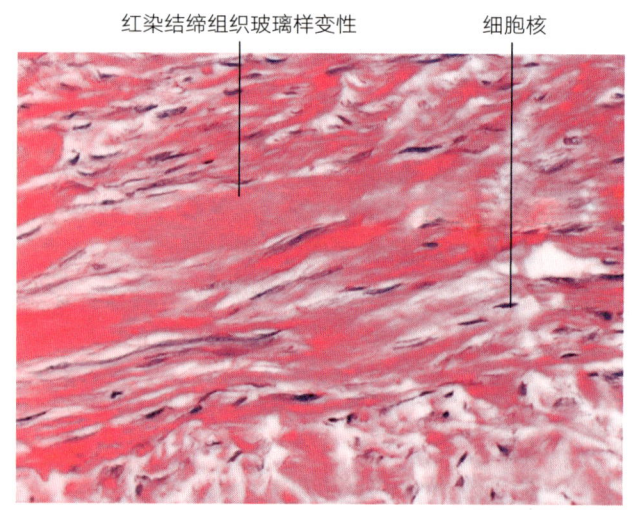

红染结缔组织玻璃样变性　　细胞核

图 2-6　结缔组织玻璃样变性（镜下观）

3. **玻璃样变性**（hyaline degeneration）　是指细胞或细胞间质中出现均质红染的半透明蛋白质性物质蓄积，又称为透明变性，是一种常见的变性。

（1）结缔组织玻璃样变性：常见于瘢痕组织、动脉粥样硬化斑块及各种坏死组织的机化。肉眼观，组织呈灰白色，半透明，呈毛玻璃样，质韧，缺乏弹性。镜下观，病变区纤维细胞明显减少，胶原纤维增粗、融合，形成均匀一致的毛玻璃样物质（图 2-6）。

（2）细、小动脉壁玻璃样变性：血浆蛋白质漏入血管壁，沉积于细、小动脉壁内，使管壁增厚而呈均质、红染、半透明状。玻璃样变性的细、小动脉管腔狭窄，弹性减弱，脆性增加，易发生破裂、出血（图 2-7）。常见于缓进型高血压和糖尿病的肾、脑、脾等脏器的细、小动脉壁。

（3）细胞内玻璃样变性：多种原因引起细胞吞饮蛋白质或细胞质内蛋白质性物质凝固，形成均质红染、大小不等的圆形小体。例如，肾疾病时，出现大量蛋白尿，肾近曲小管上皮细胞质内可见玻璃样小滴；酒精中毒时，肝细胞核内可见红染的玻璃样物质等。

4. **黏液样变性**（mucoid degeneration）　是指细胞间质内黏多糖和蛋白质聚积，多见于动脉粥样硬化斑块、风湿病病灶、间叶组织肿瘤等。镜下观，病变处的组织间质变疏松，并染成淡蓝色的黏液基质，其中有多突的星芒状纤维细胞散在分布。

5. **病理性色素沉着**（pathologic pigmentation）是指内、外源性色素沉积于细胞质和细胞间质内。

（1）含铁血黄素：是一种具有折光性的棕黄色较粗大颗粒，由铁蛋白微粒聚集而成，常见于陈旧性出血病灶内，以及大量溶血患者的脾、骨髓等处。

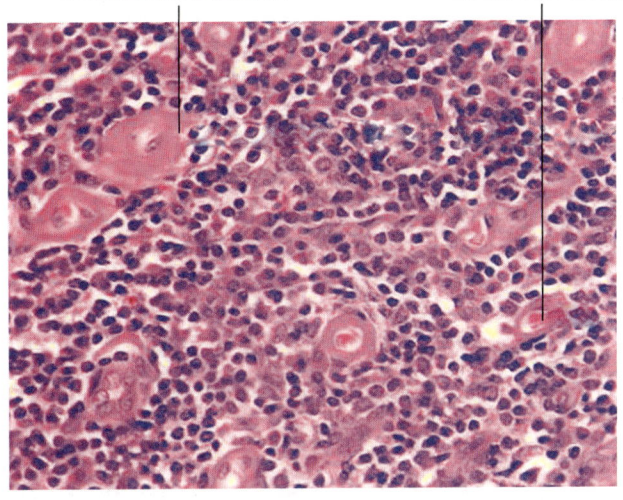

图2-7　细、小动脉壁玻璃样变性（镜下观）

（2）胆红素：为棕黄色或黄绿色颗粒，不含铁，是血红蛋白的分解产物。血中胆红素过多可将组织染成黄色，称为黄疸；新生儿由于血-脑屏障不健全，高胆红素血症时，大量胆红素可进入脑细胞内，使多个神经核明显黄染，称为核黄疸，出现神经症状等。

（3）黑色素：黑色素为大小、形状不一的棕褐色或深褐色颗粒状色素，临床上多见于色素痣、黑色素瘤等。垂体分泌的促肾上腺皮质激素能刺激黑色素细胞，促进黑色素的形成。肾上腺皮质功能减退时，由于皮质激素分泌减少，对垂体的反馈抑制作用减弱，致促肾上腺皮质激素分泌增多，黑色素细胞产生黑色素过多，而使全身皮肤黑色素增多。

6. **病理性钙化**（pathologic calcification）　是指在骨和牙齿以外的组织内有固体的钙盐沉积。肉眼观，呈灰白色颗粒状或团块状，质坚硬，触之有砂粒感。HE染色中，钙盐呈蓝色颗粒状或片块状。病理性钙化可分为以下两种。

（1）营养不良性钙化：是指继发于变性、坏死组织或其他异物内的钙盐沉积，如结核坏死灶、血栓、寄生虫和虫卵等。因无全身性钙盐代谢障碍，故血钙不升高。

（2）转移性钙化：较少见，是由于全身性钙盐代谢失调所致，使钙盐在血管壁、肾、肺、胃的间质等处沉积，见于甲状旁腺功能亢进、维生素D过多等。

二、细胞死亡

细胞死亡（cell death）是指细胞受到严重损伤累及细胞核，呈现代谢停止、形态破坏和功能丧失等不可逆性变化。细胞死亡分为坏死和凋亡两种类型。

（一）坏死

坏死（necrosis）是指活体内局部组织、细胞的死亡。

1. **坏死的基本病理变化**　包括细胞核、细胞质及间质的变化。

（1）细胞核的变化：细胞核的变化是细胞坏死的重要标志，表现为三种形式。① 核固缩：由于细胞核内水分脱失，使染色质浓缩，核的体积缩小，染色加深。② 核碎裂：核膜破裂，核染色质崩解为小碎片，分散于细胞质中。③ 核溶解：染色质的DNA被DNA酶分解，核失去对碱性染料的亲和力，因而染色变淡，只能看到核的轮廓，随后染色质中残余蛋白质被蛋白酶降解，核完全消失（图2-8）。

（2）细胞质的变化：由于细胞质中RNA丧失及蛋白质变性，与酸性染料伊红的亲和力增高，导致细胞质红染。同时，由于细胞质结构崩解，致使细胞质呈颗粒状，进而细胞膜破裂，

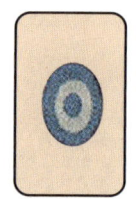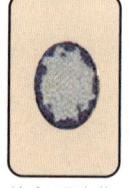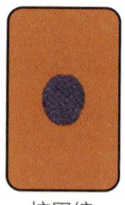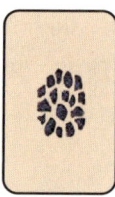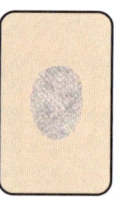

| 正常细胞 | 染色质边集 | 核固缩 | 核碎裂 | 核溶解 |

图 2-8　细胞坏死的形态学变化（模式图）

整个细胞完全崩解消失。

（3）间质的变化：在各种水解酶的作用下，基质崩解，胶原纤维肿胀、崩解、断裂、液化，最后与坏死的细胞核和细胞质融合成一片颗粒状、无结构的红染物质。

临床上，将坏死已失去生活能力的组织称为失活组织。其特点为：① 失去正常组织光泽，颜色变苍白、混浊。② 失去正常组织弹性，捏起或切断后组织回缩不良。③ 失去正常组织血液供应，不能触及动脉搏动，清创切开时无鲜血流出。④ 失去正常组织的感觉和运动功能等。

2. 坏死的类型　根据坏死的形态变化可分为四种类型。

（1）**凝固性坏死**（coagulative necrosis）：是指组织、细胞坏死后，细胞内的蛋白质与细胞器凝集，形成灰白色或黄白色干燥的凝固体。常见于心、肾、脾等。肉眼观，坏死区干燥，呈灰黄或灰白色，与健康组织之间形成暗红色充血、出血带。镜下观，坏死灶内的组织、细胞结构消失，但其轮廓仍可保留一段时间。凝固性坏死的发生可能与坏死组织中蛋白质变性和崩解释放的蛋白凝固酶作用有关。

干酪样坏死（caseous necrosis）是凝固性坏死的一种特殊类型，常见于结核病的坏死。坏死组织分解彻底，组织结构很快被破坏。肉眼观，由于含脂质较多，色微黄，质地松软，如干酪状，故名干酪样坏死。镜下观，坏死组织呈一片红染、无结构颗粒状物质。

（2）**液化性坏死**（liquefactive necrosis）：是指组织坏死后，因酶消化、水解使坏死组织呈液体状。例如，脑组织因蛋白质含量少，水及磷脂含量较多，坏死过程中常形成囊状软化灶，也称为脑软化。脓肿是由于大量中性粒细胞破坏后，释放大量蛋白溶解酶，使坏死组织液化。急性胰腺炎胰脂酶外溢，消化周围脂肪组织发生液化性坏死。

（3）**纤维蛋白样坏死**（fibrinoid necrosis）：是指结缔组织或小血管壁的胶原纤维肿胀、断裂，崩解为强嗜酸性的颗粒状、小片状或细丝状无结构物质，状似纤维蛋白，故称为纤维蛋白样坏死。多发生于风湿病、系统性红斑狼疮及恶性高血压时的细、小动脉壁等。

（4）**坏疽**（gangrene）：是较大范围的组织坏死合并不同程度的腐败菌感染。坏死组织被腐败菌分解，生成硫化氢，产生恶臭气味，又与血红蛋白分解的铁相结合，形成黑色的硫化铁，使坏死组织呈黑褐色（图 2-9）。坏疽可分为干性坏疽、湿性坏疽、气性坏疽三种类型（表 2-1）。

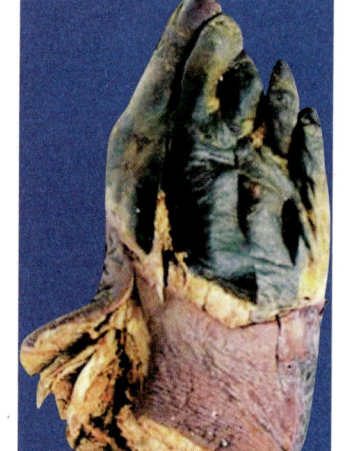

图 2-9　足干性坏疽（肉眼观）

表 2-1　三种坏疽的区别

区别项目	干性坏疽	湿性坏疽	气性坏疽
发病条件	动脉阻塞,静脉回流畅通,腐败菌感染较轻	动脉、静脉同时阻塞,腐败菌感染较重	深部肌肉开放性损伤合并厌氧菌感染
好发部位	四肢末端	与外界相通的内脏	深部肌肉

续表

区别项目	干性坏疽	湿性坏疽	气性坏疽
病变特点	干、黑、硬、皱,与周围组织界限清楚	湿软、肿胀,呈黑色或污秽绿色,与周围组织界限不清	明显肿胀、污秽,呈暗棕色,按压有捻发感,切面呈蜂窝状
病变发展速度	缓慢	较快	迅速
臭味	轻	严重	严重
对机体的影响	中毒轻,进展慢	中毒重,进展快,预后差	中毒重,迅速蔓延扩散

3. 坏死的结局

（1）溶解吸收：坏死组织范围较小时，中性粒细胞及坏死组织释放的各种水解酶将坏死组织分解、液化，经血管、淋巴管吸收，不能吸收的碎片则由巨噬细胞吞噬。

（2）分离排出：坏死灶较大，难以吸收时，其周围出现炎症反应，中性粒细胞释放蛋白溶解酶，将坏死组织分解、吸收，与健康组织分离，并通过各种自然途径排出体外。皮肤、黏膜的坏死组织排出后形成浅表性缺损，称为糜烂；遗留较深的组织缺损，称为溃疡。肺、肾等器官坏死物通过支气管、输尿管排出，在残留处形成空腔性缺损，称为空洞。

（3）机化：是指坏死组织不能溶解吸收或完全排出时，由肉芽组织逐步取代的过程。最后形成瘢痕。

（4）包裹和钙化：较大面积坏死灶不能完全吸收机化时，则由肉芽组织将其包绕，使病变组织局限，称为包裹。坏死组织内有钙盐沉积时称为钙化。

4. 坏死对机体的影响

（1）功能障碍：重要器官的大范围坏死常导致严重的功能障碍，甚至危及生命，如心肌梗死、脑梗死等。

（2）坏死组织细胞的再生功能：如肝、上皮组织细胞再生，可恢复其结构和功能。

（3）坏死器官的代偿能力：如肺、肾等成对器官储备代偿能力强，甚至一侧肾切除后，可通过另一侧肾发挥代偿功能。

（二）凋亡

凋亡（apoptosis）是指机体内散在的单个细胞在一定条件下，通过启动其自身内部预存的死亡程序而发生的细胞主动性、程序性死亡过程，故又称为程序性细胞死亡。凋亡多见于生理情况下，也可见于病理条件下，如病毒性肝炎时的嗜酸性小体即为凋亡小体。凋亡细胞膜完好无损，故凋亡不引起周围炎症反应。细胞坏死与细胞凋亡不同（表2-2）。

表2-2 细胞坏死与细胞凋亡的区别

区别项目	细胞凋亡	细胞坏死
原因	生理性（多数情况）、病理性均可	仅见于病理性损伤,如中毒、缺氧等
发生机制	由凋亡相关基因调控,主动进行	与基因调控无关,被动进行
细胞变化	核染色质边缘化,核凝集、断裂、浓缩;细胞器结构保存;细胞膜完整,凋亡小体形成	核浓缩、碎裂、溶解;细胞器结构破坏;细胞膜破裂,无凋亡小体形成
炎症反应	缺乏,凋亡小体被吞噬	存在
修复、再生	无	有

第三节　细胞与组织损伤的修复

修复（repair）是指局部细胞与组织损伤后，机体对缺损的细胞与组织在形态和功能上进行修补恢复的过程。组织的修复通过细胞再生完成。

一、再生

再生（regeneration）是指细胞与组织损伤后，由周围的同种细胞进行修复的过程，分为生理性再生和病理性再生。生理性再生是指机体有些细胞不断衰老死亡，由新生的同种细胞增生补充，以维持原组织的形态和功能，如子宫内膜周期性脱落，由基底层细胞增生加以恢复等。病理性再生是指细胞与组织缺损后的再生。再生可分为完全性再生和不完全性再生（纤维性修复）。完全性再生是指死亡的细胞由同类细胞增生、补充，再生的组织完全恢复原组织的形态及功能。纤维性修复是指缺损不能完全通过原组织的再生修复，而由肉芽组织增生、填补，后形成瘢痕，也称为瘢痕修复。

（一）各种组织的再生能力

机体各种细胞的再生能力不一，根据细胞再生能力的强弱可分为三类。

1. 不稳定性细胞（labile cell）　即再生能力强的细胞，这类细胞在生理状态下不断地分裂增生取代衰老的细胞，包括表皮细胞，呼吸道、消化道和生殖器官管腔的被覆细胞，淋巴造血细胞等。

2. 稳定性细胞（stable cell）　即有潜在较强再生能力的细胞，这类细胞在生理情况下处于静止期（G_0 期），一般较稳定，但受到损伤等因素刺激后，则进入增殖期，表现出较强的再生能力，如肝、胰、内分泌腺、肾小管的上皮细胞、成纤维细胞及骨细胞等。平滑肌细胞也属于稳定性细胞，但再生能力较弱。

3. 永久性细胞（permanent cell）　即再生能力非常微弱或基本上无再生能力的细胞，如神经细胞、骨骼肌细胞和心肌细胞。损伤后常由纤维组织增生来修复。

（二）各种组织的再生过程

1. 上皮组织的再生

（1）被覆上皮的再生：鳞状上皮损伤后，其边缘上皮组织中的基底层细胞迅速分裂增殖，向缺损中心迁移，先形成单层上皮，再增生分化为鳞状上皮；胃黏膜、肠黏膜的上皮缺损后，由邻近的基底部细胞分裂、增生来修补。

（2）腺上皮的再生：腺上皮再生能力比鳞状上皮弱，腺体损伤后，由残留的上皮分裂补充，如腺体的基膜或支架完整，可恢复原有的结构。但若支架或基膜破坏严重，则难以再生或仅能形成上皮细胞团，如皮肤汗腺。肝细胞的再生能力很强，损伤时，通过残存肝细胞的再生，大多可恢复肝的正常结构。但如果肝组织结构严重破坏，再生的肝细胞排列紊乱，则难以恢复正常的肝小叶结构。

2. 血管的再生　在组织修复的过程中，再生的血管为修复组织提供足够的营养物质。

（1）毛细血管的再生：是以出芽的方式来完成的。毛细血管的内皮细胞分裂增生形成向外突起的幼芽，幼芽处的细胞不断增多形成一条实心的细胞索，数小时后，在血流的冲击下出现管腔，形成毛细血管，并相互吻合沟通（图2-10）。为适应组织功能需要，有的毛细血管消失，有的演变为小动脉或小静脉。

（2）大血管的再生：大血管断裂后，不能自行再生修复，需要手术吻合。吻合处两侧的内皮细胞分裂增生，互相连接，恢复原有内膜结构。内皮下各层组织由纤维结缔组织增生连接，形成瘢痕修复。

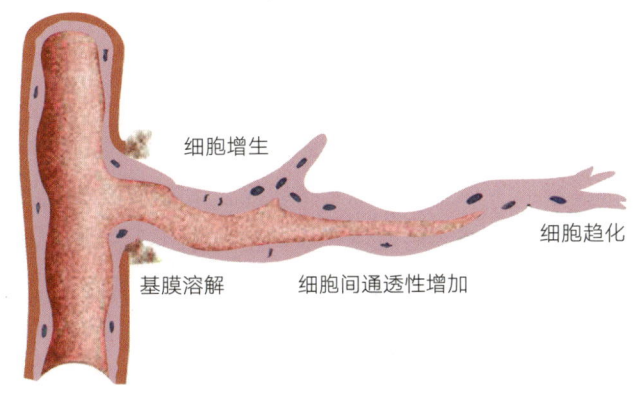

图2-10 毛细血管再生（模式图）

3. **纤维组织的再生** 在损伤因素刺激下，静止状态的纤维细胞和原始间叶细胞分化形成幼稚的成纤维细胞。成纤维细胞体积较大，呈椭圆形，或因胞体有突起而呈星芒状。当成纤维细胞停止分裂后，在细胞周围形成胶原纤维，随着细胞的成熟，细胞周围的胶原纤维逐渐增多，成纤维细胞又转变为长梭形的纤维细胞（图2-11）。

4. **神经组织的再生** 脑和脊髓的神经细胞破坏后不能再生，由神经胶质细胞增生修复，形成胶质瘢痕。外周神经损伤后，若与其相连的神经细胞体存活，则可完全再生。首先，断处远端的神经髓鞘与轴突崩解吸收，近端一小段神经纤维也发生同样变化，然后神经膜细胞增生，形成带状的合体细胞，将断端连接，近端轴突逐渐向远端生长，穿过神经鞘细胞带，最后生长至末梢，鞘细胞形成髓鞘，多余的神经髓鞘与轴突消失（图2-12）。如果近端再生的神经轴突未能延伸至远端髓鞘内，只在断端处长出很多细支，与增生的纤维组织绞缠在一起形成瘤样肿块，则称为创伤性神经瘤，常引起顽固性疼痛。

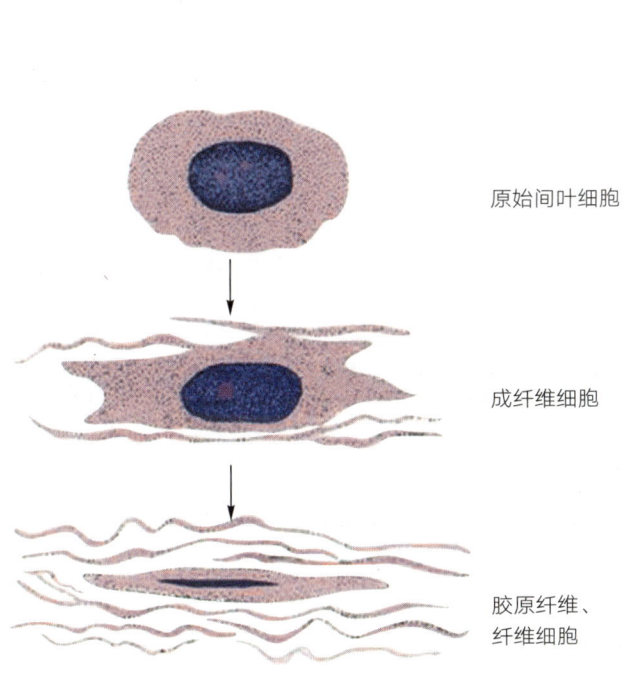

图2-11 原始间叶细胞至纤维细胞转化（模式图）

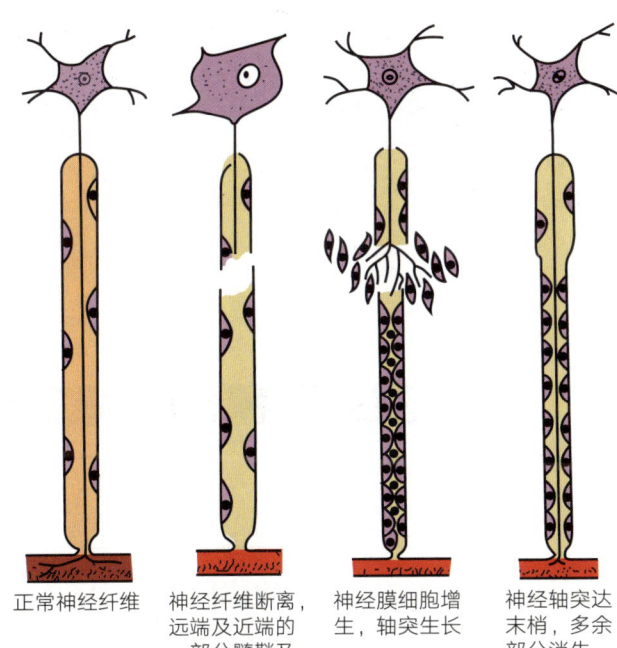

图2-12 神经纤维再生（模式图）

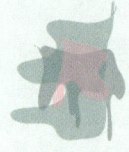

知识拓展

干　细　胞

　　干细胞（stem cell）是指具有多向分化潜能的一类细胞，有胚胎干细胞和成体干细胞。胚胎干细胞源于着床前胚胎内细胞群的全能干细胞，可以分化为成体所有类型的成熟细胞；成体干细胞是存在于一些器官组织中的具有自我更新和一定分化潜能的不成熟细胞。干细胞的转分化使传统观念中不可修复、不可再生组织的完全修复成为可能。

二、纤维性修复

　　纤维性修复（fibrous repair）是指组织、细胞损失后，机体通过纤维组织增生对缺损进行修补恢复的过程。因修复后形成瘢痕组织，故又称为瘢痕修复。

（一）肉芽组织

　　肉芽组织（granulation tissue）是指由新生的毛细血管、成纤维细胞及炎症细胞组成的结缔组织。

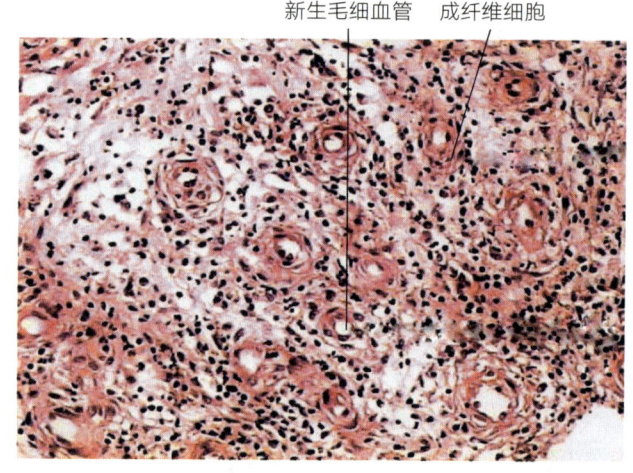

新生毛细血管　　成纤维细胞

图 2-13　肉芽组织（镜下观）

　　1. 形态　肉眼观，呈鲜红色、颗粒状，柔软、湿润，触之易出血，形似鲜嫩的肉芽，故名肉芽组织。镜下观，内皮细胞增生形成实性细胞条索及扩张的毛细血管，以小动脉为轴心，垂直于创面生长，在周围形成袢状毛细血管网。新生的毛细血管间有大量增生的成纤维细胞及少量炎症细胞，以中性粒细胞和巨噬细胞为主（图 2-13）。

　　2. 功能　① 抗感染、保护创面，肉芽组织内的巨噬细胞和中性粒细胞能吞噬细菌及组织碎片，将坏死组织溶解、液化、吸收，以利愈合。② 机化或包裹坏死组织、血栓、血凝块及其他异物。③ 填补创口缺损，连接断端组织。

　　健康肉芽组织和不良肉芽组织的区别（表 2-3）。

表 2-3　健康肉芽组织和不良肉芽组织的区别

区别项目	健康肉芽组织	不良肉芽组织
肉眼观	鲜红色,柔软,湿润,分泌物少,表面颗粒分布均匀,触之易出血	苍白色,色暗,水肿状,无弹性,表面颗粒分布不均,有脓苔
生长速度	生长比较快,血液供应好	生长缓慢,长期不能将伤口填平

（二）瘢痕组织

　　瘢痕组织（scar tissue）是指肉芽组织经改建成熟形成的纤维结缔组织。

　　1. 形态　肉眼观，呈苍白色或灰白色，半透明，质地坚韧而缺乏弹性。镜下观，血管较少，纤维细胞少，而胶原纤维增粗、互相融合，呈均质红染状，即玻璃样变性。

　　2. 对机体的影响

　　（1）有利方面：瘢痕组织的形成能填补损伤的创口，使其缺损长期并牢固地连接。

（2）不利方面：① 瘢痕收缩可引起器官变形及功能障碍，如胃溃疡瘢痕形成可致幽门梗阻。② 瘢痕性粘连影响组织功能，如结核性胸膜炎引起胸膜粘连。③ 瘢痕组织增生过度，形成突出于皮肤表面不规则的硬块，称瘢痕疙瘩，容易出现瘢痕疙瘩的机体称瘢痕体质。

三、创伤愈合

创伤愈合（wound healing）是指机体遭受外力作用后，损伤的组织出现断离和缺损，通过组织再生和肉芽组织增生进行修补恢复的过程。本章主要介绍皮肤创伤愈合和骨折愈合。

（一）皮肤创伤愈合

1. 皮肤创伤愈合的基本过程

（1）**伤口早期变化**：伤口局部有不同程度的组织坏死和血管断裂出血，数小时内，出现炎症反应，表现为充血、渗出及白细胞游出，渗出物和血凝块充满缺口，起临时充填和保护作用，如无感染，2~3 日后炎症逐渐消退。

（2）**伤口收缩**：2~3 日后，边缘的整层皮肤及皮下组织向中心移动，于是伤口迅速缩小，直到 14 日左右停止。伤口收缩的意义在于缩小创面，通过伤口边缘新生的成纤维细胞的牵拉作用使伤口收缩。

（3）**肉芽组织增生和瘢痕形成**：约第 3 日开始，伤口底部和边缘长出肉芽组织将伤口填平；第 5~6 日起，成纤维细胞产生胶原纤维；1 周后，胶原纤维形成极为活跃，以后逐渐缓慢，随着胶原纤维越来越多，开始出现瘢痕；大约在伤后 1 个月，瘢痕完全形成。

（4）**表皮及其他组织再生**：创伤发生 24 小时内，伤口边缘的基底细胞即开始增生，并向伤口中心移动，形成单层上皮，覆盖肉芽组织的表面。健康肉芽组织可提供上皮再生所需的营养及生长因子，对表皮再生十分重要。如果肉芽组织长时间不能将伤口填平，则会延缓愈合。由于异物及感染等刺激而过度生长的肉芽组织高于皮肤表面，也会阻止表皮再生，临床需将其切除，如伤口过大，则再生表面很难将伤口完全覆盖，需要植皮。

2. 皮肤创伤愈合的类型

（1）**一期愈合**：见于损伤范围小、创缘整齐、无感染和异物、对合严密的伤口，如手术切口。此类伤口仅有少量血凝块将伤口黏合，故炎症反应轻，最后形成线状瘢痕。一期愈合时间短，形成的瘢痕小，对机体一般无大的影响（图 2-14）。

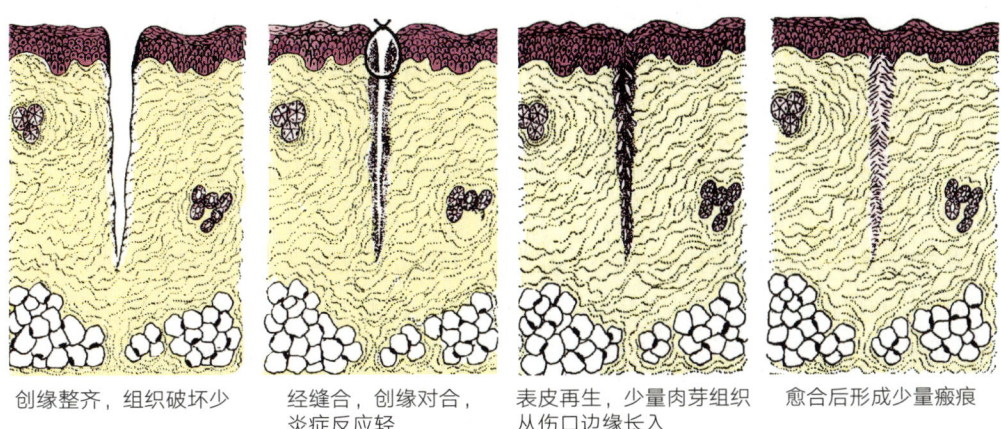

| 创缘整齐，组织破坏少 | 经缝合，创缘对合，炎症反应轻 | 表皮再生，少量肉芽组织从伤口边缘长入 | 愈合后形成少量瘢痕 |

图 2-14　创伤一期愈合（模式图）

（2）二期愈合：见于组织缺损大、创缘不整齐、无法对合或伴有感染的伤口，坏死组织多，炎症反应明显，只有感染得到控制，坏死组织被清除以后，再生才能开始；愈合时间长，形成的瘢痕大（图2-15）。

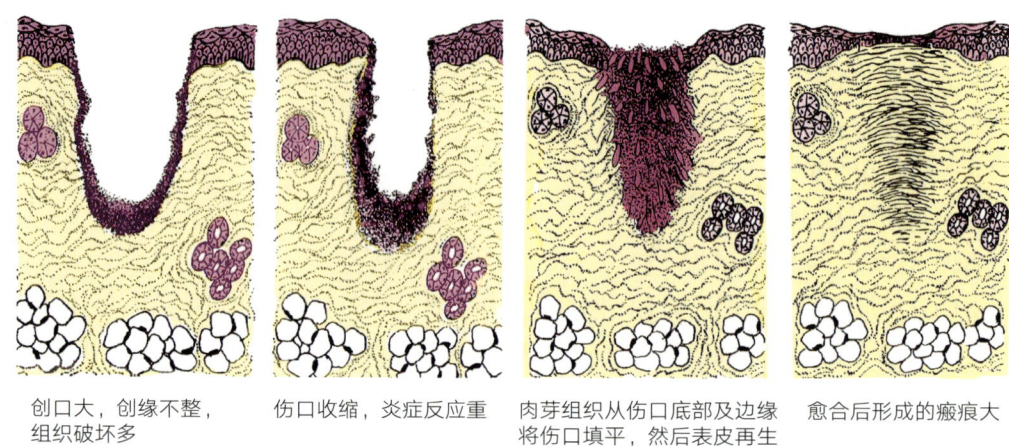

创口大，创缘不整，　　　　伤口收缩，炎症反应重　　　肉芽组织从伤口底部及边缘　　愈合后形成的瘢痕大
组织破坏多　　　　　　　　　　　　　　　　　　　　将伤口填平，然后表皮再生

图2-15　创伤二期愈合（模式图）

（3）痂下愈合：多见于浅表皮肤擦伤。伤口表面的血液、渗出液及坏死组织干燥后，形成黑褐色硬痂，上皮再生完成后，痂皮即脱落，称为痂下愈合。痂有保护创面及抗感染作用。

一期愈合、二期愈合、痂下愈合的区别见表2-4。

表2-4　一期愈合、二期愈合、痂下愈合的区别

愈合类型	组织缺损	创缘	缝合程度	感染、异物	愈合时间	瘢痕
一期愈合	较小,见于手术切口	整齐	严密	无	短	小
二期愈合	较大,坏死组织多	不整齐	不严密,无法缝合	有	长	大
痂下愈合	浅表皮肤擦伤	浅	不需要缝合	无	短	无

（二）骨折愈合

骨折后，经过良好的复位，及时、牢靠固定，功能锻炼，骨组织可恢复正常的结构和功能。骨折愈合的过程分以下几个阶段。

1. **血肿形成**　骨折复位后第1日，在骨折的两端及其周围伴有大量出血，形成血肿，数小时后，血肿凝固，将两断端连接。同时，局部出现炎症反应，渗出的炎症细胞清除坏死组织，为肉芽组织的长入与机化创造了条件。

2. **纤维性骨痂形成**　骨折后2~3日，骨外膜和骨内膜处的骨膜细胞增生，成为由成纤维细胞、毛细血管构成的肉芽组织，机化取代血肿。继而发生纤维化，形成纤维性骨痂，或称为临时性骨痂，此过程需要2~3周。

3. **骨性骨痂形成**　骨折后2~3周后，在纤维性骨痂形成的基础上，成纤维细胞逐渐分化为成骨细胞和成软骨细胞，成骨细胞分泌大量骨基质，沉积于细胞间，成骨细胞逐渐成熟变为骨细胞，形成骨样组织，称为骨性骨痂，将骨两断端牢固结合在一起，但结构较疏松，比正常骨脆弱。此过程需要2~3个月。

4. **骨痂改建或再塑**　由于骨性骨痂结构不够致密，骨小梁排列紊乱，故仍达不到正常功能的需要，为了适应活动时所受应力，骨性骨痂经过进一步改建，成为成熟的板层骨。皮质骨

和髓腔的正常关系及骨小梁正常的排列结构也重新恢复。改建在破骨细胞与成骨细胞的协同作用下进行，所需时间较长，一般经历数月甚至数年才能完成（图 2-16）。

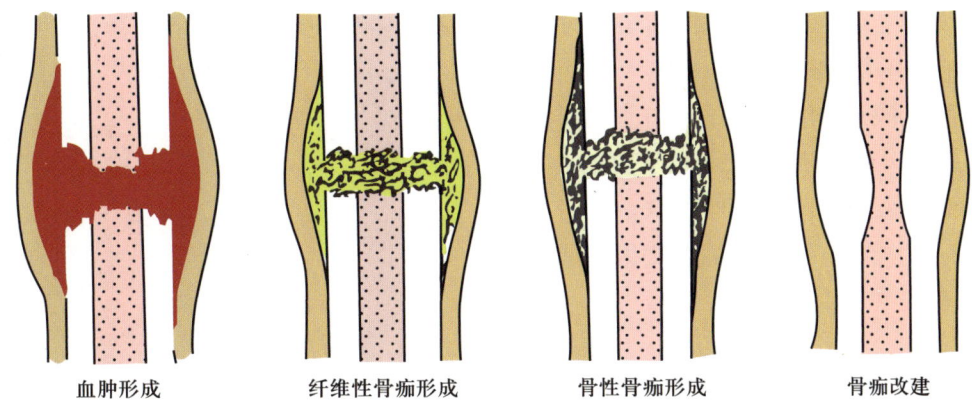

血肿形成　　　　纤维性骨痂形成　　　　骨性骨痂形成　　　　骨痂改建

图 2-16　骨折愈合（模式图）

四、影响修复的因素

（一）全身因素

1. **年龄**　儿童或青少年的组织再生能力强，愈合快；老年人的组织、细胞再生能力弱，愈合慢，可能与老年人血管硬化、血液供应不足等有关。

2. **营养状况**　蛋白质缺乏，尤其是含硫蛋氨酸缺乏时，肉芽组织和胶原纤维形成不足，伤口愈合延缓；维生素 C 缺乏时，成纤维细胞合成胶原减少，伤口愈合慢，钙和磷在骨折愈合中尤为重要，锌缺乏也会延缓愈合。

3. **药物的影响**　大量使用肾上腺皮质激素或促肾上腺皮质激素可影响肉芽组织形成，抑制炎症反应。故在炎症创伤过程中，要慎用此类激素。

4. **某些疾病的影响**　尿毒症、糖尿病及某些免疫缺陷性疾病等，均不利于伤口愈合。

（二）局部因素

1. **感染与异物**　局部有感染，细菌毒素不仅妨碍细胞的代谢过程，还使肉芽组织生长迟缓，甚至引起严重后果；异物或坏死组织对局部产生刺激作用，妨碍修复。

2. **局部血液循环**　局部血液供应不足或静脉回流障碍，如伤口包扎过紧、缝合过紧等，均可导致氧气和营养物质供应减少，肉芽组织营养不良，生长迟缓，影响愈合。

3. **神经支配**　完整的神经支配对神经组织再生有一定的作用，如麻风病引起的溃疡不易愈合，是由于神经受累所致。因此，清创时应注意避免伤及神经，对有神经损伤的伤口，需进行缝合处理，以保护神经，促进神经纤维再生。

4. **电离辐射**　能破坏细胞，损伤小血管，抑制组织再生，影响伤口的愈合。

自 测 题

一、名词解释

1. 肥大　2. 增生　3. 萎缩　4. 化生　5. 变性　6. 坏死　7. 再生　8. 纤维性修复

在线测试
细胞与组织的
适应、损伤与
修复

思维导图
细胞与组织的
适应、损伤与
修复

9. 肉芽组织　10. 坏疽　11. 机化　12. 溃疡　13. 玻璃样变性　14. 脂肪变性　15. 黏液样变性
16. 包裹　17. 修复　18. 创伤愈合　19. 糜烂　20. 凋亡　21. 一期愈合　22. 二期愈合

二、简答题

1. 简述玻璃样变性的病变特点、常见类型及其对机体的影响。

2. 概述坏死的病理变化。

3. 简述细胞再生能力的分类并举例。

4. 简述肉芽组织的形态特点及功能。

5. 举例说明化生的病理学意义。

6. 一期愈合与二期愈合的主要区别是什么？

（季　丹）

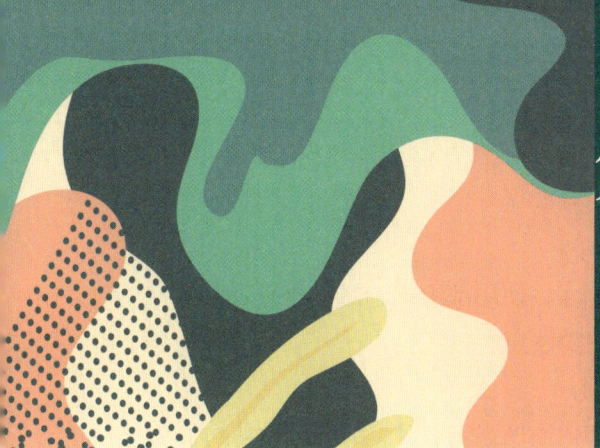

第三章　局部血液循环障碍

学习目标

知识目标：能准确叙述充血、淤血、血栓形成、栓塞、栓子、梗死的概念。理解肺淤血和肝淤血的形态特点，肺动脉血栓栓塞和体循环动脉血栓栓塞的原因，梗死的类型和病理变化，血栓形成的条件、过程，血栓的形态，血栓的结局，血栓形成对机体的影响，栓子运行的途径，梗死的概念，梗死的原因和条件。

能力目标：能运用所学知识，分析淤血、血栓形成、栓塞和梗死之间的关系。

素质目标：了解中医学传统治疗方法，提升民族自信。

案例导入

患者，男，45岁。20日前行髋关节置换术，未按时服药，因胸闷、咳嗽1周，加重4日入院。体格检查：体温36.8℃，脉搏65次/分，呼吸13次/分，血压105/65 mmHg。双肺未闻及干、湿啰音，右下肢略肿胀，肺动脉血管造影示双肺动脉栓塞、肺栓塞面积大。下肢血管B超示右侧腘静脉血栓形成，长约55 mm。

问题：该患者肺动脉、右侧腘静脉血栓是如何形成的？

血液循环障碍根据累及的范围分为全身性和局部性两种，本章主要介绍局部血液循环障碍。局部血液循环障碍分为：① 局部组织或器官血管内血液量的异常，如充血、淤血、缺血等。② 局部组织或器官血管内血液性状的异常，如血栓形成、栓塞、梗死等。③ 血管壁完整性或通透性的异常，如出血、水肿等。

PPT
局部血液循环
障碍

第一节　充　　血

充血（hyperemia）是指机体局部组织、器官的血管内血液含量多于正常，可分为动脉性充血和静脉性充血（淤血）。

一、动脉性充血

动脉性充血（arterial hyperemia）是指因动脉输入血量增多，使局部组织、器官内的动脉内血液含量多于正常。动脉性充血是一个主动过程，又称为主动性充血。

1. 原因及类型　常见的类型有生理性充血和病理性充血。

（1）生理性充血：常见于为适应器官、组织生理功能和代谢增强需要时，如妊娠时期的子宫壁充血，进食后的胃肠道黏膜充血，运动时的骨骼肌充血等。

（2）病理性充血：常见的有以下三种。① 炎性充血：较为常见，特别是在急性炎症早期，由于致炎因子的作用引起细动脉扩张、充血。② 侧支性充血：由于局部组织缺血、缺氧，代谢产物堆积，刺激血管运动神经，导致缺血组织周围的动脉吻合支扩张充血，具有一定的代偿意义。③ 减压后充血：局部某一动脉长期受压，其所属动脉分支收缩，神经兴奋性降低，当压力突然解除时，该处细动脉可迅速地被动扩张而致充血，如快速抽出大量腹水或摘除腹腔内的巨大肿瘤后，腹腔内大量的细动脉扩张充血，导致有效循环血量明显减少，血压下降，甚至可引起脑缺血而导致患者昏厥，心肌缺血诱发心绞痛。

2. 病理变化　肉眼观，局部组织、器官体积增大，重量增加，颜色鲜红，温度升高。代谢增加，功能亢进。镜下观，细、小动脉和毛细血管扩张，含血量增多，血流加快。

3. 影响和结局　充血可使局部组织、细胞所需氧和营养物质供应增多，增加局部抗病能力。因此，临床上常利用按摩、热敷、拔火罐等方法治疗某些疾病。但是，充血也有不利影响，如脑血管充血可引起头痛、脑微小动脉瘤破裂出血等。充血是短暂的血管反应，原因消除后，局部血量可很快恢复正常。

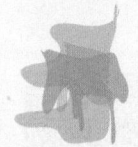
二、静脉性充血

静脉性充血（venous hyperemia）是指由于静脉血液回流受阻，使局部组织或器官静脉和毛细血管内血液含量多于正常，简称淤血。静脉性充血是一个被动的过程，又称为被动性充血。

1. 原因　① 静脉管腔阻塞：如静脉内血栓形成或栓子引起的栓塞等，可导致静脉回流受阻。② 静脉受压：如肿瘤、炎症包块及绷带包扎过紧；妊娠后期增大的子宫压迫髂静脉可引起下肢淤血；肠套叠、肠扭转引起局部肠管淤血等。③ 心力衰竭：血液循环障碍，如左心衰竭导致肺静脉回流受阻，引起肺淤血；右心衰竭导致体循环静脉回流受阻，引起肝、脾、肠等器官和组织淤血。④ 静脉壁病变：如反复静脉穿刺、静脉炎等，导致静脉壁增厚，静脉血液回流障碍。

2. **病理变化** 肉眼观，局部组织和器官体积增大，重量增加，被膜紧张，质地变硬，颜色暗红，常有血性液体溢出。当血液中脱氧血红蛋白超过 50 g/L 时，皮肤和黏膜呈紫蓝色，称为发绀（cyanosis）。淤血由于血流缓慢，代谢降低，该处的体表温度常下降。镜下观，淤血组织内细、小静脉及毛细血管扩张，管腔内充满大量红细胞，有时还伴有组织水肿及淤血性出血。

局部正常血液循环与动脉性充血、淤血的比较如图 3-1 所示。

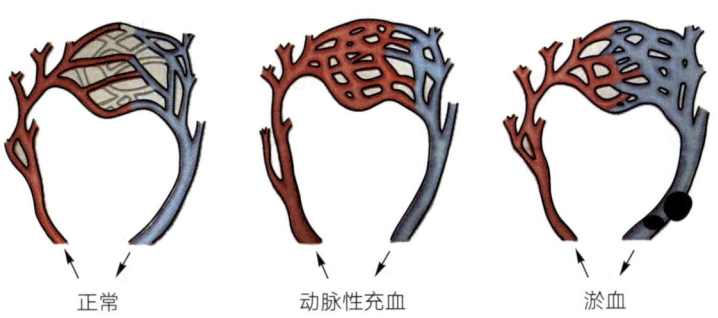

正常　　　　　动脉性充血　　　　　淤血

图 3-1　局部正常血液循环与动脉性充血、淤血的比较（模式图）
红色为动脉，蓝色为静脉，箭头示血流方向

3. **影响和结局** 取决于淤血发生的速度、程度、部位，持续的时间，侧支循环建立的状况，以及淤血组织、器官的性质等因素。短时间的轻度淤血在引起淤血的原因去除后，组织器官的功能、代谢可逐渐恢复正常。但长期淤血可引起以下病理变化。

（1）组织水肿和出血：淤血使毛细血管内流体静压升高，缺氧使毛细血管壁通透性增加，血管内液体、红细胞漏出，形成淤血性水肿、出血（漏出性出血）。

（2）组织损伤：长期淤血导致局部组织缺氧及代谢产物蓄积，可引起实质细胞萎缩、变性，甚至坏死。

（3）器官淤血性硬化：长期慢性淤血，实质细胞逐渐发生萎缩，间质纤维组织增生，使淤血性器官硬化。

4. **常见重要器官淤血** 肺淤血和肝淤血多见，并有重要的临床意义。

（1）肺淤血：多见于左心衰竭时。肉眼观，两肺体积增大，重量增加，颜色暗红，质地较实，挤压切面可溢出淡红色或暗红色泡沫状液体。镜下观，肺泡壁毛细血管扩张、充血、水肿，肺泡壁增厚，部分肺泡腔内充满水肿液、红细胞及巨噬细胞。当肺泡腔内的红细胞被巨噬细胞吞噬后，红细胞内的血红蛋白被转变成棕黄色颗粒状的含铁血黄素。这种细胞质内有含铁血黄素颗粒的巨噬细胞，称为心力衰竭细胞（heart failure cell），可见于患者痰内（图 3-2）。长期的肺淤血可引起肺泡壁的纤维组织增生，使肺质地变硬，呈棕褐色，称肺褐色硬化。患者出现呼吸困难、发绀，肺部听诊可闻及湿啰音，咳出浆液性粉红色泡沫痰等。

（2）肝淤血：多见于右心衰竭时。肉眼观，肝体积增大，重量增加，被膜紧张，切面呈红（淤血区）黄（肝细胞脂肪变性区）相间的花纹，形似槟榔，称为槟榔肝。镜下观，肝小叶中央静脉及肝窦扩张淤血，肝小叶中央区肝细胞因缺氧、受压而发生萎缩、变性或坏死，而小叶外围肝细胞出现脂肪变性，网状纤维支架塌陷继而胶原化，使肝质地变硬，导致淤血性肝硬化（图 3-3）。

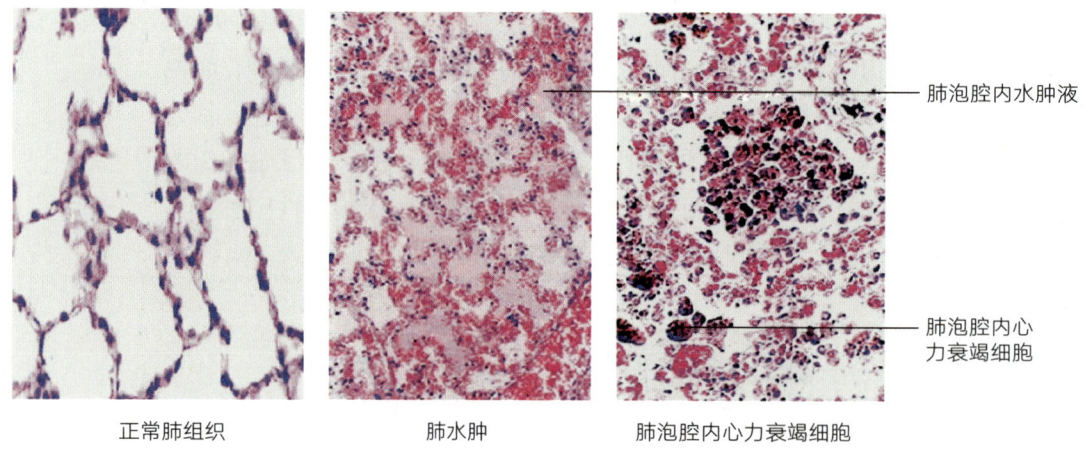

正常肺组织　　　　　肺水肿　　　　　肺泡腔内心力衰竭细胞

图 3-2　正常肺组织与肺淤血比较（镜下观）

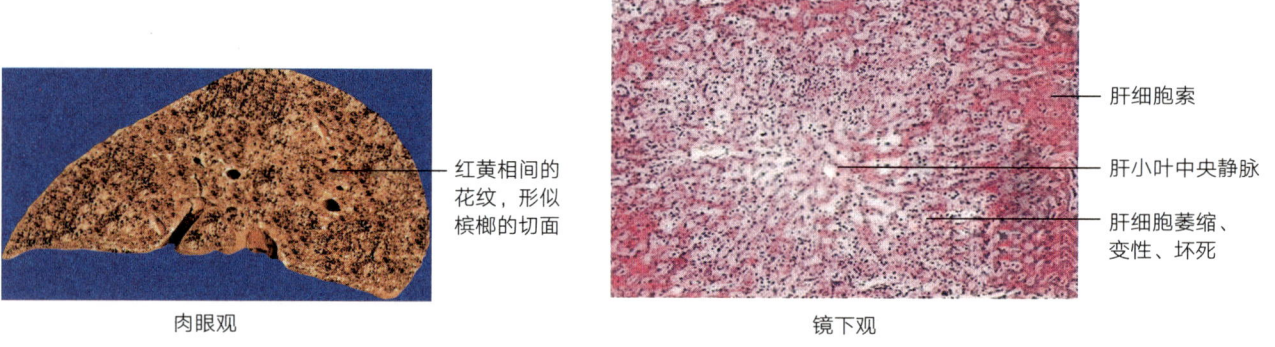

肉眼观　　　　　　　　　　　　镜下观

图 3-3　慢性肝淤血

第二节　出　　血

　　出血（hemorrhage）是指血液（主要指红细胞）由心脏或血管内溢出到组织间隙、体腔或体外的过程。溢出的血液进入组织间隙或体腔，称内出血；流出体外，称外出血。出血可发生于机体的任何部位。

　　1. 类型及原因　　出血可分为生理性出血（月经）和病理性出血。后者多由创伤、血管病变、炎症等引起。按血液溢出的机制分为破裂性出血和漏出性出血两种类型。

　　（1）**破裂性出血**：可发生在心脏、动脉、静脉和毛细血管部位，如割伤、刺伤、动脉瘤破裂、消化性溃疡、结核性空洞和肿瘤等侵蚀破坏血管壁等。

　　（2）**漏出性出血**：是因微循环毛细血管通透性增加，血液漏出于血管外。常见原因：① 微血管壁损伤，漏出性增加导致出血，如缺氧、感染、中毒、变态反应、维生素 C 缺乏等。临床常见疾病有流行性脑脊髓膜炎、流行性出血热、过敏性紫癜、毒蛇咬伤等。② 血小板数量减少和/或功能异常，如再生障碍性贫血、白血病、肿瘤广泛骨转移、弥散性血管内凝血（DIC）、脾功能亢进等。③ 凝血因子缺乏，如血友病（凝血因子Ⅷ缺乏）、肝疾病、DIC 等。

　　2. 病理变化　　肉眼观，新鲜的出血呈红色，随着红细胞降解形成含铁血黄素而呈褐黄色。

镜下观，组织内有大量红细胞、巨噬细胞，巨噬细胞内和组织中有游离的含铁血黄素。血液聚积于体腔内，称为积血，如心包积血、腹腔积血等。血液聚积在组织内，称为血肿，如硬膜下血肿、皮下血肿等。皮肤、黏膜形成的小出血点，称为瘀点。大而多的出血点，称为紫癜，直径超过 1~2 cm 的皮下出血灶，称为瘀斑。消化性溃疡或食管下段静脉曲张破裂，血液经口排至体外，称为呕血。血液随粪便排出，称为便血。泌尿道出血经尿排出，称为血尿。

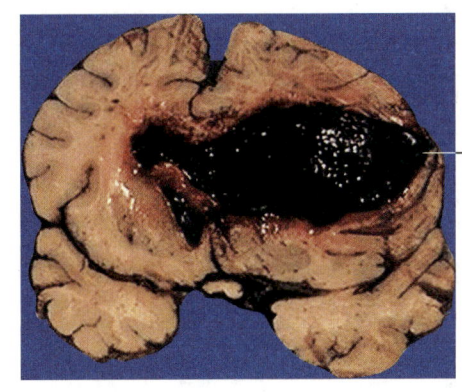

　　图 3-4　脑出血（肉眼观）

　　3. 影响和结局　　出血对机体的影响取决于出血速度、出血量和出血部位。漏出性出血速度比较缓慢，出血量一般较少，可引起贫血。短时间内出血量达到血液总量的 20%~25% 时，即可发生出血性休克；超过血液总量的 25% 时，可引起死亡。若发生在重要器官，即使出血量不多，也可引起严重的后果，如脑出血、心脏破裂出血等（图 3-4）。

第三节　血　栓　形　成

　　血栓形成（thrombosis）是指在活体心、血管内，血液成分发生析出、聚集或凝固，形成固体质块的过程。所形成的固体质块称为血栓（thrombus）。血栓与血凝块不同，血栓是在血液流动状态下发生的血液凝固。

一、血栓形成的原因、条件及机制

　　1. 心血管内皮细胞损伤　　多见于心内膜炎、缺氧、心肌梗死、动脉粥样硬化斑块、创伤性或炎症性血管内膜损伤等。心血管内皮细胞变性、坏死，内皮下胶原暴露。受损的内皮细胞释放出腺苷二磷酸（ADP）与血小板膜上的 ADP 受体结合，促进血小板发生黏附反应。黏附的血小板可释放出内源性 ADP，促使更多的血小板黏附及凝聚，并使血小板发生释放反应，释放出更多的促凝物质。同时，内皮下胶原暴露，使凝血因子Ⅻ活化，启动内源性凝血系统；损伤的内皮细胞释放组织因子，启动外源性凝血系统，导致血栓形成。

　　2. 血流状态改变　　当血流缓慢或形成涡流时，血小板则进入边流，黏附于内膜，促使血栓形成。因此，临床上静脉比动脉发生血栓多 4 倍，下肢静脉血栓较上肢多见，常见于长期卧床、下肢静脉曲张等患者。

　　3. 血液凝固性增加　　常见于严重创伤、大面积烧伤、分娩后或大手术后，由于严重失血，血液中补充了大量幼稚的血小板，黏性较大，血液浓缩，黏稠度增加，纤维蛋白原、凝血酶原及凝血因子Ⅻ、Ⅶ等含量增多，易形成血栓。

　　血栓形成往往是多种因素综合作用的结果。三个条件可同时存在，互相影响，或者其中某一条件起主要作用。

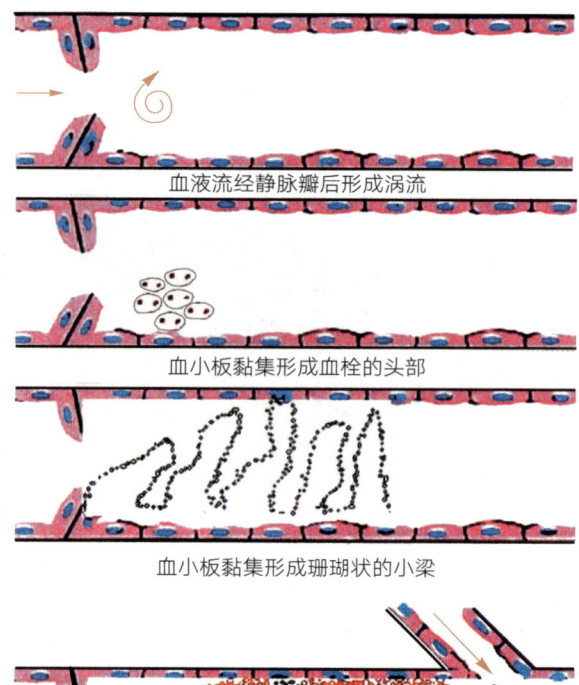

血液流经静脉瓣后形成涡流

血小板黏集形成血栓的头部

血小板黏集形成珊瑚状的小梁

血栓头　　　血栓体　　　血栓尾

小梁间纤维蛋白网罗大量的红细胞,形成混合血栓的体部,局部血流停滞形成血栓的尾部

图 3-5　延续性血栓(模式图)

微课
血栓类型

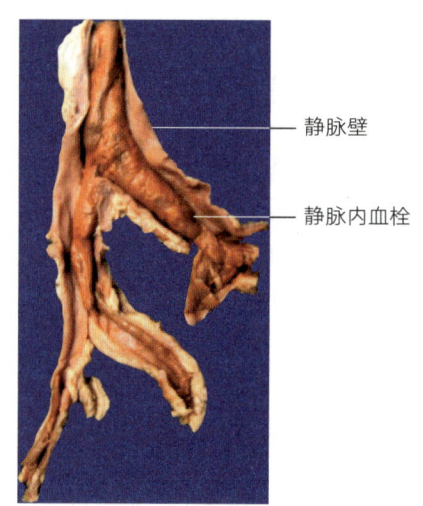

——静脉壁

——静脉内血栓

图 3-6　静脉内延续性血栓(肉眼观)

二、血栓形成过程、类型及病理变化

1. **血栓形成过程**　在血栓形成过程中,血小板黏附在损伤后的心、血管内膜裸露的胶原表面,血小板发生变形、收缩,释放出内源性 ADP 及合成血栓素 A_2(TXA_2),使血小板继续黏集,形成新的血小板堆。同时,启动内源性和外源性凝血系统,形成均匀一致、无结构的血小板血栓,这是血栓形成的第一步。此后血栓的发展及血栓的形态、组成和大小都取决于血栓发生的部位和局部血流状态(图 3-5)。

2. **血栓类型及病理变化**

(1)**白色血栓**(white thrombus):常见于急性风湿性心内膜炎二尖瓣闭锁缘上形成的疣状赘生物。常位于动脉、静脉内延续性血栓的起始部,称为血栓头。肉眼观,呈灰白色小结节状或疣状赘生物,质硬,与管壁黏着紧密不易脱落。镜下观,由珊瑚状的血小板梁构成,又称为血小板血栓,血小板梁之间形成纤维蛋白网。表面有中性粒细胞黏附在边层。

(2)**混合血栓**(mixed thrombus):常位于动脉、静脉内延续性血栓的体部,称血栓体。随着白色血栓增大,血流变慢,形成旋涡,进而形成多个小梁状白色血栓,小梁之间的纤维蛋白形成网架,网罗大量红细胞发生凝固。这种由小梁(白色)及红细胞(红色)交错构成的血栓,称为混合血栓。肉眼观,呈灰白色、红褐色相间的层状结构。镜下观,由血小板梁、纤维蛋白网架、红细胞、白细胞构成。

(3)**红色血栓**(red thrombus):常位于动脉、静脉内延续性血栓的尾部,称为血栓尾。当混合血栓逐渐增大阻塞管腔,局部血流停滞,血液迅速发生凝固,形成暗红色凝血块,此为红色血栓。肉眼观,呈暗红色;新鲜的红色血栓湿润,有一定的弹性,与死后凝血块相似,但血栓与血管壁有粘连;陈旧的红色血栓由于水分被吸收,变得干燥,易碎,失去弹性,并易于脱落造成栓塞。镜下观,可见正常血液分布的血细胞。

静脉内血栓分头部(白色血栓)、体部(混合血栓)、尾部(红色血栓)(图 3-6)。

(4)**透明血栓**(hyaline thrombus):因外观透明而得名,发生在微循环血管内,只能在显微镜下见到,故又称为微血栓,主要由纤维蛋白构成,又称为纤维蛋白性血栓,常见于 DIC。

三、血栓的结局

1. 软化、溶解、吸收或脱落　血栓内纤溶酶激活，白细胞崩解释放蛋白溶酶，使血栓软化、溶解、吸收、分解成碎片或整体脱落形成栓子，随血流运行而引起栓塞。

2. 机化、再通　血栓形成 1~2 日后，血管内皮细胞和成纤维细胞向血栓内生长，形成新生的肉芽组织，取代血栓。血栓被肉芽组织逐渐取代的过程，称为血栓机化。机化的血栓和血管壁紧密相连，不易脱落。血栓内的水分吸收、干燥、收缩，其内部或血栓与血管壁之间出现裂隙，再由内皮细胞被覆，形成新生的血管，使血流重新通过，称为再通（图 3-7）。

3. 钙化　是指在血栓内有钙盐沉积。血栓钙化形成坚硬的"静脉石"或"动脉石"。

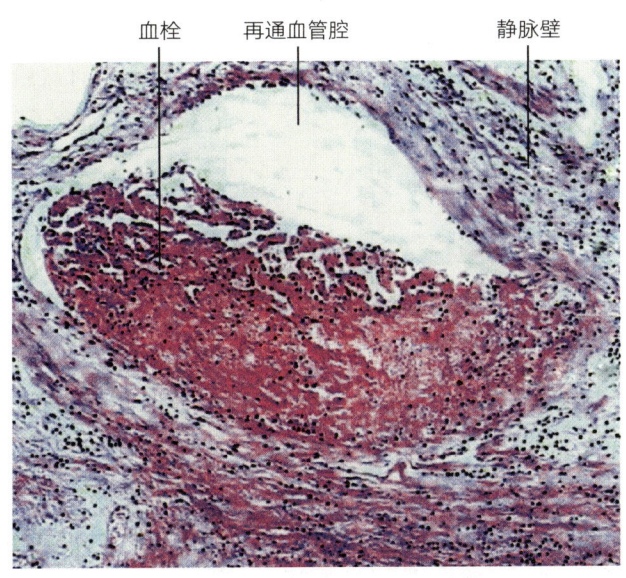

图 3-7　血栓机化与再通（镜下观）

四、血栓形成对机体的影响

1. 有利方面　① 止血作用，如胃、十二指肠溃疡或肺结核时，受累血管内形成血栓，可避免血管破裂、出血。② 炎症病灶周围的血管内形成血栓，可防止致炎因子和毒素的扩散。

2. 不利方面　血栓形成对机体的影响取决于阻塞血管的大小和阻塞的程度、部位、速度及侧支循环能否及时建立等。

（1）阻塞血管：动脉内血栓形成可引起局部组织、器官缺血性坏死（梗死），如心肌梗死、脑梗死（脑软化）。静脉内血栓形成可引起组织、器官淤血、水肿、出血、坏死。

（2）栓塞：血栓软化、脱落，形成血栓栓子，随血流运行可引起栓塞。如果栓子内含有细菌，可引起败血症或脓毒血症，形成败血性梗死或栓塞性脓肿。

（3）心脏瓣膜病：心脏瓣膜上的血栓机化后，可引起瓣膜增厚、皱缩、粘连、变形，导致慢性心瓣膜病。

（4）出血：常见于 DIC 时，消耗大量的凝血因子和血小板，从而造成血液的低凝状态，引起全身广泛性继发性出血。

第四节　栓　塞

栓塞（embolism）是指在循环的血流中出现不溶于血液的异常物质，随血流运行阻塞血管腔的现象。阻塞血管腔的异常物质称为栓子（embolus）。栓子可以是固体、液体或气体。最常见的是血栓栓子，其他还有脂肪、瘤细胞、细菌和羊水等栓子。

一、栓子运行的途径

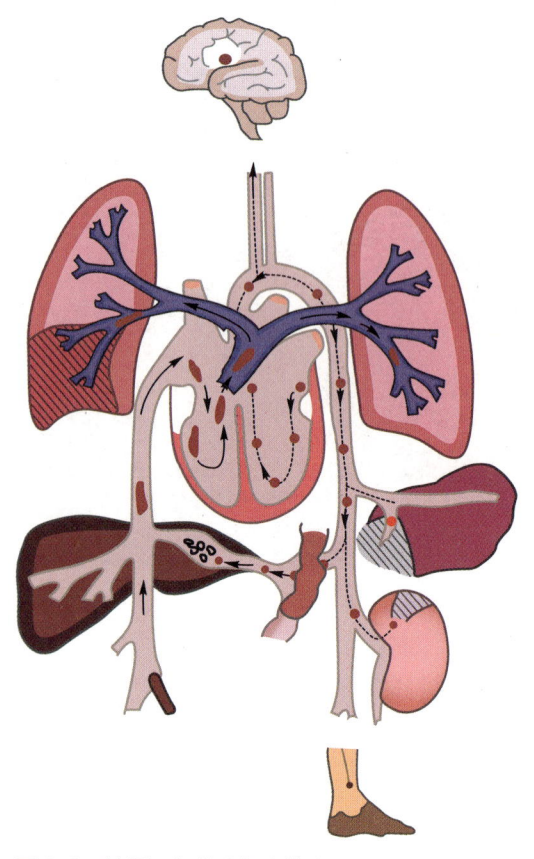

图 3-8　栓子运行的途径（模式图）

1. **栓子运行的途径与正常血流方向一致**　① 静脉系统、右心的栓子随血流运行可栓塞于肺。② 左心、主动脉系统的栓子随体循环血流运行，可阻塞全身不同器官，如脑、脾、肾、下肢等。③ 肠系膜静脉、脾静脉等门静脉系统的栓子可引起肝内门静脉分支栓塞（图 3-8）。

2. **栓子运行的途径与正常血流方向不一致**　① 交叉性栓塞：在房间隔或室间隔缺损时，心腔内的栓子由压力高的一侧通过缺损处进入另一侧心腔，如右心的栓子阻塞于各器官的体循环动脉分支，左心的栓子阻塞于肺动脉分支，称为交叉性栓塞。② 逆行性栓塞：当剧烈咳嗽、呕吐等胸、腹腔内压力骤增时，下腔静脉血液逆流，下腔静脉内较大的栓子可随血流方向栓塞下腔静脉所属分支，称为逆行性栓塞。

二、栓塞的类型及对机体的影响

栓塞对机体的影响与栓子的种类、大小、多少、部位及侧支循环建立的情况有关。

（一）血栓栓塞

血栓栓塞（thromboembolism）是由血栓或血栓的一部分脱落引起的栓塞。其中，以肺动脉血栓栓塞最多见。

1. **肺动脉血栓栓塞**　血栓栓子 95% 以上来自下肢深部静脉，如腘静脉、股静脉或髂静脉等。对机体的影响：① 当栓子较小且数量少时，常栓塞到肺下叶的肺动脉小分支，肺动脉和支气管动脉为双重血液供应，一般不会引起严重后果。若合并淤血，可引起肺出血性梗死。② 当血栓栓子较大且栓塞肺动脉主干或大分支时，会造成严重后果，患者突然出现呼吸困难、发绀、休克等，甚至猝死。

肺动脉血栓栓塞引起猝死的机制可能与肺动脉机械性阻塞，血栓刺激动脉内膜引起的神经反射和血栓释出的 TXA_2 和 5-HT，导致肺动脉、支气管动脉和冠状动脉广泛痉挛及支气管痉挛，引起急性肺动脉高压、右心衰竭、窒息、肺缺血、缺氧及左心输出量下降等有关。

2. **体循环动脉血栓栓塞**　多数来自心瓣膜赘生物、心肌梗死的附壁血栓、动脉粥样硬化溃疡面血栓等部位，栓子随血流到达动脉分支引起栓塞，见于脑、肠系膜、肾、脾等，可导致局部组织坏死（梗死），甚至危及生命。

（二）脂肪栓塞

脂肪栓塞（fat embolism）是指循环血流中出现脂肪滴阻塞血管，常见于长骨粉碎性骨折、脂肪组织挫伤等。脂滴通过破裂的静脉进入血流，引起脂肪栓塞，见于肺、脑和肾。少量脂滴入血，可被吞噬细胞吞噬，不产生严重后果。脂肪滴进入肺血管，可损伤肺微血管内皮细胞，使血管壁通透性增高，引起肺水肿、肺出血。若肺动脉内脂肪滴量达 9~20 g，可使约 75% 的肺循环发生栓塞，严重影响气体交换，患者可因窒息、急性右心衰竭而死亡。

（三）气体栓塞

气体栓塞（gas embolism）是指大量空气迅速进入血液循环或原溶解于血液中的气体迅速游离出来形成气泡，阻塞血管或心腔的现象。气体栓塞分为空气栓塞和氮气栓塞。

1. 空气栓塞　多发生在破裂后呈负压的静脉，外界空气由破裂口处进入静脉而引起栓塞，常见于锁骨下静脉、颈静脉等。另外，加压输液、输血、输卵管通气、人工气胸或气腹损伤静脉等亦可引起。少量空气入血可溶解于血液中，不引起严重后果。若大量空气（超过 100 ml）迅速进入静脉，空气随血流进入右心并在右心聚集，因心脏搏动，空气和血液经搅拌形成可压缩的血气泡沫充满心腔，可阻碍静脉血回流和向肺动脉的输出，造成广泛肺毛细血管的空气栓塞，导致严重的循环障碍而猝死。

2. 氮气栓塞（减压病）　是指人体从高气压环境急速转入常压或低气压环境时，溶解于血液、组织液和脂肪组织中的氮气迅速游离形成气泡引起的气体栓塞，主要见于潜水员从深海迅速浮出水面或飞行员从地面快速升空（机舱密封不严），可引起皮下气泡、肌肉疼痛等。若短期内大量气泡形成，阻塞冠状动脉等血管，可引起血液循环障碍，甚至死亡。

（四）羊水栓塞

羊水栓塞是指胎盘早期剥离，又有羊膜破裂，尤其有胎盘阻塞产道口时，子宫强烈收缩，宫腔内压增高，羊水被挤入裂开的静脉窦内，然后随血流进入母体右心，可在肺动脉分支及肺泡壁毛细血管内引起栓塞。羊水栓塞是分娩过程中一种罕见而严重的并发症，死亡率大于80%。羊水栓塞发病急，后果严重，临床表现为产妇突然出现呼吸困难、发绀、休克，甚至在分娩过程中或分娩后突然死亡。镜下观，肺动脉小分支及毛细血管中有纤维蛋白性血栓及角化的鳞状上皮细胞、胎毛、胎脂、胎便等。

羊水栓塞引起猝死的机制：① 羊水中胎儿的代谢产物入血，引起母体过敏性休克。② 羊水栓子阻塞肺动脉分支及羊水内含有的血管活性物质，引起血管反射性痉挛。③ 羊水具有凝血致活酶的作用，引起 DIC。

（五）其他栓塞

细菌及寄生虫栓子栓塞，如大量细菌团、寄生虫、虫卵侵入血管或淋巴管后，即能引起管腔阻塞。瘤细胞栓塞见于恶性肿瘤细胞侵入血管时，栓塞血管，引起肿瘤转移。

第五节　梗　死

梗死（infarction）是指机体局部组织、器官的血管阻塞，血流中断，导致局部组织、器官缺氧性坏死。梗死多是指动脉供应阻塞而发生的局部组织缺血、缺氧性坏死，但也可见于静脉阻塞，导致局部组织淤血、缺氧性坏死。

一、梗死的原因和条件

1. 原因　① 血管腔阻塞：动脉血栓形成是最常见的原因，常引起心、肾、脑、脾和肺的梗死。静脉阻塞引起局部组织淤血、水肿、梗死。② 动脉壁病变：多数是在动脉粥样硬化或合并硬化灶内出血的基础上发生血管持续性痉挛，引起血管闭塞，导致组织梗死，常见于心肌梗死等。③动脉受压：见于肠扭转、肠套叠、嵌顿疝、卵巢囊肿蒂扭转等，动脉受压，导致血液供应中断引起梗死。

2. 条件 ①血液供应中的侧支循环状况：有双重血液循环的器官具有丰富的吻合支，一般不会引起梗死，如肺、肠、肝等。有些组织、器官动脉吻合支较少，如脾、肾、脑等，当侧支循环不能建立时，常导致梗死。②局部组织对缺氧的耐受性：大脑和心肌细胞对缺血、缺氧敏感，脑缺血 5~8 分钟，心肌细胞缺血 20~30 分钟即可引起梗死。

二、梗死的类型及病理变化

根据梗死灶内含血量不同及有无细菌感染，分为贫血性梗死、出血性梗死和败血性梗死。

1. 贫血性梗死（anemic infarct） 多发生于组织较致密而侧支循环不丰富的实质器官，如心、肾、脾、脑等。早期梗死灶与正常组织交界处可有充血、出血带。几天后，坏死组织凝固，病灶表面下陷，呈灰白色或灰黄色。梗死灶的形状取决于该器官血管分布，肾及脾的梗死灶呈锥体形，尖端指向血管阻塞的部位（门部），底部靠近器官的表面。梗死区表面覆有纤维蛋白性渗出物。梗死灶切面呈楔形（图 3-9）。镜下观，梗死灶周围见充血、出血带及急性炎症带，有较多中性粒细胞浸润，周围肉芽组织长入，最后可变成瘢痕。脑梗死由于脑组织含水分及磷脂较多，蛋白质较少，故坏死组织软化形成囊腔。同时有小胶质细胞增生及肉芽组织包围，梗死灶机化，最后形成瘢痕。心肌梗死时，由于冠状动脉分支分布不规则，故梗死灶形状呈不规则的地图状。

2. 出血性梗死（hemorrhagic infarct） 是指梗死灶内有弥漫性出血，呈红色，故又称红色梗死，主要见于有双重血管供血、血管吻合支丰富或组织疏松的器官，如肺、肠等。①肺梗死：肉眼观，梗死灶为锥形，切面为楔形，其尖端指向肺门或血管阻塞处，梗死灶相应的胸膜面，因炎症反应常有纤维蛋白性渗出物附着，患者可有呼吸时胸痛、咯血，听诊可闻及胸膜摩擦音等。镜下观，肺泡壁结构不清，肺泡腔、间质充满红细胞，周围肺组织淤血、水肿、机化，最后形成瘢痕。②肠梗死：肉眼观，梗死灶呈节段形，肠壁因出血而增厚，呈暗红色或紫黑色，肠腔内充满暗红色血性液体（图 3-10）。镜下观，肠壁各层组织坏死及弥漫性出血。患者表现为剧烈腹痛、呕吐，晚期肠壁坏死可并发

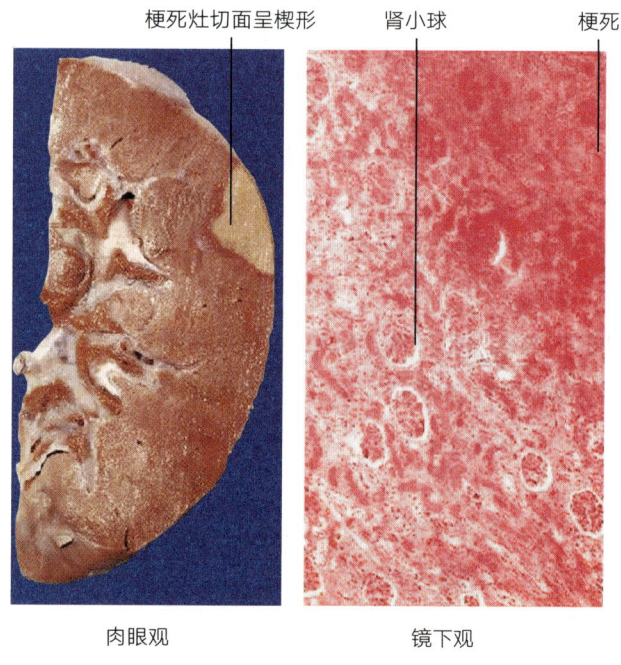

梗死灶切面呈楔形   肾小球   梗死

肉眼观   镜下观

图 3-9 肾贫血性梗死

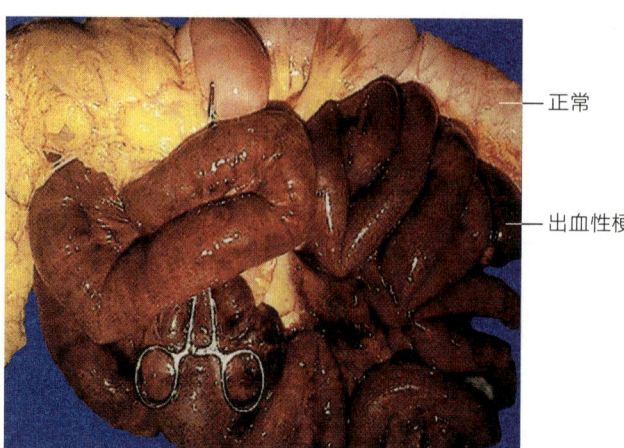

正常

出血性梗死

图 3-10 小肠出血性梗死（肉眼观）

穿孔，形成弥漫性腹膜炎。

3. **败血性梗死**　是指含有细菌的栓子阻塞血管引起梗死。常见于急性细菌性心内膜炎，是含有细菌的栓子脱落、栓塞所致，可形成脓肿。

三、梗死对机体的影响和结局

1. **对机体的影响**　取决于梗死器官和梗死灶大小。肾梗死可出现肾区疼痛和血尿；脑梗死可引起偏瘫、昏迷，甚至死亡；肺梗死患者胸痛、咯血，严重者可引起呼吸困难等；肠梗死可致剧烈腹痛、呕吐、弥漫性腹膜炎等；心肌梗死可引起心功能不全、心源性休克、心脏破裂而死亡。

2. **结局**　小梗死灶可以逐渐机化，形成瘢痕；大的梗死灶不能完全机化时，则由纤维组织包裹或钙化；较大的脑组织梗死灶则液化成囊腔，周围由增生的神经胶质纤维包裹。

自测题

一、名词解释

1. 充血　2. 淤血　3. 槟榔肝　4. 心力衰竭细胞　5. 肺褐色硬化　6. 血栓形成　7. 贫血性梗死

二、简答题

1. 简述淤血的原因、病理变化及结局。
2. 简述血栓形成的原因、条件及其对机体的意义。
3. 请列出栓子的种类及栓子运行途径。
4. 简述栓塞的类型及产生的后果。
5. 简述梗死的原因、类型及不同类型梗死的形成条件。
6. 描述梗死的病理变化。
7. 简述血栓形成、栓塞、梗死三者的相互关系。

在线测试
局部血液循环
障碍

思维导图
局部血液循环
障碍

（钱　程）

第四章 水、电解质代谢紊乱

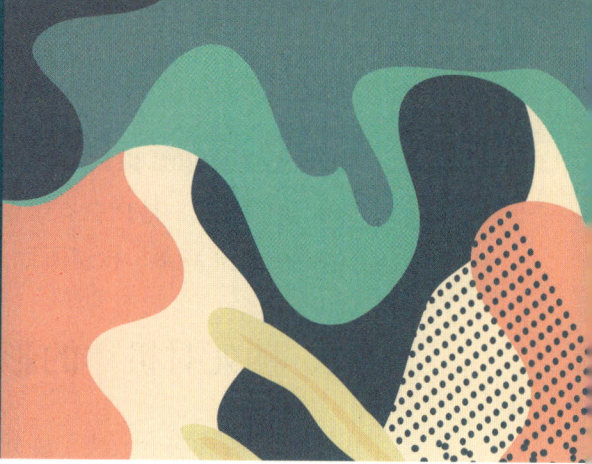

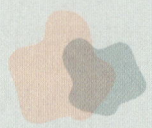

PPT
水、电解质
代谢紊乱

机体正常新陈代谢和各种正常生理功能依赖于水、电解质的相对恒定。水、电解质代谢紊乱往往导致机体代谢和功能障碍，甚至危害生命。

第一节 水、钠代谢紊乱

水、钠代谢紊乱在临床上比较常见，可分为两大类：水、钠在体内减少（脱水）和水、钠在体内增多（水中毒、水肿和盐中毒）。本章重点介绍常见的各种类型脱水、水中毒、水肿。

微课
脱水

一、脱水

脱水（dehydration）是指由于水、钠的丢失过多或摄入不足致使机体的体液容量明显减少并引起一系列功能、代谢变化的病理过程。脱水根据渗透压的高低分为高渗性脱水、低渗性脱水、等渗性脱水。

（一）高渗性脱水

高渗性脱水（hypertonic dehydration）是指失水多于失钠，血清钠浓度>150 mmol/L，血浆渗透压>310 mmol/L，又称缺水性脱水。因细胞内液、细胞外液量均减少，故又称低血容量性高钠血症。

1. 原因及发生机制

（1）水摄入不足：多见于水源断绝、饮水困难、昏迷或精神病患者（丧失口渴感）等。

（2）水丢失过多：可见于以下情况。① 经皮肤失水：高热、甲状腺功能亢进时，大量出汗等。② 经呼吸道失水：过度通气使呼吸道黏膜不显性水蒸发增加，如癔症、代谢性酸中毒等。③ 经肾失水：中枢性尿崩症时抗利尿激素（ADH）产生和释放不足，肾性尿崩症时肾远曲小管和集合管对 ADH 反应缺乏，均导致肾浓缩功能不良，排出大量低渗性尿液。④ 使用大量脱水剂：如使用甘露醇、葡萄糖等导致失水。⑤ 经胃肠道失水：呕吐、腹泻等导致等渗或含钠量低的消化液丢失。

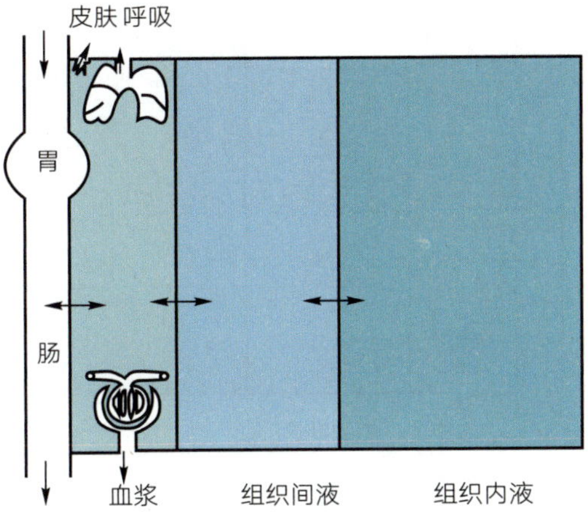

2. 对机体的影响

（1）口渴：由于细胞外液高渗，通过渗透压感受器刺激口渴中枢，引起口渴感；循环血量减少及唾液分泌减少引起口干舌燥，也可引起口渴感。但衰弱的患者和老年人，口渴反应可不明显。

（2）尿量减少、尿比重升高：由于细胞外液减少，刺激渗透压感受器，引起 ADH 分泌增加，肾小管对水的重吸收增加，导致少尿、高比重尿。

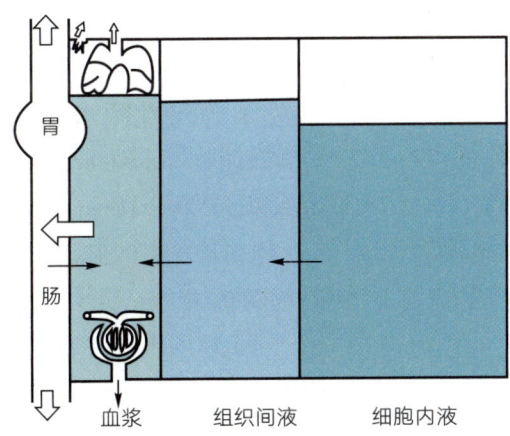

图 4-1　正常成人体液的分布与交换（示意图）

（3）细胞内液减少：由于细胞外液高渗，使渗透压相对较低的细胞内液向细胞外转移，加上循环血量下降导致醛固酮、ADH 分泌增加，肾排水减少，可使细胞外液得到补充。一方面有助于循环血量的恢复，另一方面引起细胞脱水。红细胞脱水，红细胞体积缩小。脑细胞脱水可致中枢神经系统功能紊乱，患者出现嗜睡、肌肉抽搐、昏迷，甚至死亡；严重时，脑体积缩小，使颅骨与脑皮质之间的血管张力增大，引起静脉破裂而出现局部脑出血和蛛网膜下腔出血（图 4-1、图 4-2）。

（4）脱水热：缺水严重时，从皮肤蒸发的水分减少，引起散热减少，导致体温升高，临床上称为脱水热，婴幼儿较常见。

图 4-2　高渗性脱水原因及体液变化（示意图）

（5）脱水征：严重脱水时，细胞外液量明显减少，患者眼窝凹陷，婴儿囟门凹陷，皮肤、黏膜干燥，皮肤弹性降低，重者血压下降，脉搏细速等。

（二）低渗性脱水

低渗性脱水（hypotonic dehydration）是指失钠多于失水，血清钠浓度<130 mmol/L，血浆渗透压<280 mmol/L，又称缺钠性脱水，因伴有细胞外液量减少，故又称低血容量性低钠血症。

1. 原因及发生机制

（1）肾外性丢失体液：呕吐、腹泻；大面积烧伤；大量出汗；反复放腹水，只补充水或葡萄液等。

（2）**肾性丢失体液**：① 长期使用高效利尿药，如呋塞米、噻嗪类等，抑制髓袢升支对钠的重吸收。② 肾上腺皮质功能不全，醛固酮分泌不足，肾小管重吸收钠减少。③ 肾实质性病变，如慢性间质性肾疾病，使钠随尿液排出增加。④ 肾小管酸中毒，H^+-Na^+ 交换减少，导致钠随尿液排出增加。

2. 对机体的影响

（1）**细胞外液显著减少**：由于细胞外液呈低渗状态，水分可从细胞外液向渗透压相对较高的细胞内转移，导致细胞内水肿，细胞外液量进一步减少。早期尿量减少不明显，致使血容量减少，易发生低血容量性休克。患者有直立性眩晕，血压下降，脉搏细速，晚期尿量减少等（图4-3）。

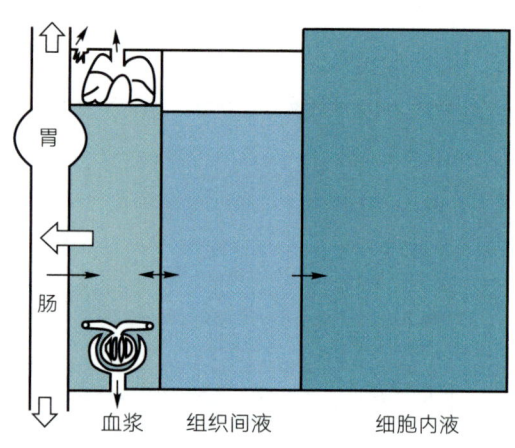

图4-3 低渗性脱水原因及体液变化（示意图）

（2）**细胞内水肿**：由于细胞外液呈低渗状态，水分可从细胞外液转移到细胞内，导致细胞内水肿。红细胞内水肿，红细胞体积增大。脑细胞水肿，患者表现为意识恍惚、嗜睡，甚至昏迷等。

（3）**血浆渗透压降低**：由于血浆渗透压降低，患者无口渴感，机体虽缺水，但不想饮水，难以自觉口服补充液体；同时使 ADH 分泌减少，肾小管重吸收水减少，早期尿量减少和尿比重降低不明显。晚期血容量显著降低时，ADH 分泌增多，肾小管重吸收增加，可出现少尿。

（4）**脱水征**：由于血容量减少，组织间液向血管内转移，组织间液减少，使患者皮肤弹性减退，眼窝凹陷，婴儿囟门凹陷。

（5）**尿钠的变化**：经肾失钠所致的低渗性脱水，患者尿钠增多；肾外因素所致者，尿钠含量减少，主要是由于血容量减少导致肾血流量减少，引起肾素-血管紧张素-醛固酮系统激活，使醛固酮分泌增多，肾小管对钠的重吸收增加，导致尿钠含量减少。

（三）等渗性脱水

等渗性脱水（isotonic dehydration）是指水和钠等比例丢失，血清钠浓度在 130~150 mmol/L，血浆渗透压在 280~310 mmol/L 的正常范围。

1. **原因及发生机制** 胃、肠液大量丢失，如呕吐、腹泻；血浆大量丢失，如大面积烧伤、大量抽放胸腔积液、腹水等。

2. **对机体的影响** 等渗性脱水时，主要是细胞外液容量减少，细胞内液变化不大。由于血容量减少，机体 ADH 和醛固酮分泌增多，促进肾小管重吸收钠、水增多。如等渗性脱水不进行处理，患者可通过不显性水蒸发，而转为高渗性脱水。如果补给过多的低渗溶液，则转变为低渗性脱水。

高渗性脱水、低渗性脱水和等渗性脱水的比较见表4-1。

表4-1 高渗性脱水、低渗性脱水和等渗性脱水的比较

比较项目	高渗性脱水	低渗性脱水	等渗性脱水
水、钠丢失比例	失水>失钠	失水<失钠	水、钠等比例丢失
血清钠浓度/（mmol·L⁻¹）	>150	<130	130~150

续表

比较项目	高渗性脱水	低渗性脱水	等渗性脱水
血浆渗透压/($mmol \cdot L^{-1}$)	>310	<280	280~310
失水部位	细胞内为主	细胞外为主	细胞内、外均丧失
口渴感	明显	早期无,严重者有	有
体温	升高	不升高	有时升高
尿量	减少	晚期减少	严重者减少
血压	严重者降低	易降低,可发生休克	易降低

（四）预防原则

积极采取预防措施，去除病因，如呕吐、腹泻、大面积烧伤等。按照"定量、定性、定速""先盐后糖、先快后慢、先浓后淡、见尿补钾"的原则进行补液。高渗性脱水应在补充水分的基础上适当补钠。

二、水中毒

水中毒（water intoxication）是指各种原因引起的水潴留使体液量明显增多，并呈低渗状态，血清钠浓度<130 mmol/L，血浆渗透压<280 mmol/L，但体内钠总量可正常或增多，导致细胞内、外容量均增多，又称高血容量性低钠血症。

微课
水中毒、水肿

1. 原因及发生机制　① 水排出减少：多见于急性肾衰竭、ADH 分泌过多，如恐惧、疼痛、失血、休克。② 水的摄入过多：如用无盐水灌肠，肠道吸收水分过多；精神性饮水过多；静脉输入过多低盐液体或输入过快等。

2. 对机体的影响　细胞外液量增加，血液稀释；血钠浓度降低，细胞外液低渗，水自细胞外向细胞内转移，引起细胞内水肿。细胞内水肿，红细胞体积增大。脑细胞水肿使颅内压增高，患者出现头痛、恶心、呕吐、意识混乱、嗜睡、视神经水肿等。严重时出现枕骨大孔疝或小脑幕裂孔疝，导致呼吸停止、心脏停搏。

3. 预防原则　积极防治原发病。例如，急性肾衰竭、心力衰竭患者，严格限制水的摄入量等；重症或急症的患者，除严格限制进水外，还应给予高渗盐水、甘露醇等渗透性利尿药，迅速纠正脑细胞水肿等。

三、水肿

水肿（edema）是指过多的液体在组织间隙或体腔内积聚。液体在体腔内积聚，又称为积水或积液，如心包积液、胸腔积液、腹腔积液（腹水）、脑积水等。

根据水肿波及的范围可分为全身性水肿和局部性水肿（肺水肿、脑水肿等）；按水肿发生的原因可分为肾性水肿、肝性水肿、心性水肿、淋巴性水肿、炎性水肿等。

（一）原因及发生机制

正常人体液容量和组织液容量相对恒定，依赖于机体对体内、外液体交换平衡和血管内、外液体交换平衡的调节（图 4-4）。二者中的任何一个交换平衡失调均会发生水肿。

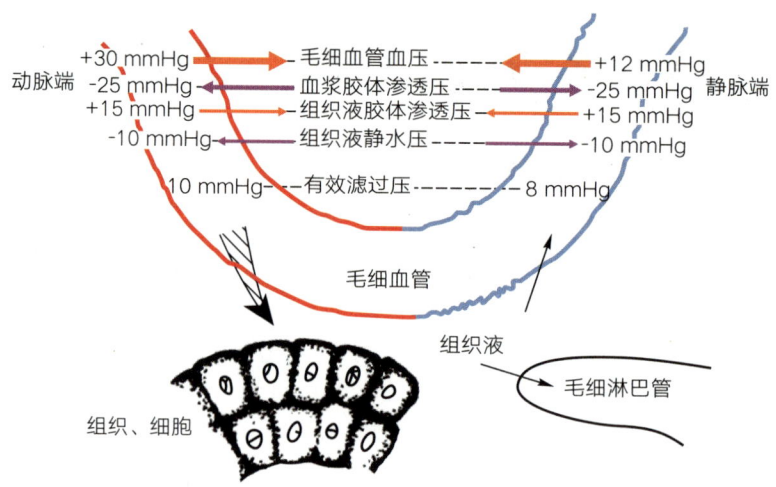

图 4-4 血管内外液体变换（示意图）

1. 血管内、外液体交换平衡失调（组织液的生成多于回流）

（1）毛细血管内流体静压升高：可致组织液生成增多，当超过淋巴回流的代偿能力时引起水肿，如静脉血栓形成、动脉性充血（炎性水肿）等。

（2）血浆胶体渗透压降低：血浆白蛋白含量减少可使有效胶体渗透压下降，使组织液的生成大于回流而导致水肿。主要原因：① 蛋白质摄入不足，如胃肠道疾病，消化吸收障碍。② 蛋白质合成障碍，如肝硬化、严重营养不良等。③ 蛋白质丢失，如肾病综合征时，大量蛋白尿。④ 蛋白质分解增加，如慢性感染、恶性肿瘤等。

（3）微血管壁通透性增高：使液体滤出增多，血浆蛋白从毛细血管和微静脉滤出到组织液增多，导致血浆胶体渗透压下降，组织液胶体渗透压上升，而使有效胶体渗透压明显下降引起水肿，如炎症、烧伤、冻伤、过敏、淤血等。

（4）淋巴回流受阻：当淋巴道阻塞，淋巴回流受阻或不能代偿性加强回流时，含蛋白质的水肿液在组织间隙积聚，形成淋巴性水肿。常见原因有恶性肿瘤侵入并堵塞淋巴管；丝虫病时，成虫堵塞淋巴道可引起下肢和阴囊水肿等。

2. 体内、外液体交换平衡失调（钠、水潴留）

（1）肾小球滤过率下降：肾小球滤过率下降会导致钠水的潴留。常见原因：① 广泛的肾小球病变，如急性肾小球肾炎等。② 有效循环血量减少，如充血性心力衰竭、肾病综合征等。

（2）近曲小管重吸收钠、水增加：① 心房钠尿肽分泌减少，当有效循环血量明显减少时，心房的牵张感受器兴奋性降低，致使心房钠尿肽分泌减少，近曲小管对钠、水的重吸收增加。② 肾小球滤过分数增加：肾小球滤过分数=肾小球滤过率/每分钟肾血浆流量。充血性心力衰竭或肾病综合征时，有效循环血量减少，肾血流量随之下降，引起肾素-血管紧张素分泌增多，导致肾出球小动脉收缩比入球小动脉收缩明显，肾小球滤过率相对增加，滤过分数增加，近曲小管重吸收钠、水增加而引起钠、水潴留。

（3）远曲小管和集合管重吸收钠、水增加：① 醛固酮增多，如充血性心力衰竭、肾病综合征及肝硬化腹水时，有效循环血量下降，肾血管灌注压下降，可使近球细胞肾素分泌增加，肾素-血管紧张素-醛固酮系统被激活，使醛固酮分泌增多；肝硬化患者，肝细胞灭活醛固酮的功能减退。② ADH 分泌增加：如充血性心力衰竭时，有效循环血量减少，使左心房和胸腔大血管的容量感受器刺激减弱，反射性地引起 ADH 分泌增加；肾素-血管紧张素-醛固酮系统被激活后，醛固酮分泌增加，促使肾小管对钠重吸收增加，血浆渗透压增高，刺激下丘脑渗透压感受器，使 ADH 分泌与释放增加。

（二）病理临床联系

临床主要表现为皮肤肿胀、发亮，弹性差，压之有凹陷或压痕，称为凹陷性水肿或显性水肿。若组织间液有一定程度的积聚，但不出现凹陷或压痕，则称隐性水肿。心性水肿常首先出现于低垂部位，如下肢、久病卧床者的骶部。严重时波及全身，出现胸腔积液、腹水等。肝性水肿表现为腹水。肾性水肿时，首先发生在组织疏松的眼睑部，严重时可发展到身体其他部位。肺水肿（间质性水肿、肺泡水肿）临床表现为呼吸困难、缺氧、发绀等。脑水肿可分为血管源性脑水肿、细胞毒性脑水肿、间质性脑水肿，临床有颅内压升高表现。

（三）对机体的影响

1. **对机体有利方面**　炎症时水肿液可以稀释细菌及其毒素，阻碍细菌扩散，增加局部抵抗力等；水肿使大量液体转移至组织间隙，可防止循环系统压力急剧上升，从而避免引起血管破裂和急性心力衰竭。

2. **对机体不利方面**　水肿使细胞与毛细血管间的距离增大，增加了营养物质在细胞间的弥散距离，致使细胞营养障碍，组织抵抗力下降；重要部位或生命器官的水肿可引起严重后果甚至危及生命，如喉头水肿可引起窒息，肺水肿可导致急性呼吸困难，脑水肿使颅内压增高，甚至导致脑疝等。

（四）预防原则

积极采取预防措施，消除引起水肿的原因，如充血性心力衰竭、肝硬化等，控制输液量和输液速度，适当限制钠盐的摄入等。

第二节　钾代谢紊乱

案例导入

患者，男，50 岁。因意识模糊急诊入院。有慢性肾衰竭病史。体格检查：发绀，四肢湿冷，心率 24 次/分，血压 105/50 mmHg。实验室检查：血钾 8.95 mmol/L，肌酐 2351 μmol/L。心电图：T 波倒置，ST 段下降。

问题：患者出现高钾血症的原因是什么？其临床表现的产生机制是什么？

钾代谢紊乱主要指细胞外液中钾浓度的异常变化，包括低钾血症和高钾血症。

微课
低钾血症

一、低钾血症

低钾血症（hypokalemia）是指血清钾浓度低于 3.5 mmol/L，体内的总钾量可正常（细胞内外分布异常）或缺少，故称为钾正常性低钾血症或缺钾性低钾血症。

（一）原因及发生机制

1. **钾摄入不足**　见于昏迷、消化道梗阻、神经性厌食症患者等。

2. **钾丢失过多**　常见于：① 经肾丢失过多，如氯噻嗪、依他尼酸等利尿药大量应用，增加尿钾的排出；原发性和继发性醛固酮增多症，可促进肾排钾增多；肾小管性酸中毒，肾重吸收 K⁺障碍。② 消化液丢失，如长期大量呕吐、腹泻、胃肠引流等。③ 大量出汗、大面积烧伤、腹膜透析等导致钾丢失。

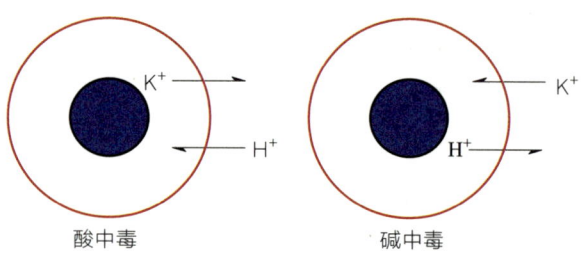

图 4-5 酸、碱中毒时 K⁺ 细胞内外交换（示意图）

3. 钾分布异常（细胞外 K⁺转移到细胞内） ① 碱中毒时，细胞外液 H⁺减少，细胞内 H⁺移至细胞外，细胞外 K⁺移入细胞内，引起血钾降低。② 某些药物，如肾上腺素，糖尿病患者使用的外源性胰岛素，可促进细胞摄钾。③ 某些毒物，如钡中毒、粗制棉籽油中的棉酚，可引起钾通道的阻滞，使 K⁺自细胞内向细胞外移出受阻等。④ 低钾性周期性麻痹，患者在剧烈运动、应激等诱因存在时，细胞外 K⁺进入细胞内，血钾减少（图 4-5）。

（二）对机体的影响

1. 对骨骼肌、平滑肌的影响 当血清钾低于 3 mmol/L 时，出现肌肉松弛无力；低于 2.65 mmol/L 时，出现肌肉麻痹。严重时，出现呼吸肌麻痹或麻痹性肠梗阻。因低钾血症时，细胞内、外钾浓度差增大，细胞内 K⁺外流增多，使肌细胞膜静息电位绝对值增大，静息电位与阈电位之间差距增大，即出现超极化阻滞状态，而除极化障碍造成肌细胞兴奋性降低，使收缩及传导均受影响，引起肌肉收缩无力、肌肉麻痹。

2. 对心肌的影响 低钾血症时，可出现：① 心肌兴奋性增高，是由于心肌细胞膜对 K⁺的通透性降低，K⁺向外流量减少，静息电位绝对值变小，与阈电位距离缩短所致。② 心肌自律性升高，是由于心肌细胞膜对 K⁺的通透性降低，心肌快反应自律细胞 4 期自动去极化时 K⁺外流减慢，Na⁺内流相对加快，自动去极化速度加快，从而更快地达到阈电位所致。③ 心肌传导性降低，是由于心肌细胞静息电位绝对值变小，去极化时 Na⁺内流的数量和速度下降，使 0 期去极化速度和幅度降低，心肌细胞兴奋性冲动传导减慢所致。④ 心肌收缩性呈双向变化。急性低钾血症时，由于复极化 2 期 Ca²⁺内流加速，心肌细胞内 Ca²⁺浓度增高，兴奋-收缩耦联加强，使心肌收缩性加强。严重或慢性低钾血症时，心肌细胞代谢障碍，发生心肌细胞变性、坏死，心肌收缩性减弱。

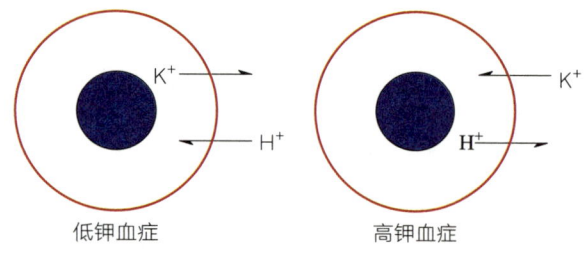

图 4-6 高钾血症、低钾血症时，K⁺ 细胞内、外交换（示意图）

心电图表现：T 波宽而低，Q-T 间期延长，出现 U 波；严重者 T 波倒置，ST 段下降，出现各种心律失常。

3. 低钾血症常伴有代谢性碱中毒 低钾血症时，细胞内 K⁺向细胞外释出，细胞外 H⁺进入细胞内，使细胞外 H⁺浓度降低；低钾血症时，远曲小管内 K⁺-Na⁺交换减少，故 H⁺-Na⁺交换增多，因而经尿液排 H⁺增多，而尿液呈酸性，称为反常性酸性尿（图 4-6）。

4. 对中枢神经系统的影响 中枢神经系统的兴奋性降低，患者表现为精神萎靡、淡漠。严重时，出现反应迟钝，定向力障碍，嗜睡，甚至昏迷。

（三）预防原则

积极消除引起低钾血症的原因，及时补充钾盐，一般多用口服，能进食者多食新鲜水果、蔬菜类食物。不能口服或因病情需要静脉补钾时，切忌静脉推注，以免发生心搏骤停。严格掌握补钾原则："补钾不过量，浓度不过大，速度不过快，无尿不补钾"。

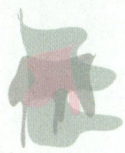

钾的来源与去路

　　机体的钾主要来源于天然食物，成人每天随饮食摄入 50~120 mmol 钾。摄入的钾 90% 经肾随尿排出，10% 随粪便和汗液排出。但肾保留钾的能力较差，即多吃多排、少吃少排，不吃也排。

二、高钾血症

微课
高钾血症

　　高钾血症（hyperkalemia）是指血清钾浓度高于 5.5 mmol/L，但体内总钾量可正常（细胞内外分布异常）或增高，故又称为钾正常性高钾血症或高钾性高钾血症。

（一）原因及发生机制

　　1. 肾排钾障碍　① 肾衰竭：见于急性肾衰竭的少尿期、慢性肾衰竭的末期，因肾小球滤过率减少或肾小管排钾功能障碍，失血、休克等使钾的滤出受阻，致血钾升高。② 肾上腺皮质功能不全（Addison 病），醛固酮合成障碍，间质性肾炎、狼疮性肾炎、肾移植等某些肾小管疾病时，对醛固酮反应低下，均可导致肾远曲小管、集合管排钾减少，血钾升高。③ 长期使用潴钾利尿剂，如螺内酯、三氨蝶呤等，或疾病引起继发性醛固酮不足，导致肾远曲小管、集合管排钾减少，血钾升高。

　　2. 钾摄入过多　静脉输入钾盐过快或大量输入库存过久的血液等。

　　3. 钾分布异常（细胞内 K^+ 转移到细胞外）　① 酸中毒时，细胞外 H^+ 流入细胞内，而细胞内 K^+、Na^+ 释放至细胞外。另外，远曲小管排 H^+ 增多，而排 K^+ 减少，引起高钾血症。② 严重缺氧时，由于 ATP 生成减少和胰岛素缺乏，均影响细胞膜 Na^+-K^+-ATP 酶功能，使细胞外液的 K^+ 不能向细胞内转移。③ 大量溶血和组织坏死时，如血型不合的输血、烧伤、大量肌肉组织创伤等，大量细胞内 K^+ 释放到细胞外液。④ 高钾性周期性麻痹是一种少见的常染色体显性遗传病，肌肉麻痹时，伴有血钾升高。

（二）对机体的影响

　　1. 对骨骼肌、平滑肌的影响　轻度高钾血症（血清钾浓度在 5.5~7.9 mmol/L）时，细胞内外钾浓度差减小，静息电位绝对值减小，相当于部分去极化，因兴奋所需的阈刺激减小，肌肉的兴奋性升高，临床上出现手足感觉异常、疼痛、肌肉轻度震颤等。重度高钾血症（血清钾浓度在 7~9 mmol/L）时，由于 K^+ 向外流量减少，静息电位绝对值显著变小，甚至等于或接近阈电位水平，快钠通道失活，去极化速度很小，甚至不能去极化，肌肉的兴奋性降低，甚至消失，这种状态称为去极化阻滞，临床上出现四肢软弱无力，腱反射减弱或消失，严重者可波及呼吸肌。

　　2. 对心肌的影响　高钾血症时，可导致：① 心肌兴奋性先高后低。轻度高钾血症（血清钾浓度 6~7 mmol/L）时，心肌细胞静息电位绝对值仅轻度减小，相当于心肌细胞部分去极化，故使心肌兴奋性增高；重度高钾血症（血清钾浓度大于 7 mmol/L）时，由于静息电位绝对值过小，甚至等于或小于阈电位，使快钠通道失活，不易形成动作电位，心肌兴奋性降低或消失，临床上可出现心搏骤停。② 传导性降低。细胞内外钾浓度差减小，静息电位的绝对值减小而接近阈电位，快钠通道失活，0 期去极化速度减慢，兴奋传导速度减慢，可发生传导延长或阻滞。③ 自律性降低。心肌细胞膜对 K^+ 通透性增高，使心肌舒张期 K^+ 外流加快，而 Na^+ 内流相对减慢，自动去极化减慢，自律性降低。④ 心肌收缩性降低。K^+ 抑制复极化 2 期 Ca^{2+} 内流，使心肌细胞内钙浓度降低，兴奋-收缩耦联作用减弱，心肌收缩性降低。

心电图表现：P 波压低、增宽，P–R 间期延长，R 波降低，QRS 综合波增宽；T 波狭窄高耸，Q–T 间期缩短，出现各种心律失常。

3. 高钾血症常伴有代谢性酸中毒 细胞外液钾浓度高，细胞外 K^+ 移入细胞内，细胞内 H^+ 移至细胞外，从而使细胞外 H^+ 浓度增高，导致细胞外酸中毒，而细胞内碱中毒。此时，细胞内 H^+ 减少，使远曲小管内 Na^+–H^+ 交换减少，而 K^+–Na^+ 交换增强，尿呈碱性，称为反常性碱性尿。

（三）预防原则

积极去除使血钾升高的原因，尽量不食用含钾量高的食物，多饮水，促进钾排泄等，停用一切含钾药物。心律失常时，用钙盐拮抗心肌毒性作用，可用葡萄糖加胰岛素，静脉滴注碳酸氢钠溶液促进 K^+ 进入细胞内，必要时采取血液透析等。

自 测 题

在线测试
水、电解质
代谢紊乱

思维导图
水、电解质
代谢紊乱

一、名词解释

1. 脱水　2. 高渗性脱水　3. 低渗性脱水　4. 等渗性脱水　5. 高钾血症　6. 低钾血症
7. 水中毒　8. 水肿　9. 反常性酸性尿　10. 反常性碱性尿

二、简答题

1. 患者剧烈呕吐会对机体产生什么影响？应该如何处理？
2. 列表比较三种类型的脱水。
3. 简述显性水肿和隐性水肿的区别。
4. 简述高钾血症对机体的危害及其发生机制。
5. 试述血管内、外液体交换平衡失调的主要机制。

（周　洁）

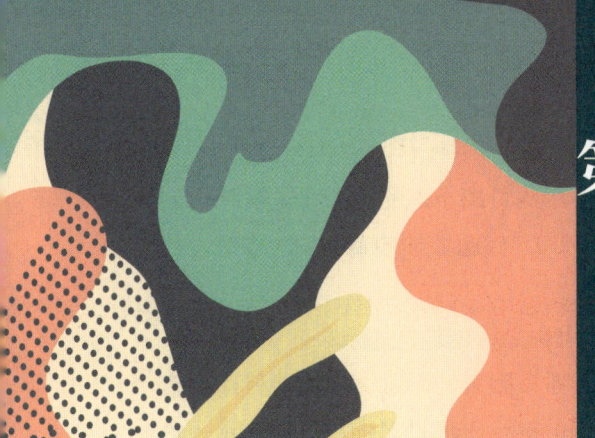

第五章　酸碱平衡紊乱

学习目标

知识目标：能准确叙述代谢性酸中毒、呼吸性酸中毒、代谢性碱中毒、呼吸性碱中毒的概念，判断酸碱平衡状况的常用指标及其意义。理解代谢性酸中毒、呼吸性酸中毒、代谢性碱中毒、呼吸性碱中毒的原因、发生机制、代偿调节。

能力目标：能运用酸碱平衡紊乱的规律等知识，与患者及家属进行沟通，开展健康教育。

素质目标：树立崇尚科学的理念，培养运用所学知识发现问题、分析问题和解决问题的能力。

案例导入

患者，男，56岁。反复呕吐3日，既往有胃溃疡病史，钡餐检查示幽门梗阻。实验室检查：pH 7.53，PaCO$_2$ 50 mmHg，BB 63 mmol/L，BE +13 mmol/L，SB 36 mmol/L。

问题：患者出现了哪种类型的酸碱平衡紊乱？如何判断？

一、反映酸碱平衡的常见指标及其意义

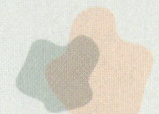

PPT
酸碱平衡紊乱

1. pH 和 H$^+$浓度　pH 是 H$^+$浓度的负对数，是反映酸碱度的主要指标。正常人动脉血 pH 为 7.35~7.45，相当于 H$^+$浓度 45~55 mmol/L。凡 pH 低于 7.35 为酸中毒，而高于 7.45 为碱中毒。

2. 动脉血 CO$_2$ 分压（PaCO$_2$）　是指血浆中物理溶解状态的 CO$_2$ 分子所产生的张力。正常值为 33~46 mmHg（平均 40 mmHg）。主要反映肺泡通气量，是判断呼吸性酸、碱中毒的重要指标。代谢性酸、碱中毒时，亦可继发性降低或升高。

3. 标准碳酸氢盐和实际碳酸氢盐　标准碳酸氢盐（standard bicarbonate，SB）是指全血在标准条件下（温度为 37~38℃，血红蛋白氧饱和度为 100%，用 PaCO$_2$ 为 40 mmHg 的气体平衡）所测得的血浆碳酸氢盐含量。正常值为 22~27 mmol/L（平均 24 mmol/L）。由于标准化后 HCO$_3^-$不受呼吸因素的影响，因此 SB 是判断代谢性酸、碱平衡的指标。代谢性酸中毒时 SB 降低，代谢性碱中毒时 SB 升高；在呼吸性酸、碱中毒时，由于肾的代偿作用，SB 可继发性增高或降低。实际碳酸氢盐（actual bicarbonate，AB）是指血液标本与空气隔离，在实际 PaCO$_2$、温度和血氧饱和度条件下测出的血浆 HCO$_3^-$浓度。它受呼吸和代谢两方面因素影响，AB>SB 见于呼吸性酸中毒和代偿后的代谢性碱中毒，AB<SB 见于呼吸性碱中毒和代偿后的代谢性

酸中毒。

4. 缓冲碱（buffer base，BB）　是指血液中具有缓冲作用的负离子碱的总和，是反映代谢因素的指标之一。正常值为 45~52 mmol/L（平均 48 mmol/L），代谢性酸中毒时 BB 降低，代谢性碱中毒时 BB 升高。

5. 碱剩余（base excess，BE）　是指在标准条件下，用酸或碱滴定全血标本至 pH 达 7.40 时需用酸或碱的量，正常值为−3.0~+3.0 mmol/L。BE 不受呼吸因素的影响，是反映代谢因素的指标。如果用酸滴定使血中 pH 达 7.40，则表示被测血液的碱性物质过多，用正值表示，见于代谢性碱中毒；如果用碱滴定使血中 pH 达 7.40，则表示被测血液碱性物质少，用负值表示，见于代谢性酸中毒。

二、酸碱平衡紊乱的类型

酸碱平衡紊乱（acid-base disturbance）是指病理情况下，机体调节机制障碍或酸、碱超负荷，导致体液酸碱稳态破坏。酸碱平衡紊乱可分为单纯性和混合性酸碱中毒。

（一）代谢性酸中毒

代谢性酸中毒（metabolic acidosis）是血浆中 HCO_3^- 原发性减少，导致血液 pH 低于正常值。

1. 原因及发生机制

（1）HCO_3^- 直接丢失：常见于以下情况。① 严重腹泻、肠道引流等导致碱性肠液大量丢失。② 肾小管性酸中毒及使用大量碳酸酐酶抑制剂，使肾小管重吸收 HCO_3^- 减少，导致尿液中排出过多。③ 大面积烧伤，大量血浆外渗使皮肤丢失 HCO_3^- 等。

（2）HCO_3^- 缓冲丢失：常见于以下情况。① 体内固定酸生成过多，如缺氧导致乳酸性酸中毒，糖尿病和酒精中毒等导致酮症酸中毒。② 体内固定酸排出障碍，见于急性、慢性肾功能不全时，肾排酸保碱功能障碍。③ 外源性固定酸摄入过多，如摄入大量水杨酸类、氯化铵等药物。

（3）高钾血症：细胞外液 K^+ 移入细胞内，细胞内 H^+ 移到细胞外，导致细胞外酸中毒和细胞内碱中毒。

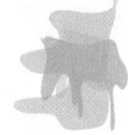

知识拓展

酮症酸中毒

糖尿病患者糖代谢紊乱，酮体生成过多，血液 pH 下降，发生代谢性酸中毒，称为糖尿病酮症酸中毒。患者表现为乏力、口渴、多饮、多尿，呼吸有烂苹果味，嗜睡、意识不清，甚至昏迷等。

2. 机体代偿变化

（1）血液缓冲：血浆 H^+ 增加时，即与 HCO_3^- 及其他缓冲碱（Na_2HPO_4 等）结合而缓冲，$H^+ + HCO_3^- \rightarrow H_2CO_3 \rightarrow H_2O + CO_2$ 增加。

（2）细胞缓冲：细胞外液 H^+ 增加时，通过离子交换进入细胞内，被细胞内缓冲系统缓冲，细胞内 K^+ 逸出，导致高钾血症。

（3）肺代偿变化：血液 H^+ 浓度上升时，刺激中枢和外周的化学感受器，反射性引起呼吸加深、加快，CO_2 排出增加，血浆中 H_2CO_3 浓度下降，使 $[HCO_3^-]/[H_2CO_3]$ 及 pH 趋向正常。

（4）肾代偿变化：酸中毒时，肾泌 H^+、NH_4^+ 及重吸收 HCO_3^- 增强，尿液呈酸性。当高钾血症导致酸中毒时，肾远曲小管上皮细胞泌 H^+ 减少，尿液呈碱性，故称为反常性碱性尿。当肾功能障碍时，则几乎不能发挥代偿作用。

经上述调节，$[HCO_3^-]/[H_2CO_3]$ 可接近 20：1，pH 正常，称为代偿性代谢性酸中毒；二者比例小于 20：1，称为失代偿性代谢性酸中毒。

血气分析：pH 降低，AB、SB、BB 均下降，BE 负值增大，$PaCO_2$ 继发性下降。

3. 对机体的影响

（1）对心血管系统的影响：① 酸中毒时，肾小管上皮细胞泌 H^+ 增加、排 K^+ 减少，引起高钾血症，导致心肌传导阻滞和兴奋性降低，严重者造成心律失常和心脏停搏。② H^+ 竞争性地抑制 Ca^{2+} 与肌钙蛋白结合，影响心肌兴奋-收缩耦联；同时，H^+ 还可影响 Ca^{2+} 内流和心肌细胞肌浆网 Ca^{2+} 释放，导致心肌收缩力下降，心输出量减少。③ H^+ 增加使毛细血管对儿茶酚胺的反应性降低，导致血管扩张，血压下降。

（2）对中枢神经系统的影响：① 酸中毒时，脑组织中谷氨酸脱羧酶活性增强，使抑制性神经递质 γ-氨基丁酸增加，抑制中枢神经系统。② 酸中毒影响氧化磷酸化，使 ATP 生成减少，导致脑细胞的能量供应不足。患者表现为乏力、头晕、意识障碍、嗜睡、昏迷等。

（二）呼吸性酸中毒

呼吸性酸中毒（respiratory acidosis）是血浆中 H_2CO_3 原发性增多，导致血液 pH 低于正常。

1. 原因及发生机制

（1）CO_2 排出减少：常见于以下情况。① 呼吸中枢抑制，如颅脑损伤、酒精中毒等。② 呼吸道梗阻，如喉头水肿、气管被异物阻塞等。③ 呼吸肌麻痹，如重症肌无力、有机磷农药中毒等。④ 胸廓病变，如胸廓畸形、气胸、胸腔积液等。⑤ 肺部病变，如肺水肿、严重肺硬化等。

（2）CO_2 吸入过多：常见于在通气不良的坑道和防空洞内作业，呼吸机使用不当等。

2. 机体代偿变化　呼吸性酸中毒主要是由呼吸系统功能障碍引起，所以呼吸系统往往不能发挥代偿作用，主要靠下列几种形式代偿。

（1）血液缓冲和细胞内外离子交换：H^+ 与细胞内 K^+ 交换，进入细胞内的 H^+ 可被血红蛋白缓冲。CO_2 在体内潴留，进入红细胞内，在碳酸酐酶的作用下，使 CO_2 与 H_2O 结合生成 H_2CO_3，再进一步解离成 H^+ 和 HCO_3^-，H^+ 被 Hb 缓冲，HCO_3^- 进入血浆与 Cl^- 交换，使血中 HCO_3^- 升高，对急性呼吸性酸中毒具有代偿作用。

（2）肾代偿变化：当 $PaCO_2$ 和 H^+ 浓度升高时，肾小管上皮细胞内碳酸酐酶和谷氨酰胺酶活性增强，肾泌 H^+、NH_4^+ 和重吸收 HCO_3^- 增加，HCO_3^- 代偿性升高，使 $[HCO_3^-]/[H_2CO_3]$ 接近 20：1，对慢性呼吸性酸中毒具有一定代偿作用。

血气分析：原发性 $PaCO_2$ 升高，pH 下降，AB、SB、BB 继发性增高，BE 正值加大。

3. 对机体的影响

（1）对心血管系统的影响：血浆中 H^+、K^+ 增加，引起心肌收缩力减弱，心律失常等。

（2）对中枢神经系统的影响：CO_2 潴留可使脑血管扩张，颅内压升高等，患者表现为头痛、焦虑、嗜睡，甚至昏迷等。

（三）代谢性碱中毒

代谢性碱中毒（metabolic alkalosis）是指血浆中 HCO_3^- 原发性增多，导致血液 pH 高于正常。

1. 原因及发生机制

（1）酸性物质丢失过多：常见于以下情况。① 经胃液丢失，如呕吐、胃肠引流等使 H^+ 丢失，肠液中 HCO_3^- 得不到 H^+ 中和，吸收入血。② 经肾丢失，如大量应用噻嗪类利尿药，使 H^+ 丢失，HCO_3^- 重吸收增加。③ 盐皮质激素过多，如原发性醛固酮增多症等，促使 H^+ 排出。

（2）碱性物质摄入过多：常见于消化性溃疡患者，服用过量 $NaHCO_3$ 或输入大量库存血等。

（3）低钾血症：细胞内 K^+ 转移到细胞外，细胞外 H^+ 进入细胞内，可使细胞外 HCO_3^- 增多而引起代谢性碱中毒。

2. 机体代偿变化

（1）血液缓冲：血浆 HCO_3^- 升高时，HCO_3^- 可被缓冲系统中的弱酸缓冲，如 $NaHCO_3+NaH_2PO_4 \rightarrow H_2CO_3+Na_2HPO_4$，使血浆 H_2CO_3 代偿性升高。

（2）细胞缓冲：细胞外液 H^+ 下降时，细胞内 H^+ 逸出到细胞外，细胞外 K^+ 进入细胞内，导致低钾血症。

（3）肺代偿变化：血中 HCO_3^- 和 pH 升高，抑制呼吸中枢和外周化学感受器，使呼吸减慢、减弱，CO_2 排出减少，血中 H_2CO_3 和 $PaCO_2$ 代偿性升高。

（4）肾代偿变化：血液 H^+ 减少和 pH 升高，使肾小管上皮细胞的碳酸酐酶和谷氨酰胺酶活性受抑制，故泌 H^+、NH_4^+ 和重吸收 HCO_3^- 减少，使血中 HCO_3^- 下降，尿液呈碱性。但低钾性碱中毒时，肾远曲小管上皮细胞泌 H^+ 增多，尿液呈反常性酸性尿。

血气分析：pH 升高，AB、SB、BB 升高，BE 正值加大，$PaCO_2$ 继发性升高。

3. 对机体的影响

（1）对中枢神经系统的影响：血液 pH 升高时，脑组织内 γ-氨基丁酸转氨酶活性增高，而谷氨酸脱羧酶活性降低，所以 γ-氨基丁酸（抑制性神经递质）分解增强而生成减少。中枢神经系统兴奋性增高，患者表现为烦躁不安、精神错乱、意识障碍等。

（2）神经肌肉的变化：pH 升高使血浆中游离钙浓度降低，神经肌肉的应激性增高，患者表现为面部和肢体肌肉抽动、惊厥、手足抽搐等。

（3）低钾血症：碱中毒时，细胞内 H^+ 逸出，细胞外 K^+ 内移，同时，肾小管上皮细胞 H^+-Na^+ 交换减少，而 K^+-Na^+ 交换增加，肾排 K^+ 增多，二者均导致低钾血症，表现为心律失常等。

（四）呼吸性碱中毒

呼吸性碱中毒（respiratory alkalosis）是指血浆中 H_2CO_3 原发性减少，导致血液 pH 高于正常。

1. 原因及发生机制 凡引起肺通气过度、CO_2 排出过多的原因都可导致呼吸性碱中毒，如癔症、脑外伤、高热、甲状腺功能亢进、应用水杨酸类药物、人工呼吸机使用不当等。

2. 机体代偿变化 呼吸性碱中毒，细胞内 H^+ 逸出，与细胞外液 HCO_3^- 结合成 H_2CO_3，血浆内 HCO_3^- 进入红细胞与细胞内 Cl^- 交换，红细胞内 HCO_3^- 与 H^+ 结合，进一步生成 CO_2，再进入血液形成 H_2CO_3，二者使血中 H_2CO_3 浓度回升。肾泌 H^+、NH_4^+ 减少，HCO_3^- 随尿排出增加，血中 HCO_3^- 继发性降低。

血气分析：pH 增高，$PaCO_2$ 原发性下降，AB、SB、BB 继发性降低，BE 负值增大。

3. 对机体的影响

（1）对中枢神经系统的影响：$PaCO_2$ 降低引起脑血管收缩和脑血流量减少，患者表现为头痛、头晕、意识障碍等。

（2）神经肌肉的变化：血浆游离 Ca^{2+} 降低，引起神经肌肉的应激性升高，表现为面部和肢体肌肉抽动、手足抽搐等。

（3）低钾血症：由于细胞外 H^+ 下降，细胞内 H^+ 移到细胞外，细胞外 K^+ 进入细胞内和肾排 K^+ 增多而导致低钾血症。

四种单纯性酸碱中毒（失代偿性）的区别见表 5-1。

表 5-1　四种单纯性酸碱中毒（失代偿性）的区别

区别项目	代谢性酸中毒	呼吸性酸中毒	代谢性碱中毒	呼吸性碱中毒
pH	↓	↓	↑	↑
血[HCO_3^-]	原发性↓	继发性↑	原发性↑	继发性↓
血[H_2CO_3]	继发性↓	原发性↑	继发性↑	原发性↓
[HCO_3^-]/[H_2CO_3]	↓	↓	↑	↑
AB、SB、BB	↓	↑	↑	↓
BE	负值↑	正值↑	正值↑	负值↑
呼吸变化	变深、变快	代偿不明显	变浅、变慢	代偿不明显
腱反射	↓	↓	↑	↑
尿 pH	↓（高钾引起者呈反常碱性尿）	↓	↑（低钾引起者呈反常酸性尿）	↑

（五）混合性酸碱平衡紊乱

混合性酸碱平衡紊乱是指同一患者有两种或两种以上单纯性酸碱平衡紊乱同时存在。

1. 双重性酸碱平衡紊乱　① 呼吸性酸中毒合并代谢性酸中毒，见于心搏及呼吸骤停、慢性阻塞性肺疾病等。② 呼吸性碱中毒合并代谢性碱中毒，见于严重创伤并呕吐或利尿药使用不当等。③ 呼吸性酸中毒合并代谢性碱中毒，见于慢性阻塞性肺疾病，长期限制 NaCl 摄入或应用碱性药物等。④ 代谢性酸中毒合并呼吸性碱中毒，见于糖尿病或感染性休克等患者伴发热时。⑤ 代谢性酸中毒合并代谢性碱中毒，见于急性胃肠炎剧烈的"上吐下泻"等。⑥ 呼吸性酸中毒合并呼吸性碱中毒，见于呼吸机使用不当，调节频率过快过长等。

2. 三重性酸碱平衡紊乱　① 呼吸性酸中毒合并代谢性酸中毒及代谢性碱中毒。② 呼吸性碱中毒合并代谢性酸中毒及代谢性碱中毒。③ 呼吸性酸中毒合并代谢性碱中毒及呼吸性碱中毒。④ 呼吸性酸中毒合并代谢性酸中毒及呼吸性碱中毒等。

3. 多重性酸碱平衡紊乱　见图 5-1。

混合性酸碱平衡紊乱复杂，变化多样，必须在了解原发病的基础上，结合实验室检查，才能作出正确结论。

三、酸碱平衡紊乱的预防原则

积极采取预防措施，首先去除引起酸、碱平衡紊乱的原因，如有呕吐、腹泻，给予相应的处理；应用酸性或碱性药物时，注意用药的速度、量的多少，观察患者症状有无改善，掌握用药的不良反应等。

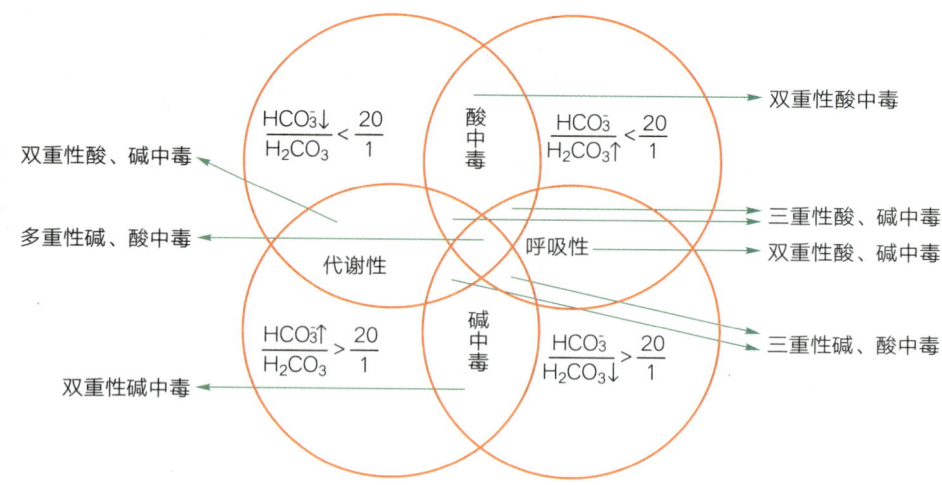

图 5-1　酸碱平衡紊乱（示意图）

自 测 题

一、名词解释

1. 代谢性酸中毒　2. 呼吸性酸中毒　3. 代谢性碱中毒　4. 呼吸性碱中毒　5. 混合性酸碱中毒　6. 反常性碱性尿　7. 反常性酸性尿

二、简答题

1. 试述引起代谢性酸中毒的原因及其血气分析参数的变化。

2. 幽门梗阻患者为什么易发生代谢性碱中毒？

（吴晓华）

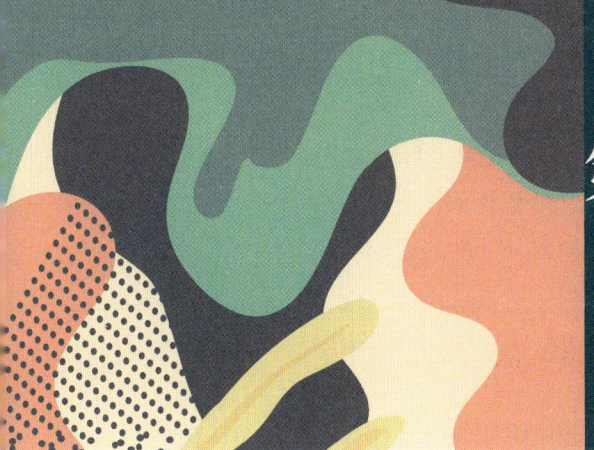

第六章　缺氧

学习目标

知识目标：能正确复述缺氧的概念，乏氧性缺氧、血液性缺氧、循环性缺氧和组织性缺氧的原因和血氧变化特点。理解各型缺氧的机制及缺氧对机体的影响。

能力目标：能运用所学的缺氧有关知识，解释血氧指标及其临床意义。

素质目标：养成严谨细致的工作态度和求真务实的工作作风。

案例导入

患者，男，43岁，菜农。清晨6时在蔬菜温室内为火炉添煤时晕倒，急诊入院。体温 38.1℃，呼吸 22 次/分，脉搏 110 次/分，血压 105/80 mmHg，神志不清，口唇呈樱桃红色。其他无异常。碳氧血红蛋白（HbCO）30%。给予吸氧、补充液体等治疗，病情逐渐好转。

问题：患者是哪种类型的缺氧？其临床表现的产生机制是什么？

缺氧（hypoxia）是因组织供氧不足或利用氧障碍引起细胞代谢、功能和形态异常变化的病理过程。静息状态下，健康成人需氧量约为 250 ml/min，而体内储存的氧量仅有 1 500 ml。一旦呼吸停止、心脏停搏，在数分钟内就可造成患者缺氧死亡。所以，氧是生命活动所必需的物质。缺氧是临床上许多疾病引起死亡的重要原因之一。

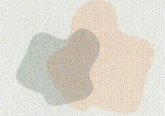

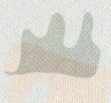

PPT
缺氧

一、常用的血氧指标及其意义

1. 血氧分压（blood partial pressure of oxygen，PO_2） 是指溶解在血液中的氧分子产生的张力。正常人动脉血氧分压（PaO_2）约为 100 mmHg，主要取决于吸入气氧分压和外呼吸功能；静脉血氧分压（PvO_2）为 40 mmHg，主要取决于组织摄氧和利用氧的能力。

2. 血氧容量（blood oxygen capacity） 是指在 38℃，氧分压 150 mmHg，二氧化碳分压 40 mmHg 的条件下，每升血液中血红蛋白被氧充分饱和时的最大携带氧量，取决于血红蛋白的质和量。正常值约为 200 ml/L。血氧容量反映血液携带氧的能力。

3. 血氧含量（blood oxygen content） 是指每升血液的实际含氧量，包括血红蛋白实际结合的氧和溶解于血浆中的极小量氧。氧含量主要取决于血氧分压和血氧容量。动脉血氧含量（CaO_2）正常时约为 190 ml/L；静脉血氧含量（CvO_2）正常时约为 140 ml/L。动-静脉血氧含量差反映组织的摄氧量，正常时约为 50 ml/L。

4. 血红蛋白氧饱和度（hemoglobin oxygen saturation，SO_2） 简称血氧饱和度，是指血红

蛋白与氧结合的百分数，通常以血氧含量与血氧容量之比表示。正常动脉血氧饱和度（SaO_2）为 95%~98%，静脉血氧饱和度（SvO_2）为 70%~75%。血氧饱和度主要取决于血氧分压，此外，还与血液 pH、温度、二氧化碳分压，以及红细胞内 2,3-二磷酸甘油酸的含量有关。

二、缺氧的类型、原因、发生机制及特点

空气中的氧经过外呼吸进入血液（外呼吸），随血流运送到组织、细胞（气体运输），供给细胞所利用（内呼吸）。其中任何一个环节发生障碍，都可以引起缺氧。缺氧分为以下四种类型。

（一）低张性缺氧

低张性缺氧（hypotonic hypoxia）是指以动脉血氧分压降低、血氧含量减少为特征的缺氧，又称为乏氧性缺氧。

1. 原因及发生机制

（1）吸入气氧分压过低：多见于海拔 3 000 m 以上的高原或高空环境，通气不良的矿井和坑道，因吸入气氧分压降低，造成细胞缺氧，又称为大气性缺氧。

（2）外呼吸功能障碍：肺通气功能障碍引起肺泡气氧分压降低和肺换气功能障碍，致使肺泡弥散入血液中的氧减少，使动脉血氧分压降低，又称为呼吸性缺氧。

（3）静脉血流入动脉血：多见于某些先天性心脏病，如法洛四联症，室间隔缺损伴有肺动脉高压，右心的静脉血可经缺损处直接流入左心的动脉血中，导致动脉血氧分压降低。

2. 血氧变化的特点　吸入气氧分压降低，导致动脉血氧分压下降，血氧含量减少，血氧饱和度降低，血氧容量正常（慢性缺氧患者可因红细胞和血红蛋白代偿性增加而使血氧容量增加）。由于血氧含量减少，同等量血液向组织弥散的氧量减少，动-静脉血氧含量差一般减少。如果慢性缺氧使组织利用氧的能力代偿性增强，则动-静脉血氧含量差可变化不明显。

3. 皮肤、黏膜变化　因为血氧饱和度降低，血液中脱氧血红蛋白增多，如毛细血管中脱氧血红蛋白浓度增多，当超过 50 g/L（正常 26 g/L）时，皮肤和黏膜呈青紫色，称为发绀。

（二）血液性缺氧

血液性缺氧（hemic hypoxia）是指血红蛋白的数量减少或性质改变，以致血液携带氧的能力降低而引起的缺氧。因动脉血氧分压正常，故又称为等张性缺氧。

1. 原因及发生机制

（1）血红蛋白减少：见于各种类型的贫血，血红蛋白含量减少，血液携带氧量降低，供给细胞的氧不足，又称为贫血性缺氧。

（2）血红蛋白质的改变：① 一氧化碳中毒，俗称煤气中毒。一氧化碳与血红蛋白结合成碳氧血红蛋白（HbCO），从而失去携带氧的能力。一氧化碳与血红蛋白的亲和力是氧的 210 倍。② 高铁血红蛋白血症。当食用大量含硝酸盐的腌菜后，硝酸盐在肠道被细菌还原为亚硝酸盐。亚硝酸盐可使大量血红蛋白氧化成高铁血红蛋白，高铁血红蛋白中的三价铁与羟基牢固地结合，而丧失携带氧的能力。③ 血红蛋白与氧的亲和力异常增高，如输入大量库存血，由于库存血中 2,3-二磷酸甘油酸含量低；输入大量碱性液体时，血液 pH 升高。此外，已发现 30 多种血红蛋白病，由于肽链中发生氨基酸替代，使血红蛋白与氧的亲和力成倍增高，从而使组织摄取氧障碍导致缺氧。

2. 血氧变化的特点　血液性缺氧时，因外呼吸功能正常，故动脉血氧分压及血氧饱和度正常。因血红蛋白的质或量改变，造成血氧容量和血氧含量降低，一氧化碳中毒的患者血液中碳氧血红蛋白增加，血氧含量降低，但血红蛋白总量并未减少，故体外测得的血氧容量可正

常。由于动脉血氧含量降低，血液流经毛细血管时，血氧分压下降较快，氧向组织弥散的速度减慢，导致组织缺氧和动-静脉血氧含量差低于正常。

3. 皮肤、黏膜变化 严重贫血患者面色苍白，一氧化碳中毒患者的皮肤、黏膜呈樱桃红色，高铁血红蛋白患者的皮肤、黏膜呈咖啡色。

（三）循环性缺氧

循环性缺氧（circulatory hypoxia）是指因血液循环障碍使组织血流量减少引起的组织供氧不足，又称为低动力性缺氧。

1. 原因及发生机制

（1）组织缺血：常见于休克、心力衰竭、动脉炎、动脉粥样硬化或动脉血栓形成等造成的动脉管腔狭窄或阻塞等。

（2）组织淤血：常见于右心衰竭、静脉受压或静脉炎等，可引起血液回流受阻，毛细血管淤血造成组织缺氧。

2. 血氧变化的特点 单纯性循环性缺氧时，动脉血氧分压、血氧容量、血氧含量和血氧饱和度均正常。由于血流缓慢，血液流经组织毛细血管的时间延长，组织细胞自单位容量血液中摄取氧量增多，故静脉血氧含量降低，动-静脉血氧含量差增大。

3. 皮肤、黏膜变化 淤血性缺氧因毛细血管内脱氧血红蛋白增多，超过 50 g/L，出现发绀；缺血性缺氧的组织器官呈苍白色。

（四）组织性缺氧

组织性缺氧（histogenous hypoxia）是指因组织、细胞利用氧障碍引起的缺氧。

1. 原因及发生机制

（1）组织中毒：常见于氰化物（HCN、KCN、NaCN 等）、硫化物、砷化物等中毒，使细胞呼吸链中断，组织不能利用氧。0.06 g 氰化物即可引起死亡。

（2）线粒体损伤：细菌毒素、严重缺氧、大剂量放射线照射和高压氧等均可抑制线粒体呼吸功能或造成线粒体损伤，引起细胞生物氧化障碍。

（3）维生素缺乏：可抑制细胞生物氧化，引起氧利用障碍，如维生素 B_1 是丙酮酸脱氢酶的辅酶成分，维生素 B_2 是黄素酶的辅酶成分，参与氧化还原反应等。

2. 血氧变化的特点 组织性缺氧时，动脉血氧分压、血氧容量、血氧含量和血氧饱和度均正常。由于细胞生物氧化过程受损，细胞不能充分利用氧，故静脉血氧分压和静脉血氧含量均高于正常，动-静脉血氧含量差减小。

3. 皮肤、黏膜变化 因细胞利用氧障碍，毛细血管中氧合血红蛋白增加，患者皮肤可呈玫瑰红色。

在临床上有些患者可发生混合性缺氧，如心力衰竭时，主要表现为循环性缺氧，若合并肺水肿，又可发生低张性缺氧等。各型缺氧的血氧变化特点见表 6-1。

表 6-1 各型缺氧的血氧变化特点

缺氧类型	动脉血氧分压	血氧容量	动脉血氧含量	动脉血氧饱和度	动-静脉血氧含量差
低张性缺氧	↓	N 或 ↑	↓	↓	↓ 或 N
血液性缺氧	N	↓ 或 N	↓	N	↓
循环性缺氧	N	N	N	N	↑
组织性缺氧	N	N	N	N	↓

注：↓表示降低；↑表示升高；N 表示正常。

三、缺氧对机体的影响

1. **呼吸系统的变化**　患者缺氧时，表现为头痛、胸闷、咳嗽、发绀、呼吸困难、血性泡沫痰，甚至意识不清，肺部听诊有湿啰音，可能与外周血管收缩，回心血量和肺血流量增加，导致肺动脉高压及肺的毛细血管通透性增加有关。动脉血氧分压低于 60 mmHg 时，可刺激颈动脉体和主动脉体的化学感受器，反射性地引起呼吸加深、加快。其代偿意义如下：① 增加肺泡通气量，增加动脉血氧分压。② 胸廓运动增强，可增加回心血量，有利于血液摄取和运输更多的氧。但过度通气使 CO_2 排出过多，动脉血二氧化碳分压（$PaCO_2$）降低，导致呼吸性碱中毒。长期慢性缺氧和久居高原，因外周的化学感受器对缺氧的敏感性降低，使肺的通气反应减弱。当动脉血氧分压 <30 mmHg 时，直接抑制呼吸中枢，表现为呼吸节律和频率不规则，肺泡通气量减少，导致中枢性呼吸衰竭。

血液性缺氧、循环性缺氧和组织性缺氧的患者，因不合并动脉血氧分压降低，故呼吸系统的代偿不明显。

2. **循环系统的变化**

（1）**心输出量增加**：① 动脉血氧分压降低引起胸廓运动增强，刺激肺的牵张感受器，反射性地兴奋交感神经，造成心率加快。② 动脉血氧分压降低引起交感神经兴奋，儿茶酚胺释放增多，作用于心肌细胞 β 肾上腺素受体，引起心肌收缩力增强。③ 低张性缺氧时，胸廓运动幅度增大，有利于增加回心血量，使心输出量增多。

（2）**肺血管收缩**：肺泡缺氧和混合性静脉血氧分压降低，均可引起肺小动脉收缩，从而使肺泡血流量减少，有利于维持肺泡通气与血流的适当比例。

（3）**血流重新分布**：缺氧时，心和脑血流量增多，而皮肤、内脏、骨骼肌和肾的组织血流量减少，从而保证了重要器官的血液供应。

（4）**毛细血管增生**：长期缺氧时，组织内毛细血管增生，密度增加，尤其是脑、心和骨骼肌组织。氧从血管内向组织、细胞弥散的距离缩短，从而增加了对组织的供氧量。

严重缺氧可致心功能受损，甚至发生心力衰竭，其机制如下。① 肺动脉高压：长期缺氧使肺小动脉收缩，红细胞代偿性增多，血液黏稠度增高，均可导致肺循环阻力增加。② 心肌舒缩功能降低：缺氧使心肌 ATP 生成减少，心肌收缩蛋白破坏。③ 心律失常：严重的动脉血氧分压降低可使迷走神经兴奋和心肌细胞内外离子分布改变，心肌细胞内 K^+ 减少、Na^+ 增加，静息膜电位降低，引起心动过速、期前收缩、心室颤动及传导阻滞等。④ 回心血量减少：缺氧时大量乳酸和腺苷等生成增多，导致血管扩张。

3. **血液系统的变化**　慢性缺氧时，由肾生成和释放促红细胞生成素增加，并能促进干细胞分化为原红细胞，使红细胞增多，提高血液的携氧能力，增加组织供氧。

4. **中枢神经系统的变化**　脑对缺氧十分敏感。急性缺氧可出现头痛，情绪激动，思维力、记忆力、判断力降低或丧失，运动不协调等。严重者可出现惊厥和昏迷。脑组织的形态学变化表现为脑细胞变性、坏死和脑水肿等。

5. **组织、细胞的变化**

（1）**组织、细胞适应性反应**：① 慢性缺氧时，细胞内线粒体的数目和膜的表面积增加，呼吸链中的酶（琥珀酸脱氢酶、细胞色素氧化酶）含量增多，活性增高，使内呼吸功能增强。② 缺氧时，ATP 生成减少，ATP 与 ADP 比值降低，可激活磷酸果糖激酶，使糖酵解增强，补偿能量的不足。③ 慢性缺氧时，骨骼肌内肌红蛋白含量增多，肌红蛋白储备氧量增大。当氧分压进一步降低时，肌红蛋白可释放大量氧，供组织利用。

（2）损伤性变化：① 缺氧影响能量代谢和酶功能，引起细胞膜的损伤。② 严重缺氧则降低线粒体的呼吸功能，使 ATP 生成减少，可出现线粒体肿胀、外膜破碎等。③ 缺氧时，导致溶酶体破裂，大量溶酶体酶释放，引起细胞溶解坏死。

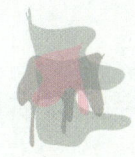

知识拓展

高 压 氧 舱

高压氧舱是提供高气压环境的一种特殊和密封的设备。患者在高压氧舱内，溶解在血液中的氧随着氧舱的压力增高而增加。在 2 个大气压的氧舱内吸纯氧后，溶解在患者血液中的氧气增加 14 倍；在 3 个大气压的氧舱内吸纯氧后，溶解在患者血液中的氧气增加 21 倍。临床上常将高压氧舱应用于煤气中毒、脑血栓、脑出血、糖尿病性坏疽、新生儿窒息、减压病、高原病等。

四、影响机体对缺氧耐受性的因素和预防原则

1. 影响机体对缺氧耐受性的因素　不同的条件下，机体对缺氧的耐受性不同，其影响因素很多。① 代谢影响耗氧率：基础代谢率高（发热、寒冷、情绪激动、甲状腺功能亢进等）的患者，由于耗氧多，对缺氧的耐受性较低。体温降低时机体耗氧率降低，对缺氧的耐受性升高，故临床上低温麻醉可用于心脏的外科手术。② 机体的代偿能力：新生儿对缺氧的耐受性较高，老年人因心、肺功能储备降低等因素，导致机体对缺氧的适应能力降低。此外，代偿适应能力通过体育锻炼可获得提高，故经常锻炼者对缺氧有较好的耐受性。

2. 预防原则　首先积极治疗和消除引起缺氧的各种疾病，给患者吸氧。吸氧时，应注意氧气筒总开关及气门打开，氧气仪表（压力表、减压表、流量表、湿化瓶、安全阀）的正确使用等。注意吸氧量不宜过大，吸氧浓度不宜过高，以免引起氧中毒。

自 测 题

一、名词解释

1. 缺氧　2. 乏氧性缺氧　3. 血液性缺氧　4. 循环性缺氧　5. 组织性缺氧　6. 发绀

二、简答题

1. 缺氧的类型有哪些？

2. 何谓发绀？是否能以发绀作为判断缺氧的唯一指征？

3. 比较各种类型缺氧血氧变化的异同。

4. 各种类型缺氧的皮肤黏膜颜色变化有何区别？

5. 一氧化碳中毒导致的血液性缺氧有哪些特点？其发生机制如何？

6. 氰化物中毒为何会引起缺氧？其主要特点是什么？

在线测试
缺氧

思维导图
缺氧

（张琳琳）

第七章　发热

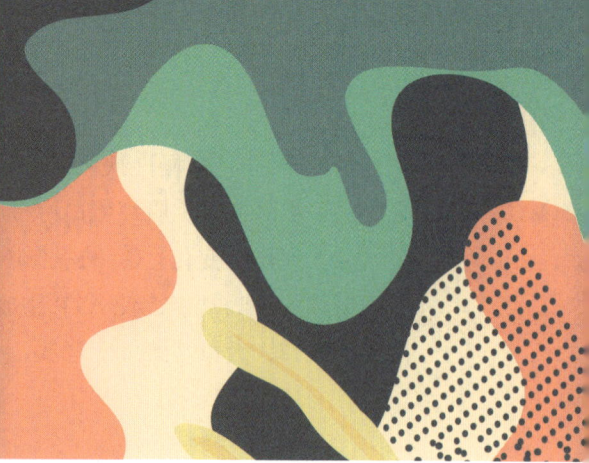

PPT
发热

发热（fever）是指机体在致热原作用下，体温调节中枢调定点上移，而引起调节性体温升高，并伴有全身代谢和功能变化的病理过程。

正常成人体温维持在37℃左右。临床上常以腋下36.5℃、口腔37℃和肛内37.5℃为体温正常值，体温上升超过正常值0.5℃称为发热。散热障碍（鱼鳞病和环境高温所致中暑等）及产热增加（甲状腺功能亢进等）时，体温调节中枢不能将体温控制在与调定点相应的水平上，是被动性体温升高，故称为过热（非调节性体温升高）。

某些生理情况下，也能出现体温升高，如月经前期、剧烈运动、应激等，称为生理性体温升高（图7-1）。

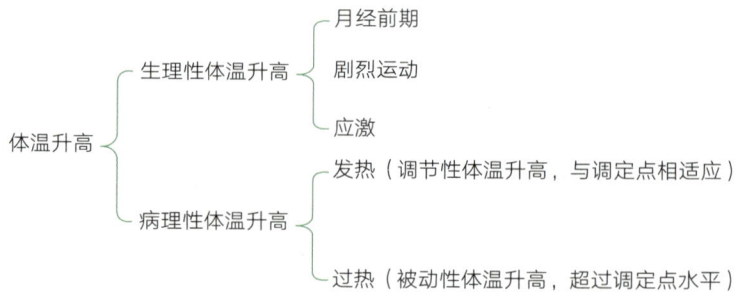

图7-1　体温升高的分类（示意图）

一、发热的原因

通常把能引起人体或实验动物发热的物质称为致热原，包括发热激活物和内生致热原。

（一）发热激活物

1. 外生发热激活物　① 细菌：常见的有革兰氏阳性菌，如葡萄球菌、链球菌、肺炎球菌等，全菌体及其产生的外毒素致热；革兰氏阴性菌，如大肠埃希菌、淋球菌、脑膜炎双球菌等，全菌体和胞壁中所含的脂多糖（内毒素）致热。② 病毒：常见的有流感病毒、严重急性呼吸综合征（severe acute respiratory syndrome，SARS）病毒等。③ 真菌：如白念珠菌（鹅口疮、肺炎、脑膜炎）、组织胞浆菌、球孢子菌等，全菌体及菌体内所含的荚膜多糖和蛋白质致热。④ 螺旋体：常见的有钩端螺旋体、回归热螺旋体和梅毒螺旋体等。⑤ 疟原虫：感染人体后，其潜隐子进入红细胞并发育成裂殖子，当红细胞破裂时，大量裂殖子和代谢产物释放入血，引起高热。

2. 内生发热激活物　常见的体内产物有抗原抗体复合物、类固醇（睾酮的中间代谢产物）等。

（二）内生致热原

内生致热原是指产内生致热原细胞在发热激活物的作用下产生和释放的能引起体温升高的物质。

1. 常见的内生致热原　① 白细胞介素（IL）-1：是由单核细胞、巨噬细胞、内皮细胞、星状细胞及肿瘤细胞等在发热激活物的作用下所产生的多肽类物质。② 肿瘤坏死因子（TNF）：可由葡萄球菌、链球菌、内毒素等诱导巨噬细胞、淋巴细胞等产生和释放。③ 干扰素（IFN）：主要由白细胞所产生。④ IL-6：是由单核细胞、成纤维细胞和内皮细胞等分泌的细胞因子。此外，巨噬细胞炎症蛋白-1、IL-8、内皮素等也被认为与发热有关系。

2. 内生致热原的产生和释放　机体单核细胞、巨噬细胞、内皮细胞、淋巴细胞、星状细胞等能产生内生致热原，称为产内生致热原细胞。这些细胞与发热激活物（脂多糖等）结合成复合物，然后再作用于细胞上的受体，使细胞活化，在细胞内合成内生致热原后释放入血。

吸　收　热　　　　　　　　　　　　知识拓展

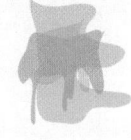

　　吸收热是指组织、细胞坏死导致蛋白分解和坏死产物吸收而引起的发热。吸收热属于非感染性发热，临床常见于大手术后及血管栓塞或血栓形成引起的器官坏死、肿瘤、白血病等。

二、发热的发生机制

1. 体温调节中枢　由两部分组成，正调节中枢（下丘脑前部）和负调节中枢（腹中隔、中杏仁核等）。发热时，当外周致热信号传入中枢后，一方面通过正调节介质使体温上升，另一方面通过负调节介质限制体温升高。正、负调节相互作用的结果决定调定点上移的水平及发

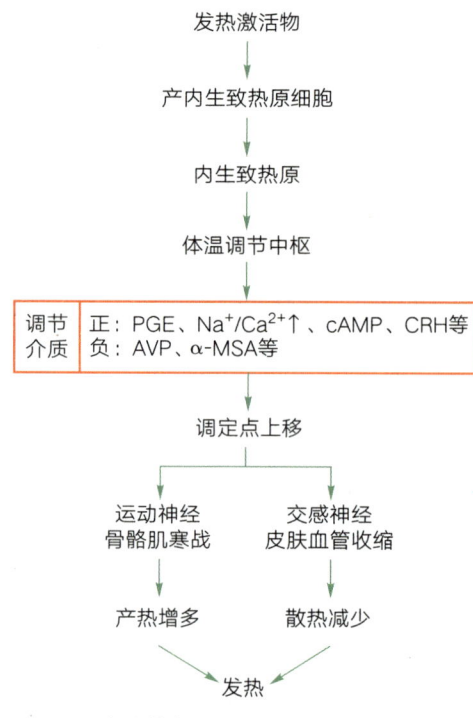

图 7-2　发热的发生机制（示意图）

热的幅度和时程。

2. 致热原进入体温调节中枢的途径 ① 通过血-脑屏障转运入脑，也可能从脉络丛部位渗入或易化扩散入脑，通过脑脊液循环分布到下丘脑前部。② 通过终板血管器作用于体温调节中枢。③ 通过迷走神经向体温调节中枢传递发热信号。

3. 发热中枢调节介质　正调节介质，如前列腺素 E（PGE）、Na^+ 与 Ca^{2+} 比值（Na^+/Ca^{2+}）升高、环磷酸腺苷（cAMP）、促肾上腺皮质激素释放素（CRH）等，有使体温升高的作用；负调节介质，如精氨酸加压素（AVP）、黑素细胞刺激素（α-MSH）等，对体温升高有限制作用。

4. 体温调节　体温调节中枢内有一个调定点，正常设定值在 37℃ 左右。发热时，发热激活物作用于产内生致热原细胞，引起内生致热原产生和释放，并经血液循环到达下丘脑前部或终板血管器附近，引起中枢正调节介质释放，使调定点上移，产热增加，散热减少，体温升高（图 7-2）。

三、发热的分期和分型

1. 发热的分期

（1）**体温上升期**：体温调节中枢以正调节为主，调定点上移，导致热敏神经元抑制，冷敏神经元兴奋，产热增加，散热减少，体温升高。患者表现为寒战（全身性骨骼肌不随意地节律性收缩），皮肤苍白（皮肤血管收缩），出现"鸡皮疙瘩"（经交感神经传出的冲动引起皮肤竖毛肌收缩）及畏寒感觉（皮温下降刺激冷敏感受器，信息传入中枢），部分患者出现尿量减少、尿比重增加、大便干结等。

（2）**高温持续期**：当体温升高到新的调定点水平后，便不再继续上升，重新达到产热和散热的动态平衡，体温在高水平上波动，出现高热持续状态。患者出现燥热感觉，皮肤鲜红（皮肤血管扩张），皮肤温度上升，患者不再感到寒冷，"鸡皮疙瘩"消失；由于高热使皮肤水分蒸发，皮肤和口唇比较干燥。

（3）**体温下降期**：由于发热激活物、内生致热原及发热介质相继被消除，体温调节中枢的调定点恢复正常。通过调节作用使交感神经的紧张性活动降低，皮肤血管进一步扩张，散热增强，产热减少，体温开始下降，逐渐恢复至与正常调定点相适应的水平。此期大量出汗使散热增加，易引起脱水。

2. 发热的分型　发热患者每日不同时间测得的体温数值分别记录在体温单上，将数日的各体温点连接成体温曲线。该曲线的不同形态（形状）称为热型，如稽留热、弛张热等。按体温的升降速度分为：① 骤发骤退型，表现为体温上升及下降速度均较快，如大叶性肺炎、疟疾等。② 缓发缓退型，表现为体温上升及下降速度均较缓慢，如伤寒等。以腋下温度为标准，按体温的高度分：低热型 37~38℃，中热型 38.1~39℃，高热型 39.1~41℃，极热型 41℃ 以上。热型有助于发热的鉴别诊断。

四、发热时机体代谢变化

发热时，机体物质代谢亢进，一般体温每升高 1℃，基础代谢率升高 13%。

1. 糖代谢　糖的分解代谢加强，肝糖原和肌糖原分解增多，由于氧的供应相对不足，使无氧糖酵解加强，ATP 生成减少而乳酸生成增多。

2. 脂肪代谢　脂肪分解明显加强，发热患者食欲较差，营养摄入不足，机体动员储备脂肪代谢，患者可消瘦。

3. 蛋白质代谢　机体内蛋白质分解加强，尿素氮比正常人增加 2~3 倍。此时，未能及时补充足够的蛋白质，将产生负氮平衡，长期发热的患者血浆蛋白和白蛋白降低，导致机体抵抗力下降和组织修复能力减弱。

4. 维生素代谢　维生素消耗增多而摄入和吸收减少，故常有维生素 C 和 B 族维生素缺乏。

5. 水、电解质代谢　体温上升期，尿量减少，Na^+ 和 Cl^- 在体内潴留；高热持续期，皮肤和呼吸道水分蒸发增多；体温下降期，患者尿量增多和大量排汗，可引起脱水。

五、发热时机体功能变化

1. 中枢神经系统功能改变　发热初期，患者出现头痛、头晕等。体温达 40~41℃时，患者可出现烦躁、谵妄、幻觉。小儿高热时，易引起抽搐（热惊厥）。

2. 循环系统功能改变　心率加快，体温每上升 1℃，心率增加 10~20 次/分，儿童可增加更多。这主要是由于血温升高对窦房结的刺激所致；在体温上升期，心率加快和外周血管收缩，可使血压轻度升高，高温持续期和体温下降期因外周血管舒张，血压可轻度下降。

3. 呼吸系统功能改变　体温升高可刺激呼吸中枢，加上代谢增加、CO_2 生成增多，使呼吸加深加快。如持续体温过高，则呼吸中枢发生抑制，可使呼吸变浅或不规则。

4. 消化系统功能改变　交感神经兴奋，使消化液分泌减少和胃肠蠕动减慢，引起消化功能障碍，患者出现食欲减退、恶心、呕吐、腹胀、便秘等。

5. 泌尿系统功能改变　体温上升期和高热持续期可出现尿量减少和尿比重增高，持续高热可致肾小管上皮细胞发生变性，尿中可出现蛋白和管型。

此外，发热能提高机体的抗感染能力，使免疫细胞（淋巴细胞、中性粒细胞、巨噬细胞）功能加强，但持续高热（42℃及以上）可使机体中性粒细胞和巨噬细胞的趋化性、吞噬功能反而降低，使营养物质消耗增加，器官功能障碍，对机体造成不利影响。

六、发热的预防原则

积极采取预防措施。消除致热原，如应用抗生素预防感染等。根据患者的年龄、发热原因、机体营养状况、发热的高低，采取相应的降温措施。对体温下降期或应用解热药致大量出汗者，及时补充水分，预防脱水等。

自测题

在线测试
发热

思维导图
发热

一、名词解释

1. 发热　2. 内生致热原

二、简答题

1. 根据发热的分期及各期热代谢特点，如何理解患者的临床表现？

2. 简述发热时机体代谢和功能的变化。

（季　丹）

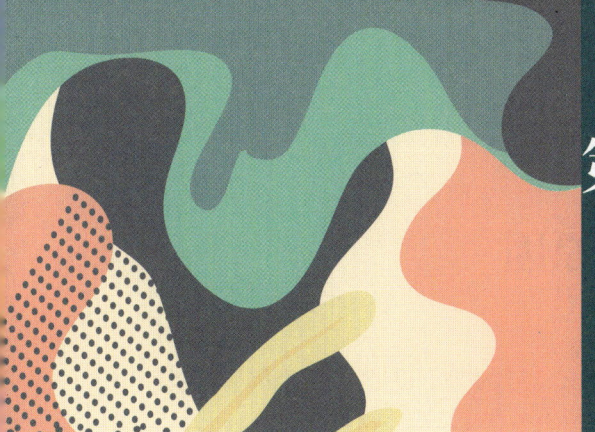

第八章　炎症

学习目标

知识目标：能正确叙述炎症的概念、原因、基本病理变化、病理临床联系、经过和结局。理解炎症的病理学类型及其病理特点，以及肉芽肿性炎、炎性息肉、炎性假瘤的概念及其病变特点。

能力目标：能运用所学炎症知识，解释临床常见炎症的特点。

素质目标：关注炎症患者机体功能、代谢改变，养成爱伤观念，培养高度的责任心、爱心、耐心和救死扶伤、甘于奉献的职业精神。

案例导入

患者，男，38岁。5日前不慎被沸水烫伤双手，当即致受伤处多个大小不一的水疱且肿痛不适，自行刺破水疱后见大量淡黄色清亮液体流出，自行用烫伤膏涂抹患处，未进行其他特殊处理。近2日来创面见结痂，但双手肿痛加重。

问题：患者是何种炎症？患者采取的处理方法是否正确？为什么双手肿痛加重了？

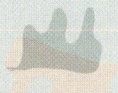

炎症（inflammation）是指具有血管系统的活体组织对损伤因子的刺激所发生的以防御反应为主的病理过程。炎症局部基本病理变化是变质、渗出和增生。局部临床表现为红、肿、热、痛和功能障碍；全身反应有发热、血中白细胞变化等。

PPT
炎症

炎症在临床上十分常见，可发生在机体的不同部位和组织。有些带"炎"字，如肝炎、肺炎、肾炎、心肌炎、子宫颈炎、脑膜炎等，有些不带"炎"字，如皮肤的疖、痈、风湿热、结核病等。

知识拓展

炎症与抗生素

炎症分感染性炎症和非感染性炎症。感染性炎症根据病原菌的种类选择有效的抗生素治疗。非感染性炎症一般不需要用抗生素治疗，如过敏性炎症、接触性皮炎等。因此，不能错误地认为，凡是炎症均需用抗生素治疗。

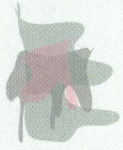

第一节　炎症的原因

炎症的原因又称致炎因子，是指能引起组织和细胞损伤，导致炎症的因素。致炎因子种类繁多，可归纳为以下几大类。

1. 生物性因素　细菌、病毒、立克次体、原虫、真菌、螺旋体和寄生虫等是炎症最常见的原因。细菌释放的内、外毒素可引起炎症；病毒在细胞内复制可致细胞死亡；某些病原体可通过其抗原性，诱发变态反应导致炎症等。

2. 物理性因素　高温、低温、放射线、机械性切割或挤压等，直接引起炎症。

3. 化学性因素　外源性化学物质，如强酸、强碱、化学毒气和强氧化剂等；内源性化学物质，如尿素等体内代谢产物。

4. 组织坏死　缺血、缺氧等导致组织坏死，引起炎症反应。

5. 异常免疫反应　当机体免疫反应异常时，造成组织损伤引起炎症，如过敏性鼻炎、荨麻疹、肾小球肾炎、类风湿关节炎和系统性红斑狼疮等。

第二节　炎症的基本病理变化

炎症的基本病理变化包括变质、渗出和增生。急性炎症或炎症早期常以变质、渗出为主，慢性炎症或炎症后期常以增生为主，但三种基本病理变化是互相联系、互相转化的。一般认为变质是损伤性过程，渗出和增生是抗损伤和修复过程。

一、变质

变质（alteration）是指炎症局部组织发生的变性和坏死。变质可由致炎因子直接作用，或因血液循环障碍和炎症反应产物的间接作用所引起。

1. 形态变化　实质细胞可发生细胞水肿、脂肪变性、凝固性或液化性坏死等。间质可发生黏液样变性和纤维蛋白样坏死等。

2. 代谢变化　分解代谢增加，主要表现为两个方面。① 局部酸中毒：由于血液循环障碍和酶系统受损，氧化过程减弱，导致氧化不全，中间产物（乳酸、脂肪酸和酮体等）在局部组织中堆积，导致局部酸中毒。② 组织内渗透压升高：炎症局部组织分解代谢加强，坏死组织崩解，以及氢离子浓度和盐类分解增加，导致炎症局部组织内胶体和晶体渗透压均升高，并促进炎性水肿。

二、渗出

渗出（exudation）是指炎症局部组织血管内的液体和细胞成分，通过血管壁进入组织间隙、体腔、体表或黏膜表面的过程。渗出的液体和细胞成分，称为渗出物。渗出包括局部血流动力学改变、血管壁通透性增加、液体和细胞渗出等一系列变化。

（一）局部血流动力学改变

炎症时，微循环很快发生血流动力学变化（图 8-1），即血流量和血管口径的改变，此种改变按下列顺序发生。

1. **细动脉短暂收缩**　炎症过程中，细小动脉出现短暂痉挛性收缩，约持续数秒。其机制与神经反射和化学介质作用有关。

2. **动脉血管扩张及血流速度加快**　首先细动脉扩张，随后毛细血管开放数目增多，局部血流量增加，流速加快，即炎症充血。发生机制：① 神经轴突反射，即来自炎症区的冲动沿传入神经分支，不经过脊髓而直接经传出神经到达效应器，引起血管扩张。② 体液内化学介质的作用，如组胺、补体（C3a、C5a）等具有比较强的扩血管作用。血流加快持续数分钟至数小时，局部组织代谢亢进、温度增加、呈鲜红色，局部抗炎能力增强。

3. **静脉血管扩张及血流速度减慢**　炎症继续发展，细小静脉扩张，血流由快变慢，导致静脉性充血（淤血），甚至停滞。这与血管壁通透性升高，富含蛋白质的液体向血管外渗出，导致血液浓缩，黏稠度增加有关。

（二）血管壁通透性增加

在炎症过程中，血管壁通透性增加的机制如图 8-2。

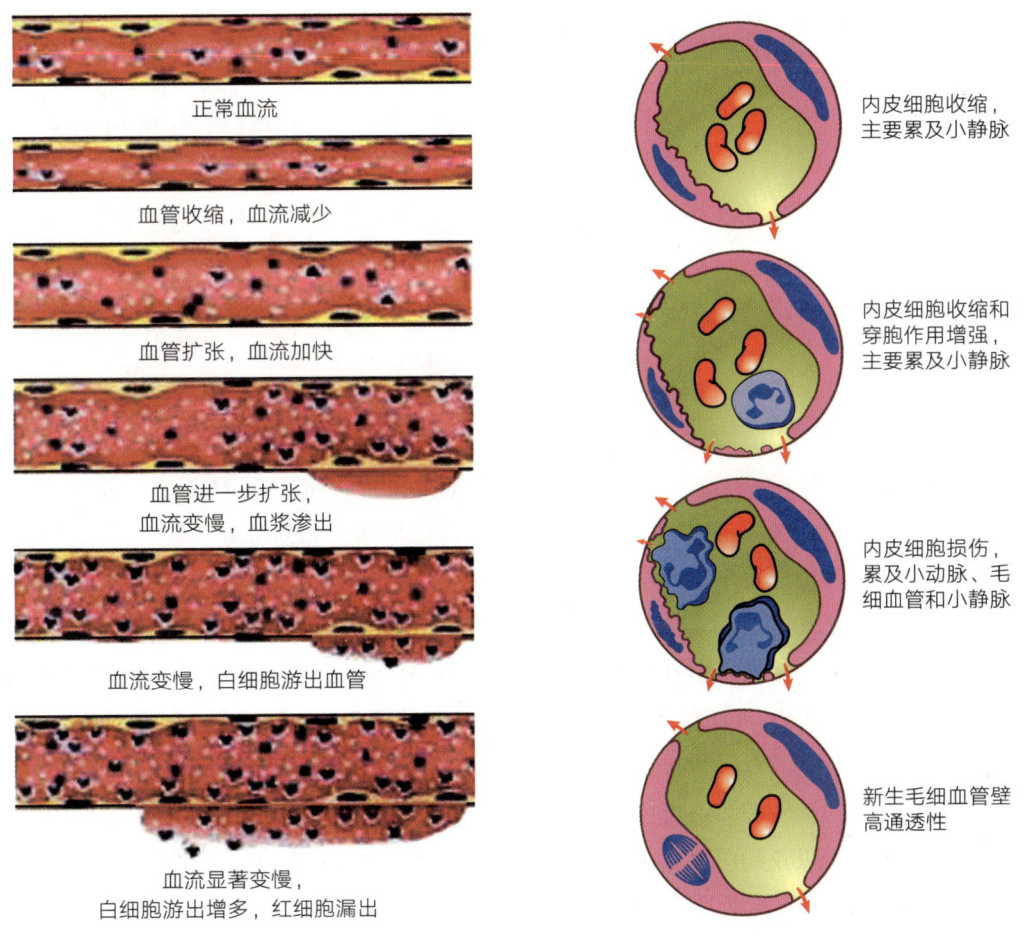

正常血流

血管收缩，血流减少

血管扩张，血流加快

血管进一步扩张，血流变慢，血浆渗出

血流变慢，白细胞游出血管

血流显著变慢，白细胞游出增多，红细胞漏出

图 8-1　炎症时血流动力学变化（模式图）

内皮细胞收缩，主要累及小静脉

内皮细胞收缩和穿胞作用增强，主要累及小静脉

内皮细胞损伤，累及小动脉、毛细血管和小静脉

新生毛细血管壁高通透性

图 8-2　血管通透性增加的几种机制（模式图）

1. **内皮细胞收缩** 炎症时产生的组胺、缓激肽、白三烯等炎症介质可引起内皮细胞收缩，致使内皮细胞间缝隙增宽，血管壁通透性增高。

2. **穿胞作用增强** 内皮细胞之间的连接处存在着由相互连接的囊泡所构成的穿胞通道。某些炎症介质可使穿胞通道增多，口径加大，血管壁通透性增加。

3. **内皮细胞损伤** 严重的烧伤、感染等可直接损伤内皮细胞，使血管壁通透性增加。白细胞黏附于内皮细胞，被激活并释放具有活性的氧代谢产物和蛋白水解酶，也可引起内皮细胞的损伤或脱落，致血管壁通透性增加。

4. **新生毛细血管壁高通透性** 在炎症修复过程中形成的新生毛细血管，其内皮细胞连接不健全，通透性增加。

（三）液体和细胞渗出

1. 液体渗出及其作用

（1）**液体渗出**：炎症过程中，血管壁通透性增加是液体渗出的主要原因。此外，血液中大量蛋白质的渗出导致血管内胶体渗透压下降，血管外组织液胶体渗透压升高，以及血管扩张引起流体静压升高等，也是液体渗出的原因。

渗出液（exudate）是指在炎症过程中渗出的富含蛋白质的液体。渗出液聚集于组织间，称为炎性水肿。聚集于浆膜腔，称为炎性积液。心力衰竭、低蛋白血症等非炎症时，逸出的液体称为漏出液。正确区分渗出液与漏出液，有助于临床对疾病的诊断（表8-1）。

表8-1 渗出液与漏出液的比较

比较项目	渗出液	漏出液
原因	炎症	淤血等非炎症
血管壁通透性	增加	正常或不明显
蛋白质含量/$(g \cdot L^{-1})$	>25	<25
相对密度	>1.018	<1.018
有核细胞数/$(个 \cdot L^{-1})$	$>0.5 \times 10^9$	$<0.1 \times 10^9$
李凡它（Rivalta）试验（黏蛋白定性试验）	阳性	阴性
凝固性	能自凝	不自凝
外观透明度	混浊	澄清

（2）**渗出液的作用**：渗出液有对机体有利的方面。① 渗出液可稀释毒素，减轻毒素对局部组织的损伤作用，并为局部浸润的白细胞等带来营养物质，如葡萄糖、氧等。② 渗出液中所含的抗体和补体等物质可增加局部抗炎力，有利于消灭病原体。③ 渗出液中的纤维蛋白原所形成的纤维蛋白交织成网，既可限制病原微生物的扩散，局限病灶也有利于吞噬细胞发挥吞噬作用；在炎症后期，纤维蛋白网架有利于组织的修复。④ 渗出液中的病原微生物和毒素随淋巴液被带到局部淋巴结，可刺激机体产生细胞免疫和体液免疫。

某些情况下，渗出液对机体有不利作用。① 渗出液过多会造成压迫或阻塞作用，影响器官的功能，如心包腔和胸腔积液可压迫心、肺，喉头水肿可引起窒息等。② 渗出液中的纤维蛋白如果不能被完全吸收则可机化，引起浆膜粘连，甚至浆膜腔闭锁，影响器官功能。③ 渗出液内含病原菌和毒素，重新吸收可导致炎症扩散和机体中毒等。

2. **白细胞渗出及其作用** 白细胞渗出是指白细胞通过血管壁游出到血管外的过程，包括边集、黏附、游出和趋化作用等阶段（图8-3）。

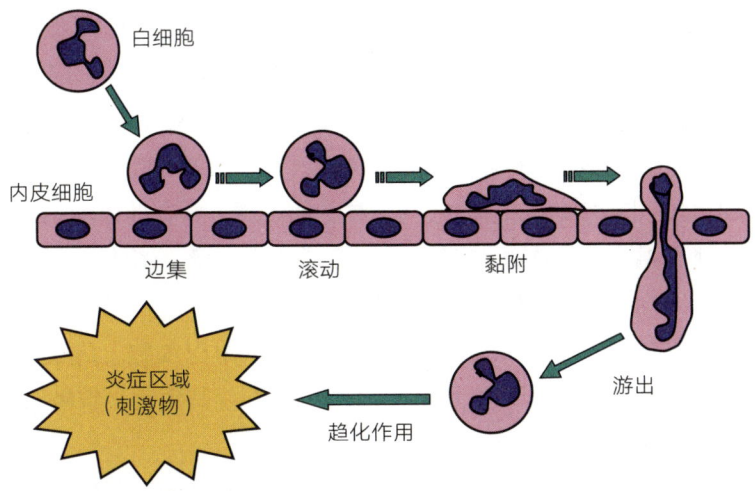

图 8-3　炎症时白细胞游出和聚集（模式图）

（1）**白细胞边集**：随着微血管内血流的减慢和淤滞，白细胞离开血管的中心部（轴流），到达血管的边缘部（边流），称为白细胞边集。

（2）**白细胞黏附**：边集的白细胞沿着血管内皮细胞滚动，在白细胞和内皮细胞表面黏附分子的相互作用下，逐渐黏附于内皮细胞表面。

（3）**白细胞游出和趋化作用**：① 黏附于内皮细胞表面的白细胞，在内皮细胞连接处伸出伪足，以阿米巴样运动的方式从内皮细胞缝隙逸出，并分泌胶原酶降解基膜而游出血管外。一个白细胞常需 2~12 分钟才能完全通过血管壁。中性粒细胞、嗜酸性粒细胞、嗜碱性粒细胞、单核细胞和淋巴细胞都是以此种运动方式游出血管外的。红细胞不具有主动游走能力，只有当血管壁受损严重时，红细胞才在流体静压的作用下被动地漏出。② 趋化作用：游出的白细胞向着某些化学刺激物所在部位做定向移动，称为趋化作用（chemotaxis）。这些能诱导白细胞定向移动的化学刺激物，称为趋化因子。常见的趋化因子有细菌及其分解产物、补体成分、白三烯、细胞因子等。白细胞向着趋化物质所在方向游走，称为阳性趋化作用，反之则称为阴性趋化作用。趋化因子的作用具有特异性，有的只诱导中性粒细胞，有的则诱导单核细胞或嗜酸性粒细胞等。

炎症的不同阶段，游出的白细胞也不同。急性炎症或炎症早期，中性粒细胞首先游出，48小时后则以单核细胞在组织内浸润为主。由于致炎因子不同，渗出的白细胞也不同。常见的葡萄球菌和链球菌感染以中性粒细胞渗出为主；病毒感染以淋巴细胞渗出为主；寄生虫感染和过敏性炎症以嗜酸性粒细胞渗出为主。

（4）**炎症细胞的作用**：渗出的白细胞称为炎症细胞。炎症细胞聚集在炎症区域的现象称为炎症细胞浸润。炎症区域的白细胞具有吞噬功能，参与免疫反应，但也可释放某些代谢产物而造成局部组织损伤和破坏。

1）**吞噬作用（phagocytosis）**：是指白细胞游出到炎症区域，吞噬病原体及组织崩解碎片的过程。具有吞噬作用的细胞主要有中性粒细胞和单核细胞，称为吞噬细胞。单核细胞吞噬物质而体积增大，又称为巨噬细胞；细胞核增多，称为多核巨细胞。吞噬细胞吞噬异物的过程基本相同，主要包括识别和附着、吞入、杀伤和降解三个阶段（图 8-4）。① 识别和附着：

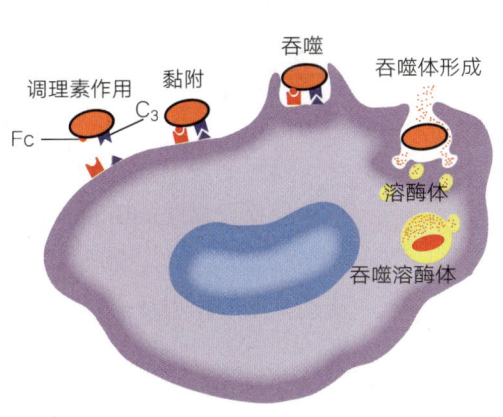

图 8-4　白细胞吞噬过程（模式图）

在调理素的作用下，白细胞识别并黏附被吞噬物。调理素是一类能增强吞噬细胞吞噬功能的血清蛋白质，主要有 IgG 和 C3b。吞噬细胞通过其表面的 Fc 和 C3b 受体，能识别被抗体或补体包被的细菌，经抗体或补体与相应受体结合，细菌就被黏附于吞噬细胞表面。② 吞入：细菌黏附于吞噬细胞表面之后，吞噬细胞伸出伪足或内陷，逐渐包围细菌。随后伪足延伸并互相吻合，形成由吞噬细胞膜包围吞噬物的泡状小体，称为吞噬体。吞噬体逐渐脱离细胞膜进入细胞内部，并与初级溶酶体融合，形成吞噬溶酶体。③ 杀伤和降解：溶酶体内具有活性氧代谢产物和溶菌酶等强杀菌物，细菌在吞噬溶酶体内被杀伤、降解。

2）免疫作用：参与免疫过程的细胞主要是巨噬细胞和淋巴细胞。抗原进入机体后，巨噬细胞将其吞噬处理，再把抗原传递给 T 和 B 淋巴细胞，并使其致敏，致敏的淋巴细胞分别产生淋巴因子和相应抗体，发挥其杀伤病原微生物的作用。

3）组织损伤作用：某些情况下，白细胞激活后释放溶酶体酶、活性氧自由基、前列腺素和白三烯等物质，可造成内皮细胞和组织损伤。

（5）各类炎症细胞的种类、功能和临床意义：见表 8-2。

表 8-2　各类炎症细胞的种类、功能和临床意义

种类	功能	临床意义
中性粒细胞	吞噬功能，可吞噬细菌和小组织碎片；释放致热原	常见于急性炎症、炎症早期或化脓性炎
巨噬细胞	吞噬功能强，可吞噬较大的病原体、异物和组织碎片；可释放多种酶、炎症介质和致热原；能处理抗原，参与免疫反应	常见于急性炎症后期、慢性炎症、肉芽肿性炎和病毒感染
淋巴细胞	T 淋巴细胞参与细胞免疫；B 淋巴细胞转为浆细胞	常见于慢性炎症、病毒感染和某些特殊病原体感染
浆细胞	产生抗体，参与体液免疫反应	常见于慢性炎症及变态反应性炎症
嗜酸性粒细胞	可吞噬抗原抗体复合物	常见于寄生虫感染和变态反应性炎症
嗜碱性粒细胞	可释放多种炎症介质	常见于变态反应性炎症

（四）炎症介质在炎症过程中的作用

炎症介质（inflammatory mediator）是指在炎症过程中，炎症区域产生的一系列化学物质（化学因子）。炎症介质可使血管扩张、通透性增加和白细胞渗出等。炎症介质种类繁多，主要炎症介质的作用及来源见表 8-3。

表 8-3　主要炎症介质的作用及来源

作用	细胞来源炎症介质	血浆来源炎症介质
扩张血管	组胺、5-羟色胺、前列腺素、一氧化氮	缓激肽、补体系统、凝血及纤溶系统
增加血管壁通透性	组胺、白三烯、溶酶体酶、血小板等	C3a 和 C5a、缓激肽
趋化作用	细胞因子、白三烯 B4(LTB4)、阳离子蛋白	C5a、凝血及纤溶系统、缓激肽
致热	细胞因子、肿瘤坏死因子-α,前列腺素 E_2	
引起疼痛	前列腺素 E_2、缓激肽	
组织损伤	氧自由基、溶酶体酶、一氧化氮	
增强吞噬、杀菌作用	氧自由基、溶酶体酶	补体系统

三、增生

增生（proliferation）是指在致炎因子、组织崩解产物或某些生长因子的作用下，炎症局部组织的细胞增殖，数目增多。增生的主要细胞为巨噬细胞、淋巴细胞、血管内皮细胞和成纤维细胞。在某些情况下，炎症区域的上皮细胞和实质细胞也增生。增生的巨噬细胞具有很强的吞噬病原体和消除组织崩解产物的作用，而成纤维细胞和血管内皮细胞的增生则可形成肉芽组织，局限病灶和修复损伤组织。因此，炎症过程中的增生是机体防御反应的一个重要环节。但是，过度的增生也可造成器官、组织结构的破坏，影响器官的功能，如慢性肝炎引起肝硬化等，可造成肝功能障碍。

第三节　炎症的分类

一、根据炎症的临床病程分类

临床上根据炎症性疾病的病程长短和发病急缓，可将炎症分为超急性炎症、急性炎症、亚急性炎症和慢性炎症。

1. 超急性炎症（superacute inflammation）　呈暴发性经过，整个病程在数小时至数日。炎症反应剧烈，病理变化以坏死为主，变性和渗出较轻，短期内引起组织器官的严重损害，甚至导致机体死亡，常见于器官移植的超急性排斥反应。

2. 急性炎症（acute inflammation）　起病急，症状明显，病程常从数日至一个月。病理变化常以变质、渗出为主，病灶内常有大量中性粒细胞浸润，如急性阑尾炎、急性细菌性痢疾等。

3. 亚急性炎症（subacute inflammation）　病程介于急性炎症与慢性炎症之间，常从一个月至数月，如亚急性重型肝炎、亚急性细菌性心内膜炎。

4. 慢性炎症（chronic inflammation）　起病缓慢，症状不明显，病程常为数月至数年。病理变化以增生为主，渗出和变质较轻。病灶内浸润的细胞常以淋巴细胞、巨噬细胞和浆细胞为主，如慢性阑尾炎、慢性胆囊炎等。

各类炎症的比较见表8-4。

表8-4   各类炎症的比较

比较项目	超急性炎症	急性炎症	亚急性炎症	慢性炎症
发病	暴发	较急	多由急性炎症转化	缓慢
病程	数小时至数日	数日至一个月	一个月至数月	数月至数年
局部病变	坏死为主	变质、渗出为主	变质、增生为主	增生为主
临床表现	明显	明显	较明显	不明显

二、根据炎症局部基本病理变化特点分类

根据炎症局部基本病理变化特点分为以下几种类型。

1. 变质性炎（alterative inflammation） 是指炎症局部病变以组织细胞变质为主，而渗出和增生较轻微的炎症，常见于心、肝、肾、脑等实质器官。如急性重型病毒性肝炎时，主要病变为肝细胞广泛坏死；流行性乙型脑炎时，主要病变是神经细胞的变性、坏死。临床经过多呈超急性、急性，部分也可迁延不愈转为亚急性或慢性。器官功能障碍明显。

2. 渗出性炎（exudative inflammation） 是指局部病变以渗出为主，并伴有不同程度的变质，而增生性病变较轻微。根据渗出物的主要成分及病变特点，将渗出性炎症分为几种类型。

（1）浆液性炎（serous inflammation）：以血浆渗出为主要成分，其中含有少量白细胞和纤维蛋白，常发生于疏松结缔组织、浆膜、黏膜、皮肤和肺等部位，如毒蛇咬伤时形成局部炎性水肿，皮肤Ⅱ度烧伤时形成水疱，结核性胸膜炎引起胸腔积液，影响器官功能。

浆液性炎一般较轻，病因消除后，渗出物可由淋巴管或血管吸收，损伤的组织细胞再生修复，预后大多良好。

（2）纤维蛋白性炎（fibrinous inflammation）：是以大量纤维蛋白原渗出，在凝血酶的作用下转为纤维蛋白为特征的炎症。纤维蛋白性炎常由某些细菌毒素（白喉杆菌、痢疾杆菌和肺炎球菌的毒素）、各种内源性和外源性毒性物质（尿毒症时的尿素和汞中毒的汞）引起。病变常发生于黏膜、浆膜和肺组织。发生于黏膜的纤维蛋白性炎（白喉、细菌性痢疾等），纤维蛋白、白细胞和坏死的黏膜上皮细胞常混合在一起，形成灰白色的膜状物覆盖在黏膜表面，称为假膜。这类炎症因此又称为假膜性炎，如咽白喉。有的假膜与黏膜损伤部位连接松散，容易脱落，如气管白喉，脱落的假膜可堵塞支气管而引起窒息。发生在浆膜的纤维蛋白性炎，如纤维蛋白性胸膜炎和纤维蛋白性心包炎，由于心脏的搏动，使心包脏、壁两层表面的纤维蛋白形成绒毛状，称为"绒毛心"（图8-5），导致浆膜脏、壁层粘连，影响器官功能。

（3）化脓性炎（purulent inflammation）：是指以大量中性粒细胞渗出为特征，并伴有不同程度组织坏死和脓液形成的炎症。化脓性炎常由葡萄球菌、链球菌、脑膜炎双球菌、大肠埃希菌和铜绿假单胞菌等化脓菌引起。

炎症区域坏死组织被中性粒细胞和坏死组织释放的溶蛋白酶溶解液化的过程称为化脓，形成的液状物称为脓液。脓液是一种浑浊、凝乳状液体，呈灰黄色或黄绿色，主要成分是变性、坏死的中性粒细胞（脓细胞）、溶解的坏死组织、细菌及少量浆液。化脓性炎分为表面化脓和积脓、蜂窝织炎及脓肿。

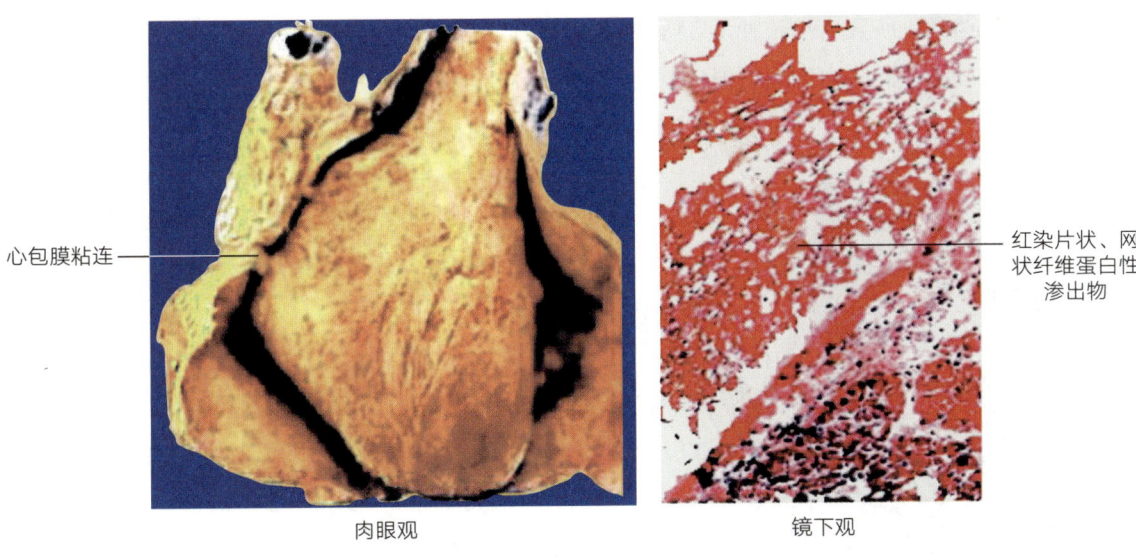

心包膜粘连

红染片状、网状纤维蛋白性渗出物

肉眼观　　　　　　　　　镜下观

图 8-5　纤维蛋白性心包炎（绒毛心）

1）表面化脓和积脓：是指发生在黏膜表面和浆膜的化脓性炎。表面化脓性炎，如化脓性尿道炎和化脓性支气管炎，渗出的脓液可通过尿道、支气管排出体外。当化脓性炎发生在胆囊、输卵管或浆膜（心包膜、胸膜和腹膜）等部位时，脓液在相应部位积聚，称为积脓。

2）蜂窝织炎（phlegmonous inflammation）：是指发生于疏松结缔组织的弥漫性化脓性炎，常发生于皮下组织、肌肉间（图 8-6）和阑尾（图 8-7）。主要由溶血性链球菌引起，该菌能分泌透明质酸酶和链激酶，透明质酸酶可降解疏松结缔组织中的透明质酸，链激酶能溶解纤维蛋白，故细菌易于通过组织间隙和淋巴管蔓延扩散，疏松结缔组织内有弥漫性中性粒细胞浸润，病变组织与正常组织分界不清，全身中毒症状明显。

炎症细胞　　横纹肌

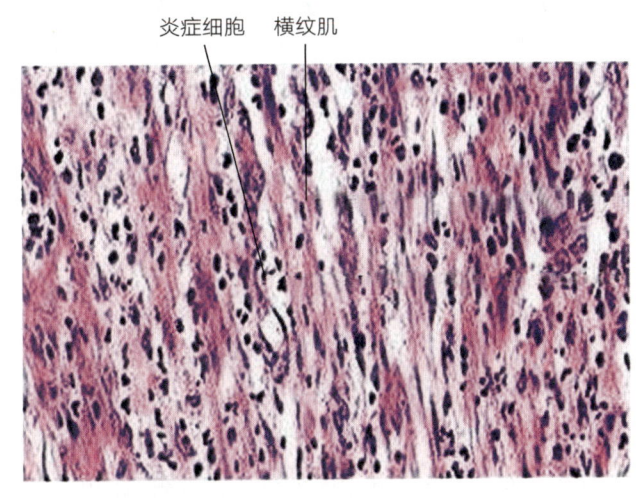

3）脓肿（abscess）：是指发生于组织或器官的局限性化脓性炎，其主要特征为局部组织发生坏死、溶解，形成充满脓液的腔，周围有肉芽组织形成脓肿膜包绕。常见于皮下和内脏，主要由金

图 8-6　横纹肌的蜂窝织炎（镜下观）

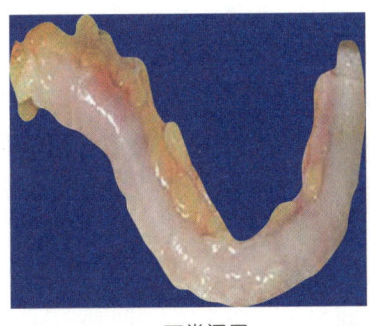

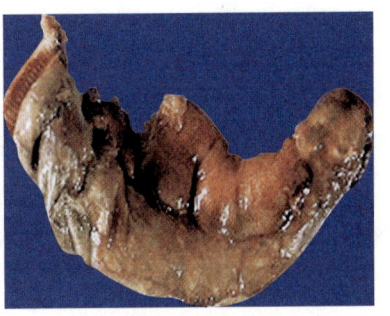

正常阑尾　　　　　　　　蜂窝织炎性阑尾炎

图 8-7　正常阑尾、蜂窝织炎性阑尾炎（肉眼观）

视频
正常阑尾、化脓性阑尾炎
（肉眼观）

黄色葡萄球菌感染所致。小脓肿可以吸收消散，较大的脓肿则由于脓液过多吸收困难，需切开排脓或穿刺抽脓，而后由肉芽组织修复，形成瘢痕。

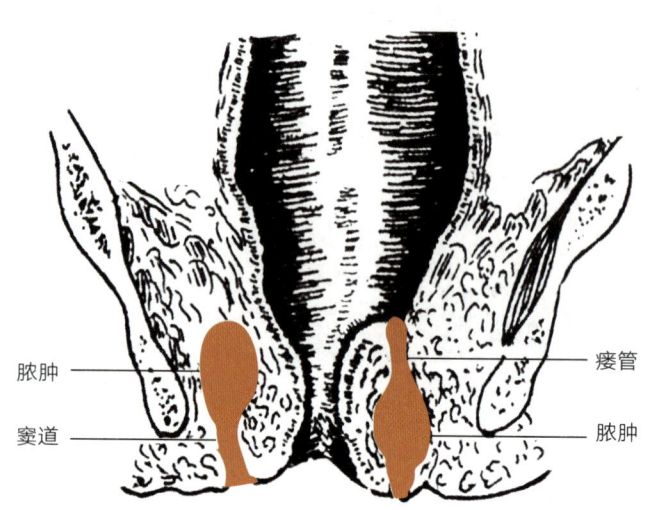

图8-8　肛门直肠周围脓肿及窦道、瘘管形成（模式图）

疖和痈：疖（furuncle）是单个毛囊、所属附属腺及其周围组织的脓肿。痈（carbuncle）是多个疖的融合，在皮下脂肪和筋膜组织中形成许多互相沟通的脓肿，必须及时切开排脓后，局部才能修复愈合。

皮肤或黏膜的脓肿向表面破溃，局部坏死组织崩解、脱落后，形成局限性缺损，称为溃疡。深部组织脓肿如向体表、体腔或自然管道穿破，形成一端为盲端，另一端开口的排脓通道，称为窦道；深部组织脓肿如一端向体表或体腔穿破，另一端向自然管道（消化道或呼吸道等）穿破，形成两端相通的排脓通道，称为瘘管，如肛门周围组织的脓肿（图8-8）。窦道和瘘管不断排出脓性渗出物，长期不愈。

蜂窝织炎与脓肿的区别见表8-5。

表8-5　蜂窝织炎与脓肿的区别

区别项目	蜂窝织炎	脓肿
常见原因	溶血性链球菌	金黄色葡萄球菌
好发组织	皮下组织、肌肉、阑尾	皮肤、内脏
病变性质	弥漫性化脓性炎	局限性化脓性炎
炎症范围	弥漫、分界不明显	局限、分界明显
全身中毒症状	较重	无或较轻
脓腔	无	有
继发病变	脓毒败血症	溃疡、窦道、瘘管

4）出血性炎（hemorrhagic inflammation）：是指炎症病灶内的血管损伤较重时，渗出物中含有大量红细胞，常见于流行性出血热、钩端螺旋体病和鼠疫等。出血性炎常与其他类型的炎症混合存在，如浆液性出血性炎、纤维蛋白性出血性炎和化脓性出血性炎等。

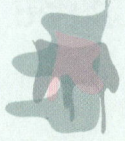

知识拓展

卡 他 性 炎

卡他性炎是指发生在黏膜的渗出性炎症。"卡他"一词来自希腊语，其意为顺势下流。依据不同的渗出物，可分浆液性卡他、黏液性卡他和脓性卡他等几种类型。如感冒初期鼻黏膜大量浆液渗出，属浆液性卡他；结肠炎时，黏液分泌亢进，形成黏液性卡他；淋病时尿道黏膜化脓性炎则形成脓性卡他。

3. **增生性炎**　是指局部病变以组织、细胞增生为主，并伴有不同程度的变质和渗出的炎症。一般在炎症后期和慢性炎症时增生较为明显。但某些急性炎症性疾病也可出现明显的细胞增生，如伤寒时全身单核巨噬细胞系统明显增生等。增生性炎可分为一般增生性炎和肉芽肿性炎两种。

（1）一般增生性炎：多见于慢性炎症，其病变特点是炎症区域内大量的淋巴细胞、浆细胞和单核细胞浸润；成纤维细胞、血管内皮细胞和巨噬细胞明显增生，同时往往伴有炎症局部被覆上皮、腺上皮或实质细胞的增生。

1）炎性息肉（inflammatory polyp）：是指在致炎因子的长期刺激下，局部黏膜上皮细胞、腺体及肉芽组织过度增生而形成突出于黏膜表面带蒂的肿块，如子宫颈息肉、结肠息肉等（图 8-9）。

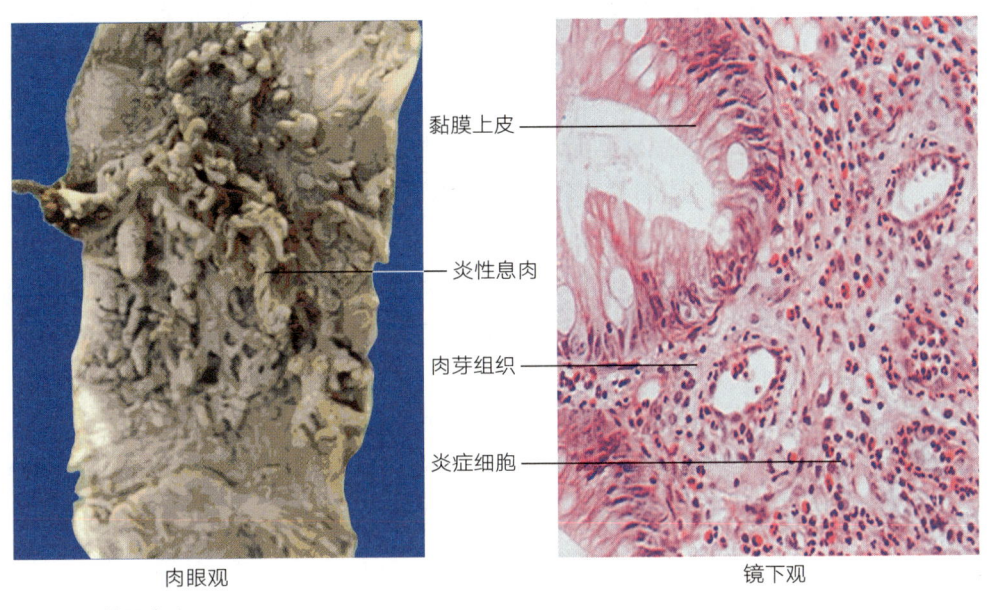

黏膜上皮 ——

—— 炎性息肉

肉芽组织 ——

炎症细胞 ——

肉眼观　　　　　　　　　　　　　　镜下观

图 8-9　结肠息肉

2）炎性假瘤（inflammatory pseudotumor）：是指慢性炎症时，局部组织和细胞增生而形成的境界清楚的肿瘤样团块，常见于眼眶和肺。临床上其大体形态及 X 线表现均不易与真性肿瘤相区别，常需病理检查确诊。

（2）**肉芽肿性炎**（granulomatous inflammation）：是一种特殊类型的增生性炎，局部主要以巨噬细胞增生及其衍生细胞聚集为主，形成境界清楚的结节状病灶。根据肉芽肿的形态特点作出病理诊断。根据致炎因子不同，可分为以下两类。

1）感染性肉芽肿：因病原微生物或寄生虫感染而引起，如结核分枝杆菌、麻风杆菌、伤寒杆菌、真菌和血吸虫等。通常具有独特的形态特征，如结核性肉芽肿、伤寒性肉芽肿等。

2）异物性肉芽肿：是由组织内异物，如缝线、滑石粉、石棉、寄生虫和虫卵等长期刺激而引起的炎性肉芽肿。由异物及其周围的上皮样细胞、异物巨细胞和成纤维细胞等组成。

三、根据炎症累及器官的病变部位、病因等分类

1. 根据受累器官肉眼部位分类，如脑膜炎、肺炎、心肌炎、肝炎等。

2. 根据受累器官镜下部位分类，如肾小球肾炎、萎缩性胃炎等。

3. 根据病因及受累病变部位分类，如病毒性心肌炎、病毒性肝炎等。

第四节　炎症的局部临床表现和全身反应

一、局部临床表现

1. 红　早期动脉性充血呈鲜红色。中、后期静脉性充血血流缓慢，脱氧血红蛋白增多，呈暗红色。

2. 肿　急性炎症时，主要是由于炎性充血和渗出物积聚引起。慢性炎症时，则主要是因局部组织细胞增生而致，如慢性扁桃体炎时，局部淋巴组织增生引起扁桃体增大。

3. 热　体表炎症时，炎症局部温度较周围组织高，这是由于局部动脉性充血，血流量增多，血流加快，代谢增强，产热增加所致。

4. 痛　炎症局部疼痛与多种因素有关。① 致痛物质作用，如炎症区域内的前列腺素、5-羟色胺、缓激肽等炎症介质均具有较强的致痛作用。② 炎症渗出物引起局部组织肿胀，张力增加，可压迫或牵拉神经末梢引起疼痛，如肝炎时，肝大牵拉被膜神经末梢引起疼痛。

5. 功能障碍　炎症局部组织细胞变性、坏死，代谢异常及炎性渗出物造成的压迫或机械性阻塞、疼痛等引发器官功能障碍，如病毒性肝炎，由于肝细胞的变性、坏死，使肝代谢、合成、分泌和解毒等功能障碍；发生在肢体的炎症，疼痛限制肢体使活动功能障碍。

二、全身反应

1. 发热　发热是炎症最重要的全身反应之一。在炎症过程中，由于致炎因子的作用，致热原细胞被激活并释放内生致热原，引起体温调节中枢调定点上移，机体产热增加，散热减弱，体温升高。一定程度的发热能使机体代谢增强，促进抗体形成，增强单核巨噬细胞系统的吞噬功能，并加强肝的解毒功能，从而提高机体的防御能力。如果炎症严重，体温不上升，说明机体反应性差和抵抗力弱，是预后不良的象征。

2. 血液中白细胞的变化　炎症时，尤其是细菌感染引起的炎症，致炎因子和某些炎症介质（白细胞介素、肿瘤坏死因子）的作用可促进骨髓干细胞增殖，并释放更多的白细胞进入血流，使外周血白细胞总数增加。血液中白细胞计数可达（15~20）×10^9/L，若达到（40~100）×10^9/L，则称为类白血病反应。严重感染时，血液中相对不成熟的杆状核中性粒细胞所占比例增多，称为核左移。急性炎症常以中性粒细胞增多为主；慢性炎症和某些病毒感染常以淋巴细胞、单核细胞增多为主；过敏性炎症和寄生虫感染常以嗜酸性粒细胞增多为主。如患者抵抗力低下、严重感染、特殊病原体感染（伤寒杆菌、流行性感冒病毒、立克次体等）等，外周血白细胞数可无明显增多甚至减少，预后较差。在临床上，及时检查患者血液中白细胞计数和分类，对炎症的诊断具有重要的意义。

3. 单核巨噬细胞系统增生　炎症病灶内病原体、抗原物质和组织崩解产物可经淋巴管到达局部淋巴结，也可经血流到达其他单核巨噬细胞系统，使该系统细胞增生，功能增强，从而增强机体的防御功能。临床上表现为淋巴结、肝、脾增大等。

4. 实质器官病变　炎症严重时，由于病原微生物及其毒素的作用，除引起炎症局部组织细胞的变性、坏死外，还可引起心、脑、肾、肝等实质器官的细胞变性、坏死和功能障碍，导致相应临床表现，如白喉引起中毒性心肌炎等。

第五节　炎症的结局

1. 痊愈　由于机体抵抗力较强和采取适当的治疗，致炎因子被消除，炎症病灶的渗出物和坏死组织被溶解吸收，通过周围正常细胞再生，原有的组织结构和功能得到完全恢复，称为完全痊愈。若组织坏死范围较大，则由肉芽组织增生予以修复，而后形成瘢痕组织，称为不完全痊愈，如风湿性心内膜炎，心瓣膜粘连、机化，导致心瓣膜病等，引起组织、器官的功能障碍。

2. 迁延为慢性炎症　致炎因子未能在短期内消除或在机体内持续存在，不断损伤组织造成炎症迁延不愈或反复发作，如急性病毒性肝炎转变为慢性病毒性肝炎，急性胆囊炎迁延为慢性胆囊炎等。

3. 蔓延扩散　当机体抵抗力低下，感染的病原微生物毒力强、数量多，病原微生物不断大量繁殖，并沿组织间隙或脉管系统向周围或全身组织、器官蔓延扩散。

（1）局部蔓延：炎症局部的病原微生物经组织间隙或自然通道向周围组织和器官蔓延扩散，如肾结核时，引起输尿管和膀胱结核。

（2）淋巴道扩散：炎症局部的病原微生物经组织间隙侵入淋巴管，随淋巴液扩散，引起继发性淋巴管炎及所属淋巴结炎，如手部感染时，病原微生物可经上肢淋巴管扩散至腋下淋巴结，引起上肢淋巴管炎和腋下淋巴结炎。

（3）血道扩散：炎症局部的病原微生物侵入血液循环或其毒素被吸收入血，可引起菌血症、毒血症、败血症和脓毒败血症等。

1）菌血症（becteriemia）：是指细菌由局部病灶入血，血液中可检出细菌，但血液无毒素，患者无全身中毒症状。部分炎症早期即可存在菌血症，如大叶性肺炎和伤寒等。

2）毒血症（toxemia）：是指细菌的毒素或其毒性产物被吸收入血，但细菌不入血，临床上出现高热、寒战等全身中毒症状。可伴有心、肝、肾等器官实质细胞的变性、坏死，严重时可出现中毒性休克。

3）败血症（septicemia）：是指细菌由局部病灶入血，并大量生长繁殖和产生毒素，引起全身中毒症状和病理变化。常出现皮肤、黏膜的多发性出血点，肝、脾及全身淋巴结增大等。此时血液中可培养出致病菌。

4）脓毒败血症（pyemia）：是指化脓菌引起的败血症，并继发全身性、多发性小脓肿。小脓肿的中央和小血管中可见细菌菌落，脓肿是由栓塞于器官毛细血管内的化脓菌所引起，故又称为栓塞性脓肿或转移性脓肿。

自 测 题

在线测试
炎症

思维导图
炎症

一、名词解释

1. 炎症　2. 渗出　3. 炎症介质　4. 炎症细胞浸润　5. 绒毛心　6. 脓肿　7. 瘘管　8. 肉芽肿性炎　9. 炎性假瘤　10. 炎性息肉

二、简答题

1. 简述渗出液对机体的影响。

2. 常见渗出性炎有哪些种类？各有何特点？请至少举一个常见病例。

3. 列表比较脓肿与蜂窝织炎的异同。

4. 列表比较渗出液和漏出液的主要区别。

5. 列表比较急性炎症和慢性炎症的区别。

（张琳琳）

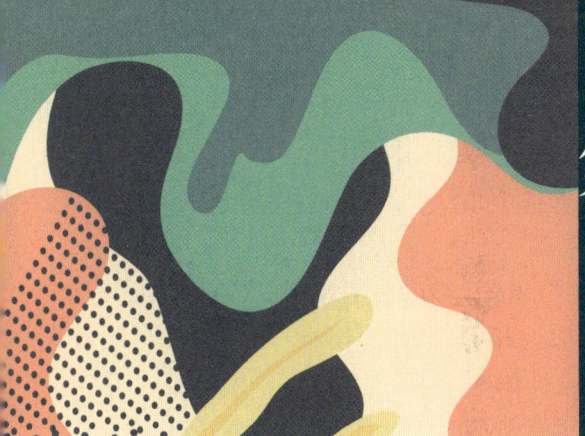

第九章 休克

学习目标

知识目标：能正确复述休克及休克肺的概念，休克的原因、分类及休克各期微循环的变化。理解休克时机体代谢和重要器官的功能变化。

能力目标：能运用休克发生、发展的规律，分析休克的症状和体征，对休克病人进行初步评估、救治。

素质目标：通过在社区开展健康教育宣传活动，提高人民群众对休克的认识和自救能力，推进健康中国建设。

案例导入

患者，男，35 岁。在工地干活时不慎坠落，在送往医院途中，患者出现意识丧失、昏迷。入院检查：体温 36℃，血压 70/50 mmHg，脉搏 128 次/分，呼吸 28 次/分，面色苍白，呼吸急促，脉搏细速，血压进行性下降，四肢湿冷，大腿根部出现大片瘀斑和血肿。

问题：该患者出现了哪些异常情况？判断依据是什么？

休克（shock）是指机体受到强烈因素刺激而发生的有效循环血量减少，微循环血液灌流量严重不足，导致细胞及重要器官功能、代谢障碍的全身性病理过程。其临床表现为面色苍白、脉搏细速、呼吸浅快、尿量减少、烦躁不安、意识淡漠，甚至昏迷、死亡等。

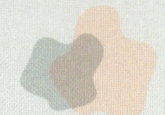

PPT
休克

一、休克的分类

1. 根据休克的原因进行分类　休克的原因很多，分类方法也不一，常用的是按原因进行分类（表 9-1）。

表 9-1　休克的分类及原因

分类	原因
失血、失液性休克	外伤出血、产后大失血、严重脱水等
创伤性休克	严重创伤等
感染性休克	严重感染，特别是革兰氏阴性菌感染
心源性休克	大面积急性心肌梗死、急性心肌炎、心脏压塞等
过敏性休克	某些药物、血清制剂过敏等
神经源性休克	剧烈疼痛、高位脊髓麻醉或损伤等

2. 根据休克发生的始动环节进行分类 可将休克分为低血容量性休克（血容量明显减少）、心源性休克（心功能严重障碍）和血管源性休克（大量小血管扩张使血管容量扩大）三类。

3. 根据休克时血流动力学变化特点分类 ① 低排高阻型休克（低动力型），为最常见类型。其血流动力学特点是心输出量减少，外周血管阻力增加。由于皮肤血管收缩，血流量减少，皮肤温度降低，故称为"冷休克"，主要见于失血、失液性休克，心源性休克等。② 高排低阻型休克（高动力型），其血流动力学特点是心输出量增加，外周血管阻力降低。由于皮肤血管扩张，血流量增多，使皮肤温度增高，故称为"暖休克"，见于神经源性休克和少数感染性休克。③ 低排低阻型休克，其血流动力学特点是心输出量减少，外周血管阻力降低，故血压下降明显，是失代偿的表现。④ 高排高阻型休克，其血流动力学特点是心输出量增加，外周阻力也增加。血压下降不明显，常见于休克早期代偿性表现。

二、休克的发展过程及发生机制

微循环是指微动脉与微静脉之间微血管的血液循环，是血液与组织进行物质交换和代谢的基本结构单位（图9-1）。典型的微循环由微动脉、后微动脉、毛细血管前括约肌、真毛细血管、通血毛细血管、动静脉吻合支和微静脉七部分组成。微循环包括三条通路：迂回通路、直捷通路和动静脉短路。其中，迂回通路由微动脉、后微动脉、毛细血管前括约肌、真毛细血管和微静脉构成，主要使血液与组织细胞进行物质交换，故迂回通路又称为营养通路。直捷通路由微动脉、后微动脉、通血毛细血管和微静脉构成，使血流快速通过血液循环。动静脉短路由微动脉、动静脉吻合支和微静脉构成，主要调节体温。微循环血流的调节受神经和体液共同调节。

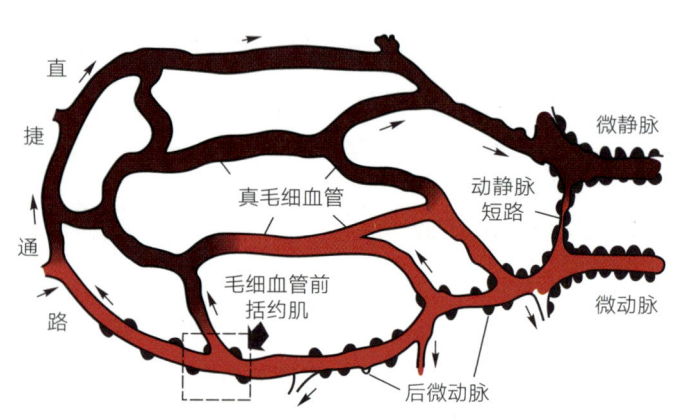

图9-1 正常微循环结构（示意图）

各类休克虽然致休克的病因不同，但有效循环血量减少，微循环灌流量严重不足，导致组织细胞的损伤和生命器官功能障碍是其发生、发展的共同规律。微循环分为三期，本节以低血容量性休克为例，阐述休克发展过程及其发生机制。

（一）休克早期（休克代偿期、微循环血管收缩期、微循环缺血性缺氧期）

1. 微循环变化 有效循环血量减少，导致交感-肾上腺髓质系统兴奋，交感神经兴奋，儿茶酚胺大量释放，皮肤内脏（除心、脑外）器官内的微动脉、后微动脉、毛细血管前括约肌和微静脉均持续痉挛性收缩，由于微动脉的神经支配密度大于微静脉，对儿茶酚胺的敏感性也高于微静脉，所以微动脉比微静脉收缩更显著，造成毛细血管前阻力大于后阻力，真毛细血管网关闭，流经真毛细血管的血流量减少，血流速度减慢。另外，交感-肾上腺髓质系统兴奋，刺激 β 受体，动静脉吻合支开放，血液经动静脉短路回流，两方面共同作用，致使微循环少"灌"少"流"，"灌"少于"流"，组织呈缺血性缺氧（图9-2）。

2. 微循环变化的代偿意义

（1）血液重新分布，维持心、脑血供：由于机体各组织器官上 α 受体分布的数量和密度不同，所以对交感神经兴奋和儿茶酚胺增多的反应也不同。皮肤、骨骼肌、内脏器官（除心、脑外）上 α 受体占优势，所以休克时，这些部位的血管收缩明显。冠状动脉的舒缩主要受心肌局部扩血管代谢产物的影响，其平滑肌上有 α 和 β 两类肾上腺素受体，但对儿茶酚胺的净效应以 β 受体兴奋引起的扩血管反应为主。脑血管壁上交感缩血管纤维分布稀疏，α 受体密度低，故发生休克时，交感神经兴奋，脑血管口径变化不大，所以休克早期，心脏冠状动脉、脑血管无明显改

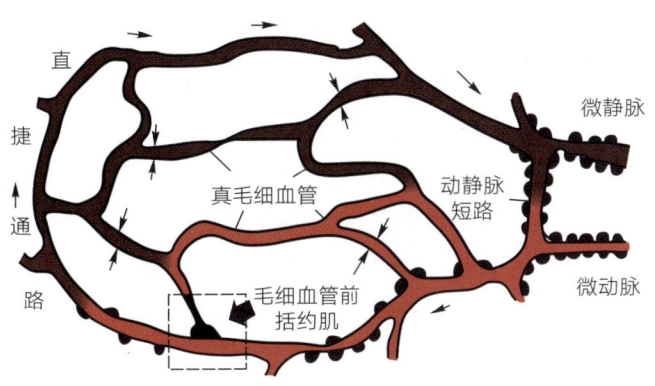

图 9-2 休克代偿期微循环变化（示意图）

变，而血容量的恢复和血压的维持，起"移缓救急"的作用，保证心、脑生命器官血液供应。

（2）维持动脉血压：① 交感-肾上腺髓质系统兴奋，心肌收缩力增强，心输出量增加。同时，儿茶酚胺使皮肤和腹腔器官等小动脉收缩，外周阻力增加，使休克早期的血压正常或略高。② 自身输血。儿茶酚胺释放，容量血管及肝、脾储血器官收缩，使回心血量增加维持血压，起到"自身输血"作用。③ 自身输液。由于微循环血管收缩，前阻力大于后阻力，毛细血管流体静压降低，使组织液回流入毛细血管，起到"自身输液"作用。此期，微循环中血液"灌"少于"流"。如能早发现，积极抢救，及时补充血容量，可很快改善微循环和恢复血压，阻止休克进一步发展。

3. **临床表现** 皮肤苍白，四肢厥冷，出冷汗，尿量减少；因为外周阻力增加，收缩压没有明显降低，而舒张压有所升高，脉压减小（对休克早期诊断更有价值），脉搏细速，烦躁不安。因血液重新分布，心、脑供血可以维持，所以患者多意识清楚。

（二）休克中期（休克失代偿期、微循环血管扩张期、微循环淤血性缺氧期）

1. **微循环变化** 休克病因持续作用，微动脉、后微动脉和毛细血管前括约肌舒张，微静脉仍处于收缩状态，使后阻力大于前阻力。真毛细血管网开放，微循环中血液多"灌"少"流"，"灌"大于"流"，微循环淤血性缺氧，故又称为可逆性失代偿期、淤血性缺氧期（图 9-3）。

2. **微循环变化的意义** ① 酸中毒：因微循环持续缺氧，乳酸等代谢不全的酸性产物增多，导致酸中毒。② 局部血管活性物质增多：微循环持续缺血、缺氧、酸中毒，导致肥大细胞释放组

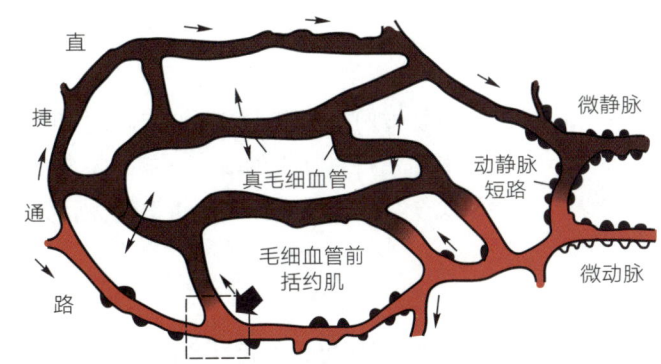

图 9-3 休克失代偿期微循环变化（示意图）

胺、激肽类等扩血管物质增多，引起血管扩张，通透性增强，毛细血管流体静压增高，"自身输液"停止，反而液体外渗进入组织间隙，使回心血量及心输出量进一步下降。③ 内毒素作用：肠源性毒素吸收入血，可激活补体、激肽系统，中性粒细胞释放血管活性物质，使血管扩张，通透性增强。④ 血流阻力增大：液体外渗，血液浓缩使红细胞聚集，血流阻力增大，血流淤滞甚至停止，形成恶性循环。⑤ "自身输血"停止：大量毛细血管开放，血管容量增加，回心血量减少，"自身输血"停止。

3. **临床表现** 患者皮肤颜色由苍白转而逐渐发绀（口唇、指端）；动脉血压进行性降低，

脉搏细速；少尿或无尿。心、脑表现为心肌收缩无力，意识淡漠，甚至昏迷等。

（三）休克晚期（休克难治期、弥散性血管内凝血期、微循环衰竭期）

1. 微循环变化   DIC 形成机制：① 严重缺氧和酸中毒，血管内皮细胞损伤，使胶原纤维暴露，激活凝血因子Ⅻ，启动了内源凝血系统。② 严重组织损伤，释放组织因子激活了外源性凝血系统。③ 血管壁通透性增强，液体外渗、血液浓缩，血流缓慢，使血小板和红细胞聚集形成微血栓。④ 中性粒细胞、血小板因缺氧、酸中毒和毒素作用释放凝血因子等。此期广泛微血栓形成，阻断微循环，由于凝血因子消耗和继发性纤溶亢进而大量出血，微循环血流停滞，少灌少流，甚至不"灌"不"流"（图 9-4）。

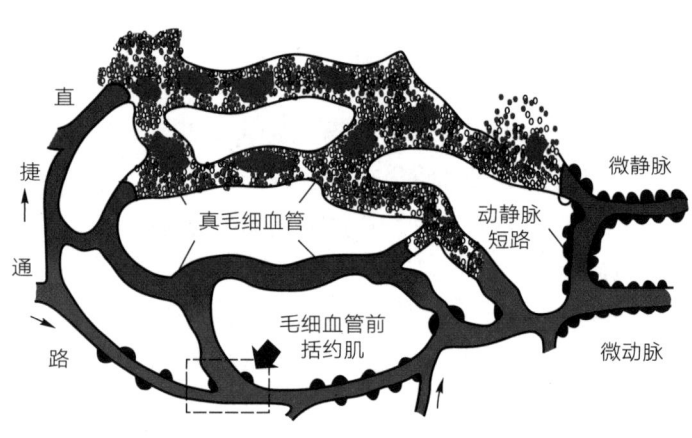

图 9-4   休克难治期微循环变化（示意图）

2. 休克晚期难治的意义   ① DIC 阻塞微循环，使回心血量减少。② 纤维蛋白降解产物、补体等使血管壁通透性增加，血液浓缩，血管舒缩功能障碍。③ DIC 出血使血容量进一步减少。④ DIC 导致多器官栓塞、梗死及功能障碍。⑤ 胃肠道缺血缺氧，黏膜屏障和免疫功能减弱，内毒素和肠道细菌入血，作用于单核巨噬细胞系统，引起"全身炎症反应综合征"，使心、脑、肺、肾等生命器官功能障碍。

3. 临床表现   患者表现为出血、脉搏微弱、血压下降，中心静脉压下降，尿少甚至无尿，呼吸困难、昏迷等，出现多器官功能障碍综合征。

休克发展过程中，微循环三期变化可归纳为：早、缩、缺→中、扩、淤→晚、衰、凝。

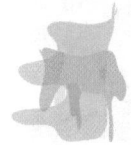

知识拓展

目标导向性治疗

目标导向性治疗（goal-diredted therapy，GDT）是指有明确目标（以提高心输出量和组织供氧为治疗目标）的治疗。如脓毒血症休克时，最初 6 小时内治疗达到血流动力学最适化，并解决全身组织缺氧，通过纠正前、后负荷，氧含量达到组织氧供需平衡的目标。

三、细胞代谢障碍与细胞损伤

1. 能量代谢障碍   休克时，由于组织的灌流量降低和细胞供氧减少，有氧氧化障碍，无氧酵解增强，导致机体能量生成不足，影响细胞及器官功能。

2. 代谢性酸中毒   其机制是：① 缺氧使糖酵解增强，乳酸生成增多。② 肝因缺血缺氧等致功能障碍，摄取和处理乳酸能力降低。③ 肾血流量减少，肾功能障碍，肾排出酸性产物减少。

3. 细胞损伤   休克时，线粒体损伤，能量生成明显减少，引起细胞膜损伤，溶酶体膜损伤，溶酶体酶释放，导致组织细胞自溶、死亡。

四、重要器官功能变化

1. 脑功能的变化　休克早期，通过代偿维持脑的血液供给，脑功能变化不明显。休克进一步发展，心输出量减少和血压降低，不能维持脑的血液供给，则发生脑缺氧、酸中毒，脑内微血栓形成、水肿、出血等。患者出现表情淡漠，甚至惊厥或昏迷等。

2. 心功能的变化　休克早期，通过机体代偿，能够维持冠状动脉血流量，心功能无明显影响。随着休克的发展，可出现心力衰竭。

3. 肾功能的变化　休克时，肾是最早且最易受损的组织器官之一。休克早期，因肾血液灌流不足，肾小球滤过率降低，可发生功能性肾衰竭，临床表现为少尿。若休克持续存在，则引起急性肾小管坏死，发生器质性肾衰竭，导致高钾血症、酸中毒和氮质血症等。临床上，尿量变化是判断休克患者内脏器官微循环灌流状态的重要指标。当尿量小于 20 ml/h 时，提示内脏器官微循环灌流不足。

4. 肺功能的变化　肺缺血、淤血、水肿、出血、局限性肺不张、肺毛细血管内微血栓形成及肺泡内透明膜形成等病理改变，影响肺通气、弥散功能或导致肺泡通气血流比例失调。严重者可导致呼吸衰竭，甚至死亡，称为休克肺。

5. 肝和胃、肠功能的变化　① 肝功能障碍：肝动脉血液灌流量减少，肝内微循环障碍和 DIC 形成，加重肝细胞缺血缺氧；肠道产生的毒性物质经门静脉入肝及肝内毒性代谢产物的蓄积，直接损害肝细胞。② 胃、肠功能障碍：胃肠道缺血、缺氧、淤血和 DIC 的形成，导致胃肠黏膜变性、坏死、糜烂，形成应激性溃疡。

6. MODS　是指无原器官功能障碍的患者在严重休克时，同时或在短时间内相继出现两个或两个以上器官或系统功能障碍。MODS 的发生机制比较复杂，可能与休克所致的组织缺血缺氧、机体的高代谢状态和缺血再灌注损伤等有关。

五、休克的防治原则

1. 积极采取防治措施　针对引起休克的原发病，积极防治，如对感染性休克患者积极抗感染，对失血、失液性休克患者尽快建立输液、输血通道。密切观察患者的生命体征，详细记录尿量，患者采取中凹卧位。

2. 药物治疗　输液、输血遵循"量需而入"的原则，以达到迅速改善微循环的目的。补充血容量是治疗休克的关键。对于失血、失液性休克，创伤性休克和其他高阻力型休克，在补充血容量的基础上，使用扩血管药物，降低血管阻力，改善组织血液灌流。对于血管容量扩大的休克，选择缩血管药物以提高动脉血压，保证组织器官的血液灌流。补充血容量，合理使用血管活性药物，纠正酸中毒，改善细胞代谢，防治细胞损害，防治器官功能障碍。

自测题

一、名词解释

1. 休克　2. 休克肺

在线测试
休克

思维导图
休克

二、简答题

1. 简述休克的原因、分类。

2. 叙述休克初期微循环改变有何代偿意义。

3. 试述休克各期微循环变化的特点。

4. 简述休克的防治原则。

（张利蕊）

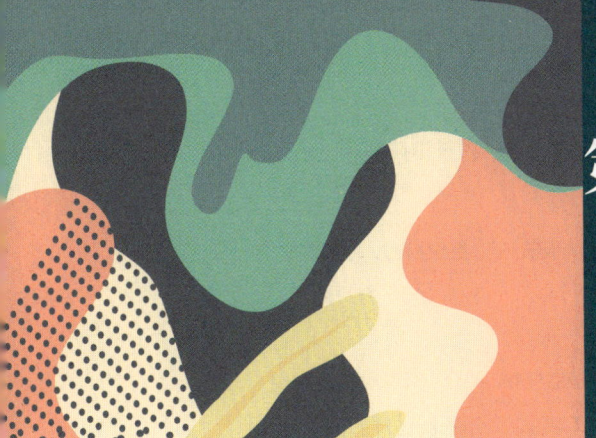

第十章　弥散性血管内凝血

学习目标

知识目标：能准确复述弥散性血管内凝血的概念、发生机制、机体变化、病理临床联系。理解微血管病性溶血性贫血的概念，弥散性血管内凝血的分期、分型。

能力目标：能运用理论知识分析影响弥散性血管内凝血发生、发展的因素。

素质目标：提升临床思维能力，培养良好的职业道德和人文素养。

案例导入

患者，女，32 岁。因妊娠晚期阴道流血入院。入院后查生命体征正常，心肺未发现异常，子宫底高 32 cm，腹围 95 cm，胎心 150 次/分，子宫颈口 1.5 cm，胎膜未破。次日上午子宫颈口开至 5 cm，胎先露持续 5 小时不下降，经医生劝说行剖宫产娩出一女婴。术中出血 400 ml，回到病房后血压降至 70/40 mmHg，补液无效，心率 140 次/分，体温 39℃，急查血红蛋白 53 g/L，白细胞计数 5.8×10^9/L，血小板计数 59×10^9/L，给予升压药治疗，患者出现呼吸困难，腹部移动性浊音，急行剖腹探查，探查过程中患者呼吸心搏停止，继而死亡。

问题：患者死亡的原因是什么？发生机制是什么？

弥散性血管内凝血（disseminated intravascular coagulation，DIC）是指机体在某些致病因素的作用下，凝血因子和血小板被激活而引起的以凝血功能障碍为主要特征的全身性病理过程。

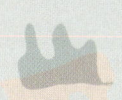

PPT
弥散性血管内
凝血

一、DIC 的原因及发生机制

1. **血管内皮细胞广泛损伤**　如细菌、病毒、抗原抗体复合物、持续性缺血缺氧等均可损伤血管内皮细胞，使血管内皮下带负电荷的胶原纤维暴露，凝血因子ⅫI与带负电荷的胶原纤维接触后，激活成Ⅻa，从而启动内源性凝血系统，导致 DIC。

2. **组织损伤**　如外科大手术、严重创伤、产科意外、实质性器官坏死等，使组织因子大量释放入血，从而启动外源性凝血系统，导致 DIC。

3. **血细胞大量破坏**　多见于溶血性疾病，如恶性疟疾、异型输血等。红细胞破坏可释放红细胞膜磷脂和 ADP，使血小板黏集，促进凝血反应。中性粒细胞和单核细胞内含有促凝物质，在内毒素等诱导下，释放大量促凝物质入血，促进 DIC 形成。

DIC 的发生常是多原因、多环节综合作用的结果，其发生机制见图 10-1。

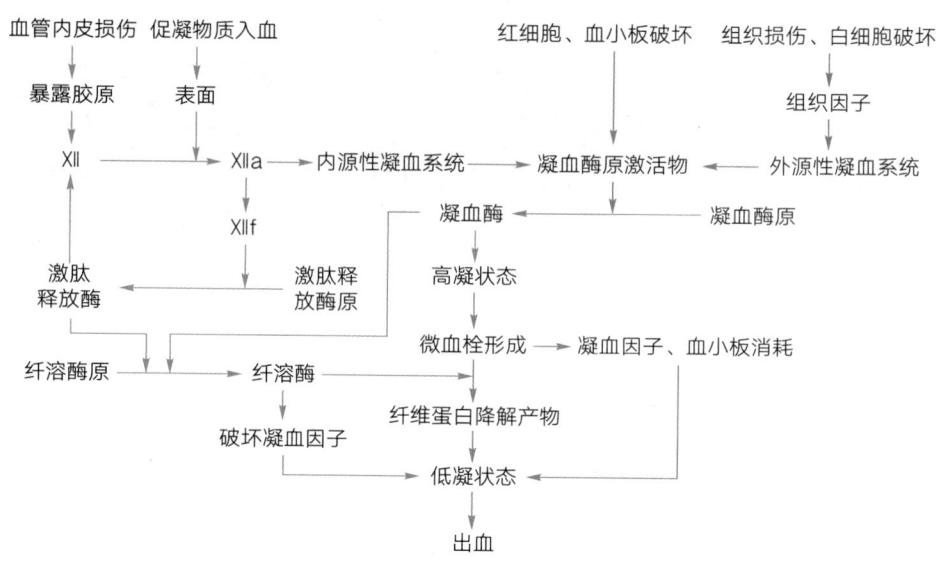

图 10-1   DIC 发生机制（示意图）

二、影响 DIC 发生、发展的因素

1. 单核巨噬细胞系统功能障碍   当各种疾病引起单核巨噬细胞系统功能被抑制时，其清除功能下降，造成凝血、纤溶系统平衡失调，可诱发和促进 DIC。

2. 肝功能障碍   使其激活的凝血因子清除不足，抗凝血物质生成减少，促进 DIC 的发生。

3. 血液高凝状态   妊娠期妇女血液中凝血因子和血小板等凝血物质增多，血液处于高凝状态。因此，产科意外（宫内死胎、胎盘早期剥离、羊水栓塞）时，DIC 发病率较高。酸中毒时，血小板聚集性加强，血浆中凝血因子活性增强，肝素抗凝血活性减弱，易诱发 DIC。

4. 微循环障碍   组织缺氧、酸中毒引起血管通透性增高，使血浆成分外渗，血液浓缩，导致血流缓慢，血细胞聚积，局部激活凝血因子不易清除，促使 DIC 的发生。

三、DIC 的分期和分型

1. DIC 的分期   根据病理变化特点及发展过程，可将 DIC 分为三期。

（1）高凝期：各种致病因子作用，凝血系统被激活，使凝血酶生成增多，微循环内广泛微血栓形成，血液处于高凝状态。

（2）消耗性低凝期：微血栓形成，使凝血因子和血小板大量消耗而减少，加之机体纤溶系统被激活，血液由高凝状态转为低凝状态，临床上表现为出血。

（3）继发性纤溶亢进期：纤溶系统在凝血酶和XIIa 的作用下被激活，产生纤溶酶，使纤维蛋白（原）被降解，形成大量纤维蛋白降解物（FDP）。FDP 具有很强的抗凝作用，因此，血液呈明显的低凝状态，临床上出血进一步加重。

2. DIC 的分型　根据原发病和临床经过，可将 DIC 分为三型。

（1）急性型：常发生于严重感染、严重创伤、产科意外及外科大手术等，DIC 常在几小时或 1~2 日内发生，临床症状明显，常以出血和休克为主，病情进展迅速。

（2）亚急性型：在数日内逐渐形成，临床表现介于急性型和慢性型之间。

（3）慢性型：多见于恶性肿瘤、胶原组织病、慢性溶血性贫血等疾病，多在数月至数年内发生，临床表现轻微或不明显，常以某器官功能不全为主，诊断较困难。

四、DIC 对机体的影响及病理临床联系

1. 出血　是 DIC 最常见的临床表现，也是诊断 DIC 的重要证据之一。轻者在皮肤、黏膜上出现瘀点，在伤口、注射部位有持续性渗血等，重者迅速出现皮肤大片紫癜，胃肠道、肺、泌尿生殖系统甚至颅内出血。引起出血的机制：① 广泛微血栓形成，造成血小板和多种凝血因子大量消耗，特别是纤维蛋白原、凝血酶原和因子 V、VII、X 等明显减少。② 继发性纤溶亢进，纤溶系统激活，使纤维蛋白降解产物形成而引起出血。③ 微血管损伤，内毒素、缺血、缺氧、酸中毒等可直接损伤微血管，导致通透性增高而出血。

2. 休克　急性 DIC 可引起休克，重度或晚期休克又易发生 DIC，二者互为因果，形成恶性循环。引起休克的机制：① 回心血量减少，广泛微血栓形成使微循环通路受阻，广泛出血使血容量减少，导致回心血量减少。② 血管扩张，由于激肽、补体系统激活和 FDP 增多，引起微动脉、毛细血管前括约肌舒张，微血管通透性增高，导致血压下降。③ 心功能障碍，心肌血管内形成微血栓造成心肌缺血，心肌收缩力减弱，导致心输出量下降等。

3. 器官功能障碍　DIC 时，因机体内广泛微血栓形成，组织器官缺血、缺氧，引起多器官功能障碍。最常受累的是肾，主要为肾皮质坏死和急性肾衰竭，出现少尿、无尿、蛋白尿、血尿和氮质血症等；脑损伤表现为出血、水肿，出现意识模糊、嗜睡、惊厥、昏迷等；肺损伤表现为肺淤血、出血、水肿，出现呼吸困难、发绀和低氧血症；消化系统损伤表现为消化道出血；肝受累时，表现为黄疸和肝功能障碍。

4. 贫血　DIC 患者外周血涂片检查可见变形的红细胞，称为裂体细胞，其外形呈盔甲形、星形、新月形等。裂体细胞极易破裂溶解而引起贫血，这种由微血管病引起的贫血称为微血管病性溶血性贫血。主要原因是微血管内形成的纤维蛋白呈条索或网状沉积，当细胞通过时，受到机械性牵拉、挤压致使红细胞变形破坏。

五、DIC 的预防原则

积极采取预防措施，消除 DIC 的原因和诱因是防治 DIC 的根本措施，包括控制感染、纠正酸中毒、改善微循环、及时抢救休克等。在抗凝治疗后酌情输入新鲜血液、新鲜血浆、纤维蛋白原制剂等。

自 测 题

在线测试
弥散性血管内
凝血

思维导图
弥散性血管内
凝血

一、名词解释

1. DIC   2. 微血管病性溶血性贫血   3. FDP   4. 血液高凝状态   5. 裂体细胞

二、简答题

1. 简述 DIC 的发生机制。

2. DIC 时为什么会发生休克?

（张琳琳）

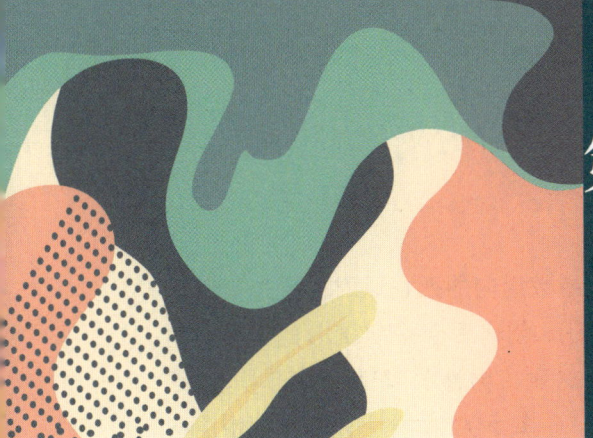

第十一章 多器官功能障碍综合征

学习目标

知识目标：能准确复述多器官功能障碍综合征的概念、常见原因、发生机制和预防原则。理解多器官功能障碍综合征的发生过程及分型。

能力目标：能运用多器官功能障碍综合征的相关知识向患者及家属解释临床现象。

素质目标：培养同情患者的仁爱之心，以及良好的职业道德。

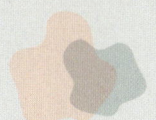

案例导入

患者，女，68 岁。因"发热伴头痛，呕吐 4 日"入院，患者于入院前 3 日出现发冷、发热，伴头痛、呕吐等。入院后体格检查：体温 38℃，脉搏 90 次/分，呼吸 23 次/分，血压 110/67 mmHg，意识清楚，肺部听诊右肺可闻及少量哮鸣音，心律齐，未闻及杂音，诊断为上呼吸道感染。入院后第三日患者精神状态不佳，气短加重，不能平卧，心率 160~170 次/分，血压 160/90 mmHg，血氧饱和度波动于 85% 左右，两肺散在湿啰音；第五日出现尿少，24 小时尿量 600 ml，血钾 4.2 mmol/L，血钠 138 mmol/L，血氯 108 mmol/L，尿素氮 38.6 mmol/L，肌酐 198 mmol/L。

问题：该患者最可能是什么疾病？诊断依据有哪些？

多器官功能障碍综合征（multiple organ dysfunction syndrome，MODS）是指机体受到严重创伤、休克、感染等打击后，短时间内同时或相继发生两个或两个以上原无功能障碍的器官、系统功能障碍，影响机体内环境稳定的临床综合征。MODS 包括多器官衰竭和多系统衰竭，是危重患者死亡的重要原因之一，而随着功能障碍器官数目的增多，死亡率增加。

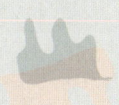

PPT
多器官功能
障碍综合征

一、原因

1. **严重感染** 约70%的MODS由感染、败血症引起，以大肠埃希菌、铜绿假单胞菌居多。
2. **大手术和严重创伤** MODS 是大手术和严重创伤的重要并发症。
3. **休克** 休克晚期，合并 DIC 时，MODS 的发生率高。

此外，如输液过多，吸氧浓度过高，机体抵抗力明显低下等均可诱发 MODS。

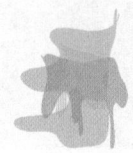

知识拓展   **创伤引起 MODS**

创伤是引起青壮年死亡的最主要原因之一，伤后数天或数周内的死亡原因主要为 MODS 及其后续的多器官功能衰竭（multiple organ failure，MOF）。创伤后合并 MODS 的主要影响因素有创伤严重程度、合并感染、基础疾病及救治方法，性别（男性）、年龄（>55 岁）、肥胖、严重营养不良、长期酗酒、低体温（体温低于 35℃）、心率≥90 次/分，以及长期使用抗菌药物或近期使用大剂量类固醇激素化疗药物等。

二、发生机制

1. 器官血流量减少和再灌注损伤   重要器官微循环血液灌注减少引起缺血、缺氧，使 ATP 生成减少，导致细胞功能障碍。各生命器官缺血，一定时间后易发生再灌注损伤，产生大量氧自由基和炎症介质、细胞内钙超载、黏附在微血管内的中性粒细胞与内皮细胞的相互作用，可发生广泛的炎症激活引起组织损伤。

2. 全身性炎症反应失控

（1）全身炎症反应综合征：是由严重感染或非感染因素作用于机体后所引起的一种难以控制的全身性瀑布式炎症反应。其主要病理变化为全身持续高代谢状态，高动力循环，细胞因子等多种炎症介质的失控性释放，引起多个器官系统功能不全。

（2）代偿性抗炎反应综合征：促炎因子引起损伤性炎症反应的同时，机体可通过释放抗炎因子（IL-4、IL-10、IL-11、可溶性 TNF 受体及转化生长因子等）产生内源性抗炎反应。适量的抗炎反应可以起到控制炎症的作用，但过度则可抑制免疫、增加感染机会。

3. 肠屏障功能损伤及肠道细菌移位   在某些情况下，细菌和内毒素从肠内逸出，进入肠淋巴管和肠系膜淋巴结，后入门静脉系统和体循环，引起全身性感染和内毒素血症，称肠道细菌移位和内毒素移位。肠道内毒素大量入血，不仅严重损害器官功能，还可激活巨噬细胞产生大量体液因子，导致多器官衰竭。

三、发生过程

根据临床发生形式，MODS 可分为两种不同类型。

1. 单相速发型   由原始因素直接引起，发生迅速，原无器官功能障碍者又称为原发型。病情发展呈连续相，病变的进程中器官功能损伤只有一个高峰（一个时相），故又称为一次打击型。

2. 双相迟发型   器官功能障碍非原始损伤本身所致，常出现在创伤、失血、感染等原因作用一定时间或经治疗病情得到缓解并相对稳定后，又继发严重感染，遭受"第二次打击"，在此基础上发生 MODS，又称继发型。病情出现两个高峰，呈双相，又称为二次打击型，常迅速导致多个器官功能障碍。

四、各器官系统的功能变化

1. 肺功能不全　肺是最早受累的器官。主要病理变化为肺水肿、肺出血、肺不张、肺内微血栓和肺泡内透明膜形成。临床表现为发绀、进行性低氧血症和呼吸困难，严重时可致呼吸衰竭。

2. 肝功能不全　肝受损机制：① 早期线粒体功能下降，能量产生减少。② 内源性细菌与毒素吸收、迁移，进入血液循环，直接损害肝实质细胞，直接或间接通过单核巨噬细胞释放的介质（肿瘤坏死因子-α、IL-1）等造成肝损伤。肝功能下降，对毒物的清除能力降低，反过来进一步加剧机体各重要器官损伤，形成恶性循环。

3. 急性肾衰竭　主要病理变化是急性肾小管坏死。临床表现为少尿或无尿、氮质血症、血尿素氮和肌酐升高，并伴有水、电解质和酸碱平衡紊乱，死亡率很高。

4. 心功能不全　在长期缺血、缺氧、酸中毒、细菌毒素、炎症介质等因素的综合作用下，患者心功能严重受损，导致急性心功能障碍，出现心肌收缩力下降，心输出量减少，突发性低血压等。

5. 胃肠道功能障碍　胃肠道缺血、缺氧、淤血和微血栓形成，导致黏膜变性、糜烂、坏死，形成应激性溃疡，引起出血。

6. 免疫系统的变化　MODS 患者血浆补体水平有明显变化，表现 C4a、C3a 升高，C5a 降低。另外，部分患者由于过度表达 IL-4、IL-10 和 IL-13 等抗炎介质，使整个免疫系统处于全面抑制状态。单核巨噬细胞功能受抑制，杀菌能力降低，外周血淋巴细胞减少，B 细胞分泌抗体的能力减弱。因此，炎症反应失控，感染容易扩散，发生菌血症或败血症。

7. 凝血-纤溶系统功能的变化　开始时血液高凝，通常不易察觉而漏诊；由于凝血因子的大量消耗，继发性纤溶亢进的发生，患者可有明显和难以纠正的出血或出血倾向。

8. 新陈代谢改变　MODS 患者的新陈代谢改变主要表现为全身氧耗量增高，能量消耗增加，三大营养物质分解代谢增强，尿素氮增多，体内负氮平衡，组织摄氧相对减少等。

五、预防原则

积极采取预防措施，如防治感染、创伤，去除 MODS 的原因。及时补足血容量，阻断炎症介质的有害作用，防治肠源性感染和肠屏障功能损伤，加强氧供，进行营养支持，保持热量平衡等。

自 测 题

一、名词解释

1. 多器官功能障碍综合征　2. 肠道细菌移位　3. 全身炎症反应综合征

在线测试
多器官功能
障碍综合征

思维导图
多器官功能
障碍综合征

二、简答题

根据发病形式，MODS 分为哪两种类型？各有何特点？

（钱　程）

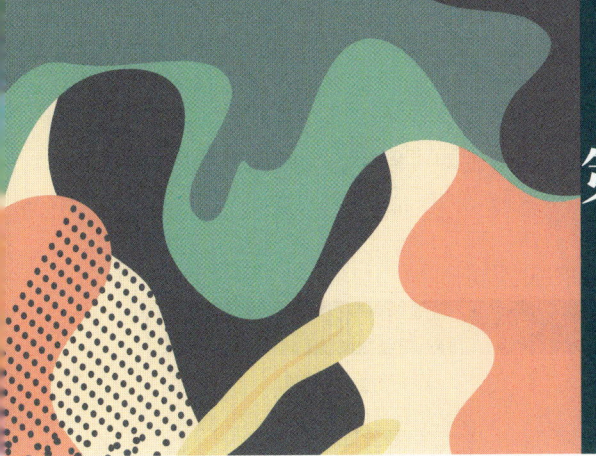

第十二章　肿瘤

　　肿瘤是当前危害人类健康的常见病、多发病。WHO发布的《2020年全球癌症统计数据》显示，2020年全球新增1 929万例癌症病例，死亡人数达966万，其中，乳腺癌、肺癌和结直肠癌的发病率居前三位。

PPT
肿瘤

第一节　肿瘤的概述

　　肿瘤（tumor）是机体在各种致瘤因素作用下，局部组织细胞在基因水平上失去对其生长的正常调控，导致其克隆性异常增生所形成的新生物。这种新生物常表现为局部肿块。但是，一些肿瘤不一定形成局部肿块，如白血病等。形成肿块者也并非都是肿瘤，如肉芽肿等。

　　肿瘤细胞由正常细胞转化而来，但与正常细胞相比，表现出明显差异，可概括为：① 肿瘤细胞不同程度地丧失了分化成熟的能力，出现形态、代谢、功能异常。② 与机体不协调，相对无限制地生长，即使致瘤因素消失，肿瘤细胞仍继续增生。

　　生理状态下的某些组织（子宫内膜）或病理状态下的某些组织（组织损伤时的肉芽组织）也可发生增生，其增生的过程受机体控制，增生的程度与机体协调，增生的组织、细胞分化成熟，在形态和功能上与原组织细胞基本一致，当刺激因素消失，增生即可停止，与肿瘤性增生有着本质的区别（表 12-1）。

表 12-1　肿瘤性增生与非肿瘤性增生的区别

区别项目	肿瘤性增生	非肿瘤性增生
原因	环境或内在致瘤因素	炎症、组织损伤
增生类型	单克隆性	多克隆性
细胞分化	细胞分化不成熟	细胞分化成熟
增生形式	呈失控性增生	增生受机体调控

第二节　肿瘤的特征

一、肿瘤的形态

（一）肿瘤的大体形态

肿瘤的形态多种多样，一定程度上反映肿瘤的性质，对判断良恶性具有一定的价值。

1. 形状　与肿瘤组织来源、发生部位、生长方式和良恶性有关。皮肤、黏膜表面的肿瘤多呈外生性生长，呈息肉状、乳头状、蕈状、菜花状；良性肿瘤多呈膨胀性生长，呈结节状、分叶状，境界清楚，有完整的包膜；恶性肿瘤多呈浸润性生长，呈不规则块状、蟹足状、溃疡状等，也可呈内生性生长、主要深部组织浸润性生长等（图 12-1）。

2. 大小　大小不一，与肿瘤的性质、生长部位和时间有关。有的极小，如原位癌、一点癌（微小癌）等，只能在显微镜下发现。有的极大，如卵巢囊腺瘤，可重达数十千克。生长在体表或体腔的肿瘤可以长得很大，生长在狭小腔道（如颅腔、椎管等）内的肿瘤，生长受限，

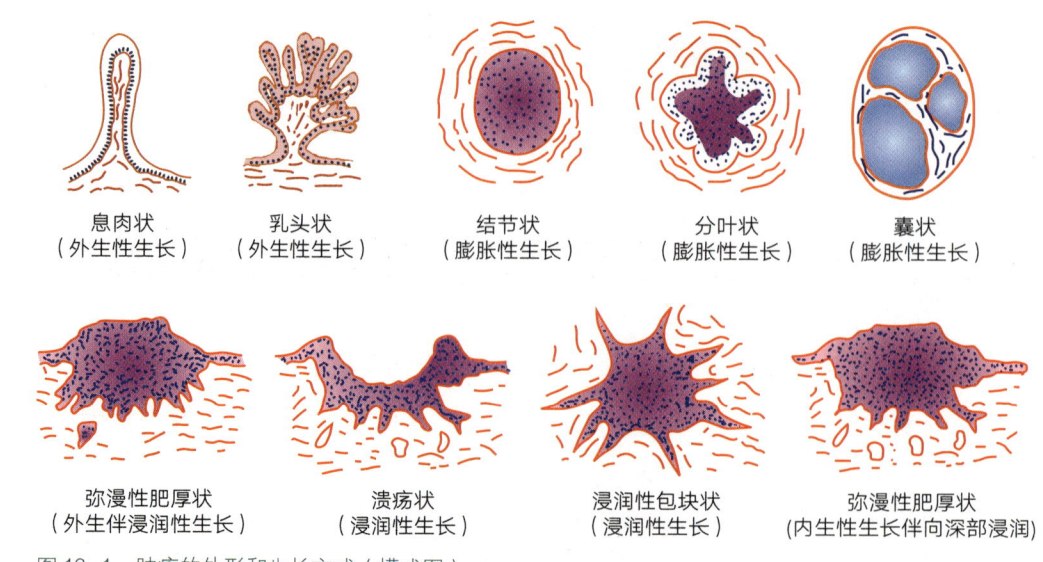

息肉状　　　　乳头状　　　　　结节状　　　　　分叶状　　　　　　囊状
（外生性生长）　（外生性生长）　（膨胀性生长）　（膨胀性生长）　（膨胀性生长）

弥漫性肥厚状　　　　溃疡状　　　　　浸润性包块状　　　　弥漫性肥厚状
（外生伴浸润性生长）　（浸润性生长）　（浸润性生长）　（内生性生长伴向深部浸润）

图 12-1　肿瘤的外形和生长方式（模式图）

体积较小。生长缓慢的肿瘤，生长时间较长，体积较大，多属良性肿瘤。恶性肿瘤生长迅速，对机体危害极大，未待瘤体长大时就致人死亡，或采取了治疗措施而体积较小。

3. 颜色　与肿瘤组织来源、血管多少和有无继发性改变（出血、坏死、感染）等有关，如脂肪瘤呈黄色或浅黄色，血管瘤呈暗红色，黑色素瘤呈黑褐色。肿瘤组织可因变性、坏死、出血及感染等呈不同颜色。

4. 硬度　与肿瘤组织来源、实质与间质的比例、有无继发性改变有关。如脂肪瘤质地软，纤维瘤、平滑肌瘤质地韧，骨瘤坚硬；实质多而间质少的肿瘤质地较软，反之质硬；肿瘤组织发生变性、坏死、囊性变时较软，有钙化或骨化时较硬。

5. 数目　肿瘤一般为单发性（单克隆起源），少数呈多发性（多克隆起源，即多灶起源），如子宫多发性平滑肌瘤、皮肤多发性神经纤维瘤、结肠多发性息肉状腺瘤等。临床应避免忽略多发性肿瘤的治疗。

6. 包膜　良性肿瘤多有完整包膜，与周围组织分界清楚；恶性肿瘤多无包膜，与周围组织分界不清。

（二）肿瘤的组织形态

肿瘤的组织形态多种多样，但均由实质和间质两部分构成。

1. 肿瘤的实质　肿瘤细胞是肿瘤的实质部分，大多数肿瘤只有一种实质，少数肿瘤可有两种或多种实质。例如，乳腺癌只有一种腺癌实质；乳腺纤维腺瘤含有纤维组织和腺上皮两种实质成分；畸胎瘤则由多种实质成分构成。不同组织来源的肿瘤，实质的形态可以多样化，但都保留有其起源组织的一些特点。因此，肿瘤实质是判断肿瘤组织来源、确定肿瘤性质的病理学诊断依据。

2. 肿瘤的间质　除原位癌无间质外，肿瘤间质均由结缔组织、血管、淋巴管等成分构成，是肿瘤的非特异部分，不具备异常增生的特征，其主要作用是构成实质生长的支架，供应肿瘤细胞所需的营养物质，限制肿瘤细胞的生长等。各种肿瘤的间质基本相同，但有数量、分布、成分比例的差异，生长迅速的肿瘤间质内血管较多，结缔组织较少。间质内常有数量不等的淋巴细胞、浆细胞和巨噬细胞浸润，是机体对肿瘤的免疫反应，这些细胞数量越多，患者预后较好。

二、肿瘤的分化和异型性

（一）肿瘤的分化

分化（differentiation）是指组织细胞由幼稚到发育成熟的过程。肿瘤的分化是指肿瘤组织在形态上表现与其起源正常组织的相似之处，相似的程度，称为肿瘤的分化程度。如果一个肿瘤的形态和功能比较接近某种正常组织，说明其分化程度高或分化好；如果相似性小，则说明其分化程度低或分化差。如果一个肿瘤缺乏与正常组织的相似之处，称为未分化肿瘤。

（二）肿瘤的异型性

肿瘤的异型性（atypia）是指肿瘤组织在组织结构和细胞形态上与起源组织的差异性。异型性的大小反映了肿瘤组织的分化程度。肿瘤异型性小，表示与起源组织相似，肿瘤细胞、组织分化程度高。反之，肿瘤异型性大，则说明与起源组织差异大，分化程度低。肿瘤异型性大小是区分肿瘤良恶性的组织学依据。

1. 肿瘤细胞形态的异型性　良性肿瘤细胞形态的异型性不明显，一般与起源细胞相似，如脂肪瘤的瘤细胞与正常脂肪细胞。恶性肿瘤细胞具有高度的异型性，其特点如下。

多核瘤巨细胞

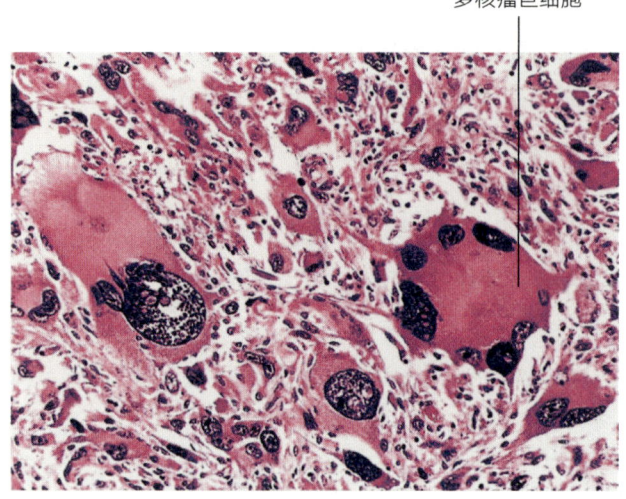

图 12-2 横纹肌肉瘤（镜下观）

（1）**肿瘤细胞的多形性**：肿瘤细胞的形态及大小不一致。一般比起源的正常细胞大，且大小不一，形态各异，有时呈瘤巨细胞（图 12-2）。也有少数恶性肿瘤细胞比正常细胞小，大小较一致，呈圆形或短梭形，如肺未分化癌。

（2）**肿瘤细胞核的多形性**：核的大小、形状及染色不一致。① 核大深染，核的大小、形态不一，可出现多核、巨核、畸形核。② 核仁增大及数目增多。③ 核染色质呈粗颗粒状，分布不均，聚积于核膜下。④ 细胞核与细胞质比例（即核质比）失常，恶性肿瘤细胞核质比接近或超过 1∶1（正常核质比为 1∶4~1∶6）。⑤ 核分裂象多见，可见不对称或多极性核分裂等病理性核分裂象（图 12-3），仅见于恶性肿瘤，是重要的病理诊断依据。

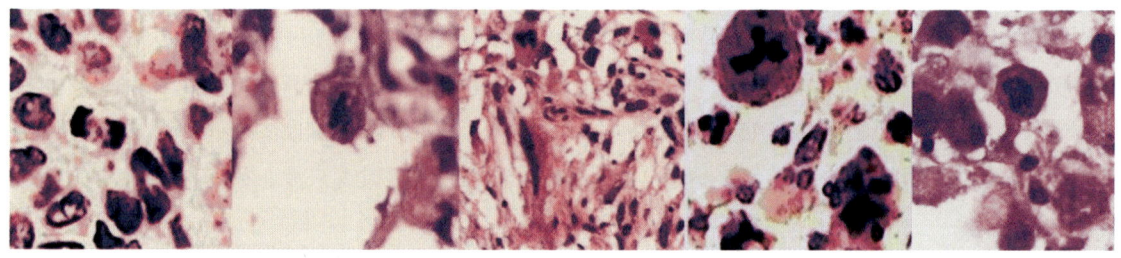

图 12-3 肿瘤细胞病理性核分裂象（镜下观）

（3）**肿瘤细胞质的改变**：细胞质嗜碱性（细胞质内核蛋白体增多所致），细胞内可产生黏液、脂质、糖原和色素等，使细胞质具有不同特点。

2. **肿瘤组织结构的异型性**　主要表现为肿瘤细胞的层次组合、排列方式不规则，与间质的关系紊乱，与起源组织存在差异。良性肿瘤一般与起源组织相似，如结肠息肉状腺瘤，瘤细胞排列方式与正常腺上皮相似，只是细胞数量增多，上皮排列明显拥挤等。恶性肿瘤组织结构的异型性很大，如结肠腺癌，癌细胞构成的腺腔不规则，上皮层次增多，极向紊乱，甚至腺腔消失，形成实性细胞巢。

三、肿瘤的生长和扩散

（一）肿瘤的生长

1. **肿瘤的生长速度**　肿瘤的生长以肿瘤细胞的分裂、增生为基础，其生长速度主要取决于肿瘤细胞的增殖状态。良性肿瘤分化好，成熟程度高，大部分肿瘤细胞处于非增殖状态，故生长缓慢，常经几年或十几年才能形成一定体积的肿块。恶性肿瘤分化差，成熟程度低，大部分细胞处于活跃增殖状态，故生长较快，在短期内可形成明显的肿块，并且由于血液及营养供应相对不足，易发生坏死、出血等继发改变。生长缓慢的良性肿瘤，其生长速度突然加快，则有恶性变的可能。肿瘤生长速度与以下三个方面有关。

（1）**肿瘤细胞的生成与丢失**：在肿瘤生长的过程中，不仅有肿瘤细胞的增生，而且有肿瘤细胞的凋亡等。肿瘤的生长受营养供应，肿瘤细胞凋亡、坏死，机体抗肿瘤反应等因素的影响，如果肿瘤细胞的生成远小于丢失，则肿瘤生长速度慢，反之则肿瘤生长较快。

（2）肿瘤血管的形成：如果没有新生的血管形成，当肿瘤直径达到 1~2 mm 时，肿瘤将不再增大。肿瘤生长快慢与血管生长因子和抗血管生长因子有关。因此，抑制肿瘤组织血管生成成为治疗肿瘤的一种途径。

（3）生长分数（growth fraction）：是指处于增殖阶段（S 期+G$_2$ 期）的肿瘤细胞在肿瘤细胞群体中的比例。比例越高、生长分数越大，肿瘤生长越迅速。反之，则肿瘤生长缓慢。大多数化学抗癌药物是通过干扰细胞增殖周期起作用。所以，生长分数高的恶性肿瘤对于化疗比较敏感；而生长分数低的恶性肿瘤对化疗不敏感，容易出现耐药性。

2. 肿瘤的生长方式

（1）外生性生长（exophytic growth）：发生在体表、体腔或自然管道（消化道、泌尿生殖道等）表面的肿瘤，常向表面生长，形成突起的息肉状、乳头状、蕈状或菜花状。外生性生长的良性肿瘤基底部与正常组织界限清楚，恶性肿瘤在外生性生长的基础上伴有向基底部浸润性生长，其外生性生长部分由于血液供应不足，常发生坏死、脱落而形成溃疡状。

（2）浸润性生长（invasive growth）：是大多数恶性肿瘤的生长方式。随着肿瘤细胞增生，肿瘤同时侵入周围组织间隙、淋巴管、血管内，像树根长入泥土一样，破坏和浸润周围组织，常不形成包膜，与周围正常组织没有明显的界线。触诊时肿瘤固定，不易移动。手术难以摘除干净，即使手术范围大于肉眼见到的肿瘤范围，甚至连同一部分正常组织予以切除，术后仍易复发。

（3）膨胀性生长（expansive growth）：是大多数良性肿瘤的生长方式。随着肿瘤细胞增生，肿瘤体积逐渐增大，像吹气球一样，将周围组织推开或挤压，常呈结节状，有完整包膜，与周围组织分界清楚。位于皮下的肿瘤，触诊时可以移动。行肿瘤手术易摘除干净，不易复发。

（4）内生性生长（endophytic growth）：是指肿瘤组织向组织深部生长，向表面生长形成肿物不明显，多见于恶性肿瘤的浸润性生长。

（二）肿瘤的扩散

肿瘤的扩散由其浸润性生长所致，是恶性肿瘤的生物学特征。扩散的方式表现为直接蔓延和转移。

1. 直接蔓延（direct spreading） 是指恶性肿瘤细胞连续不断沿着组织间隙、血管、淋巴管等侵入邻近正常组织或器官，并继续生长的现象，如晚期乳腺癌直接蔓延到胸肌，甚至到达肺等。

2. 转移（metastasis） 是指恶性肿瘤细胞从原发部位侵入淋巴管、血管或体腔，被转运到远隔部位而继续生长，形成与原发瘤同样类型肿瘤的过程。原发部位的肿瘤为原发瘤，由转移新形成的肿瘤称为转移瘤（继发瘤）。肿瘤细胞转移，肿瘤间质不转移，肿瘤细胞转移到远隔部位，该部位组织又构成转移瘤的间质。往往根据转移瘤的部位、形态，判断其原发部位和组织来源。常见的转移途径有以下几种。

（1）淋巴转移（lymphatic metastasis）：是癌常见的转移途径，少数肉瘤也可经淋巴转移。肿瘤细胞侵入淋巴管，随淋巴液首先到达局部淋巴结，形成淋巴结转移，如乳腺癌时，患侧的腋窝淋巴结转移。肿瘤细胞到达淋巴结后，先聚集于边缘窦，继而累及整个淋巴结，此时淋巴结常增大，质地变硬，切面呈灰白色。继而肿瘤细胞可进一步顺淋巴液依次向远处淋巴结转移，最后肿瘤细胞可经胸导管入血流，发生血行转移（图 12-4）。

（2）血行转移（hematogenous metastasis）：是肉瘤常见的转移途径，肿瘤细胞侵入血管后，可随血流到达远隔器官内，继续生长而形成转移瘤。由于静脉壁较薄，管内压力较低，故肿瘤

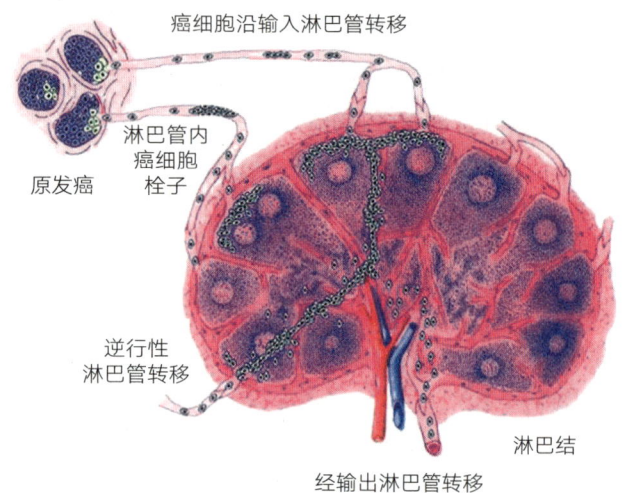

癌细胞沿输入淋巴管转移

淋巴管内
癌细胞
栓子

原发癌

逆行性
淋巴管转移

淋巴结

经输出淋巴管转移
到淋巴管主干及血流

图 12-4 癌的淋巴转移（模式图）

细胞多经小静脉入血。血液中肿瘤细胞运行途径与血栓运行途径相似。侵入体循环静脉的肿瘤细胞经右心到达肺，在肺内形成转移瘤（图 12-5）；侵入肺静脉的肿瘤细胞经左心随主动脉血流到达全身各器官，发生广泛转移；侵入门静脉的肿瘤细胞到达肝，在肝内形成转移瘤；血行转移瘤具有多发、弥漫分布、结节大小较一致、边界清楚的特点。血行转移最常累及的器官是肺和肝，故临床上判断有无血行转移，需做肺和肝的影像学检查。

（3）种植性转移（transcoelomic metastasis）：体腔内器官的恶性肿瘤扩散至浆膜时，癌细胞可以脱落，像播种一样种植在邻近或远隔器官的表面，继续生长形成多个转移瘤，如胃癌破坏胃壁侵及浆膜时，癌细胞自浆膜脱落后，可种植到大网膜、腹膜、腹腔内器官表面，形成广泛种植性转移。胃癌癌细胞种植到卵巢，导致双侧卵巢增大，形成克鲁肯贝格（Krukenberg）瘤。另外，医护人员在工作中（肿瘤的手术、检查等）要防止医源性种植。

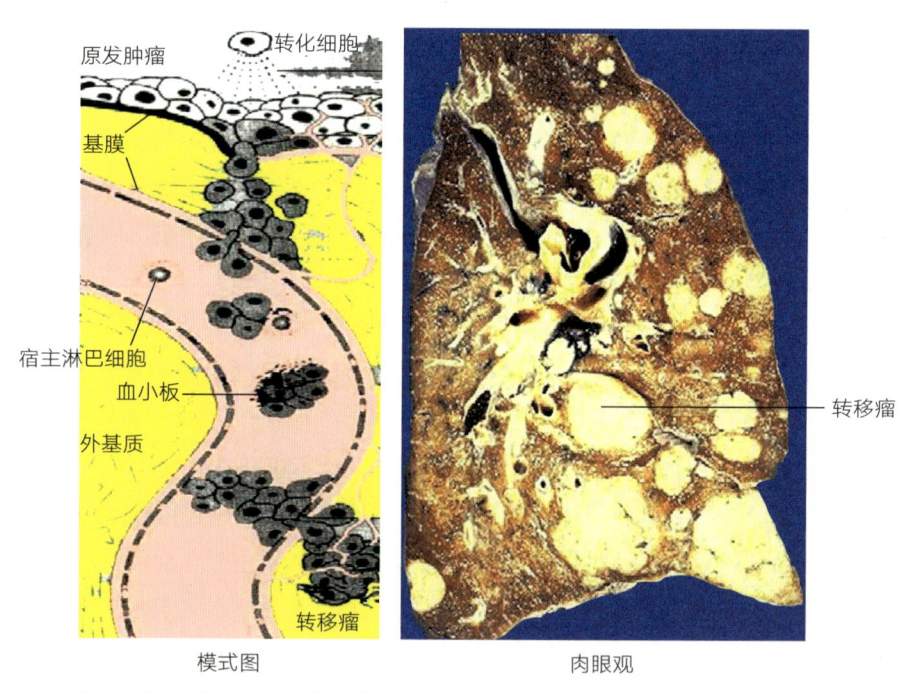

原发肿瘤　　转化细胞

基膜

宿主淋巴细胞

血小板

外基质

转移瘤

转移瘤

模式图　　　　　　　　肉眼观

图 12-5 恶性肿瘤的血行转移

浆膜腔的种植性转移常伴有浆膜腔血性积液，临床上抽取浆膜腔的积液做细胞学检查，常可以查到癌细胞，这是诊断恶性肿瘤的重要方法之一。

3. 恶性肿瘤扩散机制　扩散机制是一个复杂的过程，仅作简要介绍。

（1）肿瘤细胞分离：正常上皮细胞之间有各种细胞黏附分子，如上皮黏连素，可将细胞彼此胶着在一起，不易分离。恶性肿瘤细胞黏附分子的表达减少，使肿瘤细胞之间黏附力降低，肿瘤细胞易彼此分离、脱落导致转移。

（2）肿瘤细胞与基膜黏附：恶性肿瘤细胞表面有黏蛋白分子受体，使肿瘤细胞与基膜黏附力增加。此外，肿瘤细胞可通过多种受体与配体结合，实现与基膜成分的黏附。

（3）细胞外基质降解：在恶性肿瘤细胞与基膜紧密接触后，肿瘤细胞分泌蛋白酶，并诱导成纤维细胞、巨噬细胞等分泌蛋白酶，导致细胞外基质降解，产生局部缺损，有助于肿瘤细胞的活动及肿瘤的转移。

（4）肿瘤细胞游走：恶性肿瘤细胞可产生自泌性移动因子，介导肿瘤细胞依靠自身运动骨架成分做阿米巴样运动，而基质成分的崩解产物对肿瘤细胞运动具有趋化作用，通过局部缺损，在间质中游走。

（5）肿瘤细胞血行播散：恶性肿瘤细胞接触血管时，首先与血管壁结构黏着，使其降解，然后通过运动进入血管。肿瘤细胞进入血液后能否转移，与肿瘤细胞的数目、机体免疫反应等因素有关。少量肿瘤细胞入血常被机体自然杀伤，若肿瘤细胞被血小板凝集成团则不易被杀灭，可形成瘤栓，与血管内皮细胞黏附，再穿过内皮细胞和基膜，形成新的转移灶。

4. 肿瘤的复发 是指恶性肿瘤经手术切除或放疗、化疗等治疗后，获得一段消退期或缓解期后，又重新出现同样类型的肿瘤。复发可在原发部位，也可在其他部位，复发的原因主要与手术切除不干净、切口种植、隐性转移灶及肿瘤细胞的多克隆灶等有关。

四、肿瘤细胞的代谢特点

1. 核酸代谢 肿瘤细胞的代谢与正常细胞有明显差异，核酸合成增强。肿瘤组织合成 DNA 和 RNA 的聚合酶活性均高于正常细胞，导致细胞内 DNA、RNA 含量增加。DNA 与细胞的分裂和增殖有关，RNA 与细胞蛋白质合成及生长有关。核酸的增多是肿瘤生长的物质基础。

2. 蛋白质代谢 肿瘤细胞蛋白质的合成大于分解，对氨基酸的摄取、利用能力明显增强，甚至夺取正常组织的蛋白质分解产物，合成肿瘤本身所需要的蛋白质，肿瘤不断生长，机体处于恶病质状态。肿瘤可合成肿瘤蛋白，作为肿瘤相关抗原，引起机体的免疫反应。有的肿瘤蛋白与胚胎组织有共同的抗原性，称肿瘤胚胎性抗原。如肝细胞癌时合成胎儿肝细胞所产生的甲胎蛋白（AFP）等。

3. 酶代谢 肿瘤细胞酶活性的改变复杂。除恶性肿瘤细胞内氧化酶（细胞色素氧化酶及琥珀酸脱氢酶）减少和蛋白分解酶增加外，其他酶的改变在各种肿瘤间很少是共同的。与正常组织比较只是含量的改变或活性的改变，如前列腺癌的癌组织中酸性磷酸酶明显增加，骨肉瘤组织内碱性磷酸酶增加，同时患者血清中这些酶也相应增加。

临床上检查患者血液内 AFP、某些蛋白质、各种酶类等，有助于肿瘤的临床诊断。

4. 糖代谢 肿瘤细胞无论氧供应充分与否，主要是以无氧糖酵解获取能量。可能与肿瘤细胞线粒体功能障碍、肿瘤细胞内氧化酶少有关。糖酵解形成的中间产物为肿瘤的生长提供必需的物质基础。

5. 脂肪代谢 肿瘤细胞脂肪分解代谢增加，产生大量中间产物供肿瘤细胞合成其他物质，所以晚期肿瘤患者出现消瘦等症状。

五、肿瘤对机体的影响

（一）良性肿瘤对机体的影响

1. 局部压迫和阻塞 良性肿瘤生长到一定体积时，压迫周围组织或器官，阻塞相应的管腔，引起组织器官功能障碍。如颅内良性肿瘤压迫脑组织，引起颅内压升高，出现相应的神经系统症状；肠腔腺瘤可引起肠狭窄、梗阻等。

2. 产生激素　内分泌细胞起源的肿瘤可产生相应的激素，出现相应的临床表现。如垂体嗜酸性细胞瘤可分泌促生长激素，引起巨人症和肢端肥大症；肾上腺髓质的嗜铬细胞瘤可分泌去甲肾上腺素，导致血压升高等。

（二）恶性肿瘤对机体的影响

恶性肿瘤分化不成熟，生长较迅速，浸润破坏组织器官，转移等，故可对机体产生严重影响。除产生与良性肿瘤相似的压迫和阻塞症状外，还可以对机体产生以下影响。

1. 破坏器官的形态和功能　恶性肿瘤常破坏器官、组织的形态，引起功能障碍。如骨肉瘤破坏骨组织，引起病理性骨折；晚期肝癌可广泛破坏肝组织，导致肝功能障碍。

2. 出血和感染　恶性肿瘤破坏血管，可引起出血，如鼻咽癌导致鼻出血；肺癌导致咯血；膀胱癌发生血尿；直肠癌出现便血。肿瘤组织因供血不足，发生坏死易合并感染，常有恶臭气味的分泌物，如晚期宫颈癌等。

3. 疼痛　恶性肿瘤早期一般不出现疼痛，但晚期可因肿瘤压迫或侵犯神经组织，出现顽固性疼痛。例如，肝癌时肝被膜神经受压迫，出现肝区疼痛；鼻咽癌侵犯三叉神经时，产生头痛等。

4. 发热　肿瘤的代谢产物、坏死分解产物或继发感染的毒性产物，可引起机体发热。

5. 恶病质（cachexia）　是指患者机体出现进行性消瘦、严重贫血、明显衰竭的状态，多见于恶性肿瘤晚期。发生机制：① 肿瘤迅速生长，不断消耗机体大量的营养物质。② 肿瘤坏死分解产物及出血、感染导致机体代谢紊乱。③ 不良的心理状态和疼痛影响患者的食欲和睡眠。④ 巨噬细胞产生肿瘤坏死因子，引起食欲下降和分解代谢增强。此外，消化道的恶性肿瘤可直接影响进食和吸收，因此恶病质出现得早而严重。

6. 副肿瘤综合征（paraneoplastic syndrome）　一些非起源于内分泌细胞的肿瘤也可产生和分泌激素或激素样物质。此类肿瘤称为异位内分泌肿瘤，以恶性肿瘤居多，尤其是癌，产生和分泌的异位激素达十余种，如促肾上腺皮质激素、促甲状腺激素、生长激素、抗利尿激素、胰岛素等。这些激素导致内分泌功能紊乱，出现一系列临床表现，称为异位内分泌综合征。副肿瘤综合征是指异位内分泌综合征伴有异常的免疫反应和其他系统损伤的临床表现，对于肿瘤的早期诊断有一定的帮助。

第三节　良性肿瘤与恶性肿瘤的区别

良恶性肿瘤的正确诊断是肿瘤得到合理、有效治疗的前提。如果把良性肿瘤诊断为恶性，就会进行一些不必要的治疗，使患者遭受严重痛苦和身心损害。如果把恶性肿瘤诊断为良性肿瘤，则会贻误早期治疗机会，或者治疗不彻底，造成复发和转移。良性肿瘤与恶性肿瘤的区别见表 12-2。

根据良性肿瘤和恶性肿瘤的特征，进行综合分析、全面考虑，判断肿瘤的良恶性。例如，血管瘤虽然是良性肿瘤，但可无包膜，呈浸润性生长。有些肿瘤的形态学表现与生物学行为并不一致，形态上分化甚好，但可以浸润和转移，如甲状腺滤泡型腺癌。良恶性肿瘤之间并无绝

表 12-2　良性肿瘤与恶性肿瘤的区别

区别项目	良性肿瘤	恶性肿瘤
分化程度	分化程度高,异型性小,与起源组织相似	分化程度低,异型性大,与起源组织差别明显
核分裂	少见,无病理性核分裂	多见,有病理性核分裂
生长速度	缓慢	迅速
生长方式	膨胀性生长或外生性生长	浸润性生长或内生性生长
继发性改变	出血、坏死少见	出血、坏死、溃疡多见
转移	不转移	常有转移
对机体的影响	较小,一般主要为局部压迫或阻塞,手术后不复发	较大,除压迫、阻塞外,还可破坏组织器官,引起出血、感染、恶病质,术后常复发

对界限,有些肿瘤介于两者之间,这类肿瘤称为交界性肿瘤(borderline tumor),如卵巢交界性囊腺瘤,可有腺上皮细胞层次增多,并有一定的异型性,但无间质浸润。交界性肿瘤具有恶变潜能,临床上应予以积极治疗和密切随访。肿瘤的良恶性也并非一成不变,有的良性肿瘤可转变为恶性肿瘤,称为良性肿瘤恶性变,例如,结肠息肉状腺瘤可恶变为腺癌等。

第四节　肿瘤的命名和分类

一、肿瘤的命名

人体任何组织都可以发生肿瘤,因此肿瘤种类繁多,命名也较复杂。肿瘤的命名原则应反映肿瘤的组织来源和良恶性。

(一)一般命名原则

根据肿瘤生长部位及组织起源命名肿瘤(表 12-3)。

表 12-3　肿瘤的命名

性质		起源组织	命名原则
良性肿瘤		上皮组织或间叶组织	部位+起源组织+瘤
恶性肿瘤	癌	上皮组织	部位+起源组织+癌
	肉瘤	间叶组织	部位+起源组织+肉瘤

肿瘤的命名除表 12-3 中的命名原则外,还可结合肿瘤的形态特点命名。良性肿瘤:呈乳头状结构的肿瘤,如甲状腺乳头状腺瘤;呈囊性结构的腺上皮肿瘤,如卵巢囊腺瘤等。恶性肿瘤:如甲状腺乳头状腺癌、卵巢囊腺癌、子宫颈多形性横纹肌肉瘤等。

一般人们所说的"癌症"(cancer),习惯上泛指所有恶性肿瘤。在病理学上,上皮组织来源的恶性肿瘤称癌(carcinoma),间叶组织来源的恶性肿瘤称肉瘤(sarcoma)。癌与肉瘤均属恶性肿瘤,各自特点有所不同。掌握癌与肉瘤的特点,对病理诊断和临床治疗具有实际意义。癌与肉瘤的区别见表 12-4。

表 12-4   癌与肉瘤的区别

区别项目	癌	肉瘤
组织来源	上皮组织	间叶组织
发病率	较高,多见于 40 岁以上成人	较低,多见于青少年
大体特点	质较硬、灰白色、较干燥	质较软、粉红色、湿润、鱼肉状
组织特点	癌细胞形成巢状结构,实质与间质分界清楚	肉瘤细胞弥漫分布,实质与间质分界不清楚
网状纤维染色	癌巢周围有网状纤维	肉瘤细胞周围有网状纤维
转移	多经淋巴转移	多经血行转移

（二）特殊命名

1. 以母细胞瘤命名　是一种来源于幼稚组织肿瘤的命名方式。大多数为恶性,如神经母细胞瘤、肾母细胞瘤、视网膜母细胞瘤等;少数为良性,如软骨母细胞瘤等。

2. 在肿瘤名称前加"恶性"二字　见于肿瘤成分复杂或组织来源不清的恶性肿瘤的命名,如恶性畸胎瘤、恶性淋巴瘤等。

3. 以"瘤"命名的恶性肿瘤　如精原细胞瘤为男性生殖细胞的恶性肿瘤;骨髓瘤为浆细胞的恶性肿瘤等。

4. 以"病"命名的恶性肿瘤　如白血病是造血组织的恶性肿瘤等。

5. 以人名命名的恶性肿瘤　如霍奇金（Hodgkin）淋巴瘤、尤文肉瘤（Ewing sarcoma）（骨组织内未分化细胞发生的恶性肿瘤）。

（三）转移肿瘤的命名

1. 肿瘤转移到器官的名称后加"转移"二字再加原发肿瘤命名　如肺内转移鳞状细胞癌、淋巴结内转移癌等。

2. 原发肿瘤命名后加转移到器官的名称再加"转移"二字　如乳腺癌腋窝淋巴结转移、胃腺癌肝转移、食管鳞状细胞癌肺转移等。

二、肿瘤的分类

肿瘤的分类一般以组织来源为根据,分为上皮组织肿瘤、间叶组织肿瘤、淋巴造血组织肿瘤、神经组织肿瘤及其他肿瘤,每类肿瘤又分为良性与恶性两类（表 12-5）。

表 12-5   肿瘤的分类

组织来源	良性肿瘤	恶性肿瘤	好发部位
1. 上皮组织			
鳞状细胞	乳头状瘤	鳞状细胞癌	乳头状瘤常见于皮肤、鼻腔、喉等处;鳞状细胞癌常见于宫颈、皮肤、食管、肺、喉和阴茎等处
基底细胞		基底细胞癌	头面部皮肤
移行细胞	乳头状瘤	移行细胞癌	膀胱、肾盂
腺上皮细胞	腺瘤	腺癌	多见于乳腺、甲状腺、胃、肠等
	黏液性囊腺瘤	黏液性囊腺癌	卵巢

续表

组织来源	良性肿瘤	恶性肿瘤	好发部位
	浆液性囊腺瘤	浆液性囊腺癌	卵巢
	多形性腺瘤	恶性多形性腺癌	涎腺
2. 间叶组织			
纤维组织	纤维瘤	纤维肉瘤	四肢等
纤维组织细胞	纤维组织细胞瘤	恶性纤维组织细胞瘤	四肢、皮下、腹膜后
脂肪组织	脂肪瘤	脂肪肉瘤	四肢皮下、腹膜后等
平滑肌组织	平滑肌瘤	平滑肌肉瘤	子宫、胃肠道
横纹肌组织	横纹肌瘤	横纹肌肉瘤	头颈、生殖泌尿道及四肢
血管组织	血管瘤	血管肉瘤	皮肤和皮下组织、舌、唇等
淋巴管组织	淋巴管瘤	淋巴管肉瘤	皮肤和皮下组织、舌、唇等
骨组织	骨瘤	骨肉瘤	骨瘤见于颅骨、长骨；骨肉瘤见于长骨两端
软骨组织	软骨瘤	软骨肉瘤	软骨瘤多见于手足短骨；软骨肉瘤多见于盆骨、肋骨、股骨及肩胛骨等
滑膜组织	滑膜瘤	滑膜肉瘤	膝、腕、肩等关节附近
间皮	间皮瘤	恶性间皮瘤	胸膜、腹膜
3. 淋巴造血组织			
造血组织		白血病	
淋巴组织		多发性骨髓瘤	胸骨、椎骨、肋骨、颅骨和长骨
		恶性淋巴瘤	颈部、纵隔、肠系膜和腹膜后淋巴结
4. 神经组织			
神经鞘膜组织	神经纤维瘤	神经纤维肉瘤	全身皮肤神经、深部神经及内脏
神经鞘组织	神经鞘瘤	恶性神经鞘瘤	头、颈、四肢等处神经
胶质细胞	胶质细胞瘤	恶性胶质细胞瘤	大脑
原始神经细胞		髓母细胞瘤	小脑
脑膜组织	脑膜瘤	恶性脑膜瘤	脑膜
交感神经节	节细胞神经瘤	神经母细胞瘤	纵隔、腹膜后、肾上腺髓质
5. 其他肿瘤			
黑色素细胞	色素痣	黑色素瘤	皮肤
胎盘组织	葡萄胎	恶性葡萄胎	子宫
		绒毛膜上皮癌	子宫
性索	支持-间质细胞瘤	恶性支持-间质细胞瘤	卵巢、睾丸
生殖细胞		精原细胞瘤	睾丸
		无性细胞瘤	卵巢
		胚胎性癌	睾丸、卵巢
性腺或胚胎剩件中的全能细胞	畸胎瘤	恶性畸胎瘤	卵巢、睾丸、纵隔、骶尾

第五节　肿瘤的分级和分期

　　肿瘤的分级和分期只用于恶性肿瘤，主要反映其恶性程度和进展情况，以利于临床确立治疗方案及估计患者的预后。

　　1. 肿瘤的分级（grading）　根据肿瘤细胞分化程度的高低、异型性大小和核分裂象多少，一般采用三级分类法：Ⅰ级（高分化），分化良好，属低度恶性；Ⅱ级（中分化），分化中等，属中度恶性；Ⅲ级（低分化），分化差，属高度恶性。这种分级法简单易行，易受主观因素的影响，缺乏定量标准。所以，有些肿瘤缺乏与正常细胞、组织相似的特点，被称为未分化肿瘤，如临床上未分化癌。

　　2. 肿瘤的分期（staging）　根据原发瘤大小、浸润深度、扩散范围及转移情况分期。常用的是国际抗癌协会制定的 TNM 分期法。T 指原发瘤，随肿瘤的增大依次用 $T_1 \sim T_4$ 来表示；N 指淋巴结转移，无淋巴结转移的用 N_0 表示，淋巴结转移的程度和范围用 $N_1 \sim N_3$ 来表示；M 指血行转移，无血行转移用 M_0 表示，有血行转移者用 M_1、M_2 表示。

第六节　癌前病变、异型增生和原位癌

　　1. 癌前病变（precancerous lesion）　是指某些具有癌变潜在可能性的良性病变，长期存在有可能转变为癌。正确认识和积极治疗癌前病变，在肿瘤的预防中具有重要意义。常见的癌前病变如下。

　　（1）纤维囊性乳腺病：其发生与内分泌紊乱有关。病变主要为乳腺小叶导管和腺泡增生，大汗腺化生及导管囊性扩张，伴有导管内乳头状增生者较易癌变。

　　（2）子宫颈糜烂：宫颈鳞状上皮破坏，由宫颈管柱状上皮取代，病变处呈粉红色，似上皮黏膜缺损。若病变反复发作，少数病例可转变为鳞状细胞癌。

　　（3）黏膜白斑：黏膜上皮局部增生使黏膜增厚，呈白色斑块，位于口腔、外阴和阴茎等处，若长期不愈，可能转变为鳞状细胞癌。

　　（4）结肠、直肠腺瘤：可单发，也可多发，但均可发生癌变。多发性腺瘤常有家族史，更易发生癌变。

　　（5）慢性萎缩性胃炎和胃溃疡：慢性萎缩性胃炎常有肠上皮化生，尤其是大肠上皮化生与胃癌的发生有一定的关系。胃溃疡边缘的黏膜，因受刺激而不断增生，少数亦可发生癌变。

　　（6）皮肤慢性溃疡：经久不愈者，特别是小腿溃疡，由于长期慢性刺激，表皮（鳞状上皮）增生而易发生癌变。

　　（7）溃疡性结肠炎：是一种肠道慢性炎症性疾病。在反复发生溃疡和黏膜增生的基础上可发生结肠腺癌。

　　（8）慢性肝炎、肝硬化：尤其是乙型肝炎、丙型肝炎及其导致的肝硬化，可发生癌变。

2. 异型增生（dysplasia） 又称为不典型增生，是指增生的细胞形态和结构出现一定的异型性，表现为增生的细胞大小不一，核大深染，核质比增大，核分裂象增多；细胞层次增多，排列较乱，极性消失等，但还不足以诊断为恶性肿瘤。机体上皮组织、结缔组织、神经组织等所有组织都可以出现异型增生。

上皮异型增生又称为上皮内瘤变，可发生于被覆上皮（如鳞状上皮和尿路上皮）和腺上皮（如乳腺导管上皮和子宫内膜腺上皮）。发生在鳞状上皮的异型增生根据病变累及范围可分轻、中、重三级：异型增生累及上皮全层下 1/3 为轻度，累及上皮全层下 2/3 为中度，累及上皮全层的 2/3 以上为重度。轻度异型增生在病因消除后可恢复正常，又称低级别上皮内瘤变。而中、重度则很难逆转，常转变为癌，又称高级别上皮内瘤变。

3. 原位癌（carcinoma in situ） 是指重度异型增生累及上皮全层，但尚未突破基膜（图12-6），临床常见于鳞状上皮层的癌变，如子宫颈、食管及皮肤的原位癌等，腺上皮和导管上皮的癌变，如乳腺导管上皮原位癌和小叶原位癌等。原位癌是一种早期癌，临床或肉眼上无明显的异常，或仅见局部糜烂、稍隆起等改变。如能及时发现，手术切除，可防止其发展为浸润癌。原位癌突破基膜向下发生浅的浸润，但无淋巴结转移，则称为早期浸润癌。

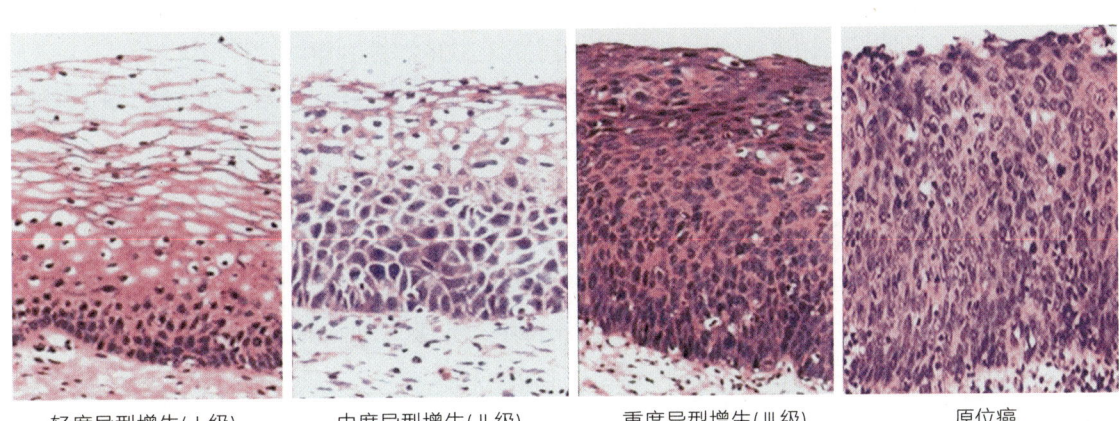

轻度异型增生(Ⅰ级)　　中度异型增生(Ⅱ级)　　重度异型增生(Ⅲ级)　　原位癌

图 12-6　上皮内瘤变、原位癌

第七节　肿瘤发生的原因和发生机制

一、肿瘤发生的原因

肿瘤发生的原因十分复杂，包括外界致癌因素和机体内部因素两方面。

（一）外界致癌因素

1. 化学性致癌因素 经动物实验证实有致癌作用的化学物质已达 1 000 多种，其中有些可能与人类癌瘤有关。化学性致癌物中，直接致癌物较少见，主要为烷化剂和酰化剂类。大多数为间接致癌物，它们只有经过代谢活化才有致癌性。化学性致癌物大多与环境污染和职业因素有关，常见化学性致癌物及其存在形式、致癌作用见表12-6。

表 12-6 常见化学性致癌物及其存在形式、致癌作用

化学性致癌物	存在形式	致癌作用
多环碳氢化合物	石油、煤焦油、烟草燃烧后的气体烟雾、燃烧的脂肪、烟熏烧烤食品	在肝内被氧化成环氧化物后，以亲子基团与核酸结合而突变致肺癌、胃癌
氨基偶氮染料	食品工业使用的奶油黄、猩红	主要在肝代谢，可引起肝癌
芳香胺类	包括乙萘胺、联苯胺、4-氨基联苯、品红	致癌作用与职业（印染、印刷）有关，可引起膀胱癌
亚硝胺类	亚硝胺具有较强致癌作用，致癌谱广且性质不稳定，但其前体广泛存在于食物中，变质食品、腌菜中含量高	结构不同的亚硝胺与器官亲和性各异，不对称亚硝胺易引起食管癌，二甲胺可引起肝癌
黄曲霉素	存在于霉变粮食（玉米、花生）中，黄曲霉素 B_1 耐高温，食物煮熟仍有活性，致癌性最强	黄曲霉素 B_1 在肝细胞内氧化而致突变，引起肝细胞肝癌

2. 物理性致癌因素

（1）**电离辐射**：长期接触 X 线和镭、铀、钴等放射性同位素可引起肺癌、皮肤癌、白血病等。在日光下长期暴晒，过量的紫外线照射可引起皮肤的恶性肿瘤。

（2）**慢性刺激**：慢性机械性刺激或炎症刺激与肿瘤的发生有密切关系，如皮肤、黏膜的慢性溃疡可发生癌变。

3. 生物性致癌因素

（1）**病毒**：人类的某些肿瘤与病毒有关。在 DNA 病毒中，EB 病毒与鼻咽癌、伯基特淋巴瘤关系密切，乳头状病毒与外阴癌、子宫颈癌关系密切，乙型肝炎病毒与肝癌关系密切；RNA 病毒中，人类 T 细胞淋巴瘤病毒与 T 细胞淋巴瘤、白血病有关。

（2）**细菌**：幽门螺杆菌与胃癌，特别是胃淋巴瘤的发生有关。

（3）**寄生虫**：日本血吸虫病与大肠癌之间有一定的关系，在癌组织内有大量陈旧性虫卵沉积。华支睾吸虫在肝胆小管内寄生，有时可合并胆管上皮癌。

各种环境致癌因素作用于人体的途径见图 12-7。

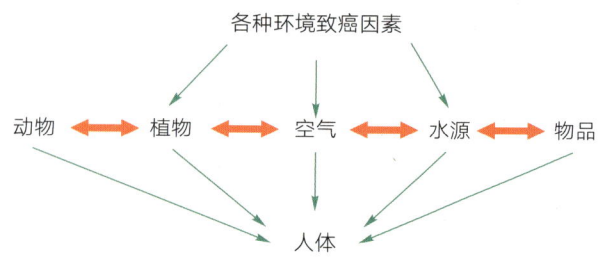

图 12-7 各种环境致癌因素作用于人体的途径（示意图）

（二）机体的内部因素

1. 遗传因素 ① 常染色体显性遗传：如视网膜母细胞瘤、神经纤维瘤等。② 常染色体隐性遗传：如着色性干皮病易致皮肤癌。③ 多因素遗传：如乳腺癌、胃癌等。

2. 内分泌因素 如乳腺癌、子宫内膜癌的发生与雌激素水平过高等有关。

3. 免疫因素 机体的抗肿瘤免疫反应以细胞免疫为主，T 淋巴细胞、杀伤细胞、自然杀伤细胞和巨噬细胞对肿瘤细胞起溶解破坏作用。机体免疫功能不足或降低的人易发生恶性肿瘤。

二、肿瘤的发生机制

肿瘤的发生机制是一个涉及范围广而又极其复杂的过程。

1. 细胞的恶变　肿瘤是一种基因病，机体内部和外界的多种致癌因素导致细胞内原癌基因激活和抑癌基因失活，使细胞生长和分化失控，发生恶性转化（恶变）。

（1）原癌基因（proto-oncogene）的激活：原癌基因是细胞固有的一大类基因，具有促进细胞生长，阻止其分化的作用，有潜在的致癌能力。在致癌因素的作用下，原癌基因通过点突变、染色体易位、基因扩增等方式激活有致癌作用的癌基因，导致细胞持续分裂，丧失分化成熟能力，使细胞恶变。

（2）抑癌基因（tumor suppressor gene）的失活：抑癌基因也是细胞固有的一类基因，可抑制细胞的增生，促进细胞的分化，并有潜在的抑制癌变的作用。在某些致癌因素作用下，抑癌基因通过等位基因两次突变被灭活，对细胞生长、分化负性调控减弱或消失，导致细胞过度生长、分化不成熟而发生癌变。

此外，DNA修复基因的突变或缺失造成细胞基因突变，细胞可发生恶变。若细胞凋亡基因表达异常，抑制凋亡蛋白增多，细胞则长期存在，在其他基因突变的条件下发展为恶性肿瘤（图12-8）。

2. 肿瘤的演进　恶性肿瘤的发生、发展是一个长时间、多因素、多步骤的逐渐演进过程。正常细胞转化形成恶性肿瘤要经过三个阶段。① 激发阶段：正常细胞在致癌因素的作用下，基因突变转化为潜在的癌细胞，此过程较迅速。② 促发阶段：潜在的癌细胞在促癌因子或辅助性致癌物质的作用下转化为癌细胞，此过程相当缓慢。③ 进展阶段：癌细胞出现肿瘤的异质化，表现为过度增生，发生浸润和转移等。

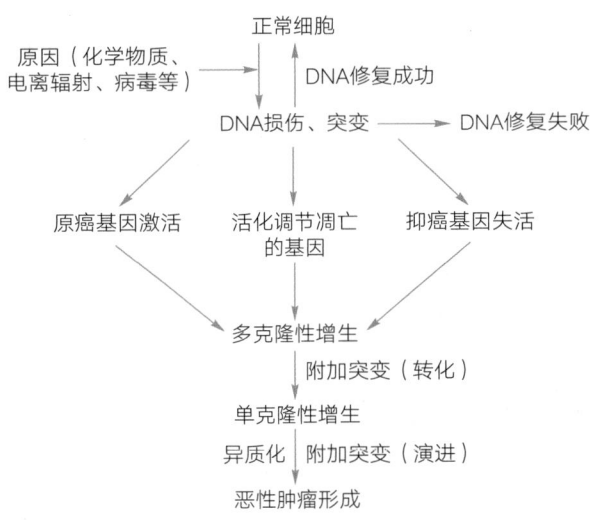

图 12-8　肿瘤的形成和演进（示意图）

第八节　肿瘤的预防原则

恶性肿瘤严重威胁患者生命，给患者本人及其家庭造成巨大的心理压力和经济负担。加强肿瘤预防，降低肿瘤的发病率，提高肿瘤患者的治疗效果，积极采取预防（三级预防）措施具有重要意义。

1. 一级预防（病因预防）　① 消除和避免致癌因素：改善生活习惯，如戒烟限酒，避免大气、水源和农作物等污染，合理膳食，不吃霉变食物，减少和避免接触某些致癌物。② 增强机体抗肿瘤的能力，保持良好的心理状态，以提高机体对肿瘤的防御能力。

2. 二级预防（三早预防）　对肿瘤采取"三早"（早期发现、早期诊断、早期治疗），定期进行健康体检，通过筛查和早期诊断方法，积极治疗癌前病变。

3. 三级预防（康复性预防）　肿瘤患者选择合理治疗，尽可能地治愈，减少肿瘤复发和转移。对晚期肿瘤患者，减轻患者痛苦，提高生活质量等。

第九节　常见肿瘤举例

一、上皮组织肿瘤

（一）上皮组织良性肿瘤

1. **乳头状瘤（papilloma）** 由被覆上皮发生，好发于皮肤及黏膜的表面，向表面呈乳头状生长，其根部狭窄，常形成蒂与基底部正常组织相连。镜下观，乳头的中心为含有血管的结缔组织间质，乳头表面被覆增生的上皮细胞，如发生在皮肤、外阴、口腔等处为鳞状上皮（图12-9），发生在胃肠道为柱状上皮，发生在肾盂、膀胱为移行上皮。生长在外耳道、膀胱、阴茎等处的乳头状瘤易癌变，应引起注意。

2. **腺瘤（adenoma）** 由腺上皮发生，好发于甲状腺、乳腺、唾液腺、胃肠道和卵巢处。黏膜腺瘤多呈息肉状；实体腺腺瘤呈结节状，包膜完整，边界清楚。根据腺瘤的形态特点分为如下常见类型。① 单纯性腺瘤：瘤组织以单一增生腺体为主，如甲状腺腺瘤。② 纤维腺瘤：纤维组织和腺上皮细胞共同构成肿瘤实质，多见于乳腺。③ 囊腺瘤：由腺体分泌物潴留，腺腔逐渐扩大并互相融合形成，多见于卵巢。④ 息肉状腺瘤：胃肠道黏膜腺瘤呈息肉状，有蒂与黏膜相连。⑤ 多形性腺瘤：由腺上皮及软骨样等组织成分混合构成，多见于涎腺，切除后易复发。

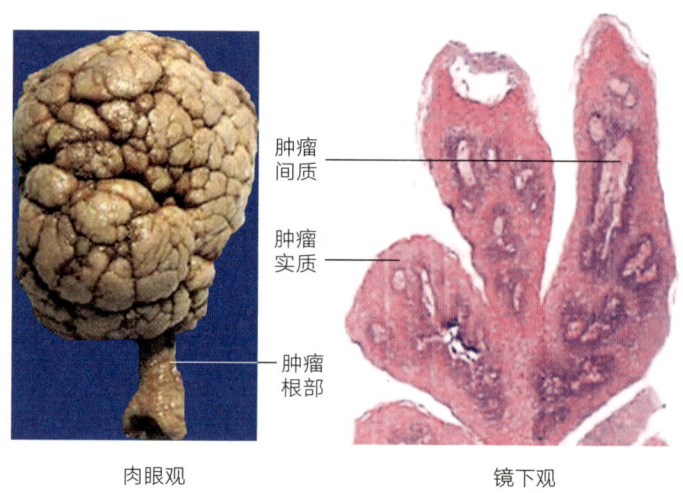

肉眼观　　　　　　　　　镜下观

肿瘤间质
肿瘤实质
肿瘤根部

图 12-9　皮肤乳头状瘤

（二）上皮组织恶性肿瘤

1. **鳞状细胞癌（squamous cell carcinoma）** 由鳞状上皮发生，简称鳞癌。好发于有鳞状上皮被覆的部位，如皮肤、口腔、食管、子宫颈及阴茎等处，也可发生于无鳞状上皮的部位，如支气管、胆囊等处，经鳞状上皮化生而发生鳞癌。外观常呈菜花状，或坏死脱落形成溃疡。镜下观，癌细胞形成不规则的癌巢。分化好的鳞癌癌巢中央有层状角化物，称为角化珠或癌珠（图12-10）。分化差的鳞癌癌细胞具有明显异型性，核分裂象多见，无细胞间桥和角化珠。

2. **基底细胞癌（basal cell carcinoma）** 由基底细胞发生，好发于老年人的面部。肿瘤呈浸润性生长，破坏周围组织，表面形成溃疡。镜下观，癌细胞浓染，与基底细胞相似，形成团块、条索或腺样的癌巢结构。生长缓慢，很

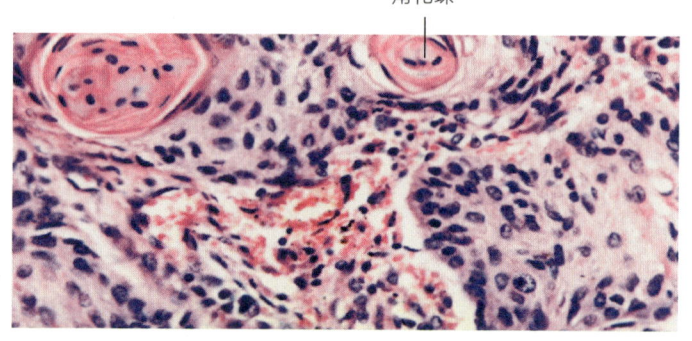

角化珠

图 12-10　高分化鳞癌（食管癌）（镜下观）

少发生转移，对放射治疗敏感。

3. **移行细胞癌**（transitional cell carcinoma）　由移行上皮发生，好发于膀胱、输尿管、肾盂。肿瘤呈乳头状、菜花状或扁平状，可形成溃疡，或广泛浸润膀胱壁。镜下观，癌细胞大小不一，核分裂象多见，部分细胞与移行细胞相近，呈多层排列。大部分癌细胞呈乳头状结构，分化差时，可形成实性的癌巢。

4. **腺癌**（adenocarcinoma）　由腺上皮发生，好发于胃肠道、子宫内膜、乳腺、甲状腺和胰腺等处。肿瘤常呈息肉状、菜花状、溃疡状。镜下观，分化好的腺癌，癌细胞形成大小不等、形态不一的腺腔样结构。分化差者癌细胞不形成腺腔样结构，而形成实体性癌巢（图12-11）。胃肠道腺癌能分泌大量的黏液，堆积在腺腔内，或因腺腔扩张破裂释放到间质中，形成黏液癌（胶样癌）。如癌细胞产生黏液贮积于细胞内，将核挤向一侧，使癌细胞呈印戒状，则称为印戒细胞癌。

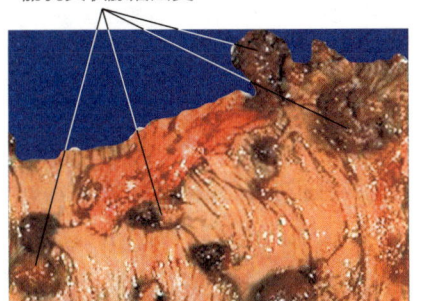

肠乳头状腺瘤癌变

肉眼观　　　　　　　　　　　镜下观

腺癌细胞

图12-11　肠多发性乳头状腺瘤癌变

二、间叶组织肿瘤

（一）间叶组织良性肿瘤

1. **纤维瘤**（fibroma）　由纤维组织发生，好发于皮下、筋膜、肌间等部位。肿瘤多呈结节状，有包膜。切面呈灰白色，可见编织状花纹，质地韧。镜下观，瘤组织由分化好的成纤维细胞、纤维细胞和胶原纤维构成。瘤细胞和胶原纤维常排列成粗细不等的束带状，纵横交错在一起。生长缓慢，切除后多不复发。

2. **脂肪瘤**（lipoma）　是最常见的良性间叶组织肿瘤，由脂肪组织发生，常见于躯干及四肢皮下。肿瘤多为单发，亦可多发，呈分叶状或扁圆形，包膜完整，质软、淡黄色，切面酷似正常脂肪组织。镜下观，瘤组织分化成熟，形成大小不规则的小叶，间质为少量纤维组织和血管。与正常脂肪组织的区别在于有包膜。

3. **平滑肌瘤**（leiomyoma）　由平滑肌组织发生，好发于子宫和胃肠道。肿瘤可单发，亦可多发，呈结节状，边界清楚，可无包膜，切面呈灰红色、编织状条纹（图12-12）。镜下观，由成熟的平滑肌细胞构成，排列呈束状，同一束内的细胞核可呈栅栏状排列。

4. **脉管瘤**　分为血管瘤和淋巴管瘤。

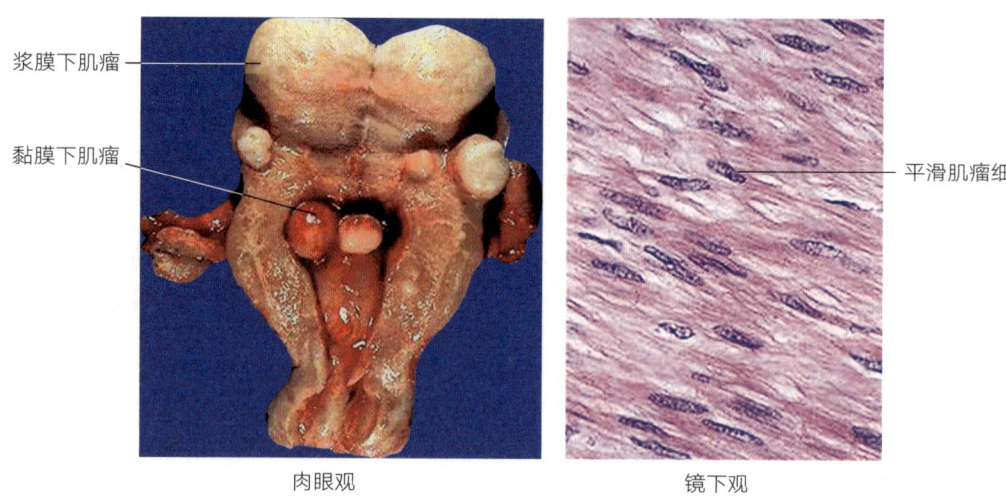

浆膜下肌瘤

黏膜下肌瘤

平滑肌瘤细胞核

肉眼观　　　　　　　　　　　镜下观

图 12-12　多发性子宫平滑肌瘤

（1）血管瘤（hemangioma）：由血管组织发生，可见于任何部位，以皮肤多见。体表血管瘤在出生后不久就可见到。儿童时期生长较快，成年后可停止生长。肿瘤呈暗红色或紫红色，浸润性生长，无包膜。镜下观，由增生的毛细血管或扩张的窦样血管构成。

（2）淋巴管瘤（lymphangioma）：由淋巴管组织发生，好发于舌、颈、腋窝及腹股沟等处。镜下观，由增生的淋巴管构成，内含淋巴液。如果淋巴管呈囊性扩张，充满大量淋巴液，则称为囊状水瘤。

5. 软骨瘤（chondroma）　由骨膜发生并向外突出者称为外生性软骨瘤；发生于骨髓腔内者称为内生性软骨瘤。肿瘤切面呈淡蓝色或银白色，半透明，可有钙化或囊性变。镜下观，瘤组织主要由成熟的透明软骨构成，呈不规则分叶状。肿瘤位于盆骨、长骨者易恶变，发生在指（趾）骨者极少恶变。

6. 骨瘤（osteoma）　好发于头面骨及颌骨，也可见于四肢长骨，形成局部隆起。镜下观，瘤组织主要由成熟的骨质组成，但失去正常骨质排列结构。此瘤可引起相应部位的压迫症状，出现疼痛。

（二）间叶组织恶性肿瘤

1. 纤维肉瘤（fibrosarcoma）　由纤维组织发生，好发于四肢皮下及深部组织，是肉瘤中的常见类型，呈结节状或不规则形，切面呈灰白色或灰红色，质软、鱼肉状，可有假包膜。镜下观，瘤组织呈不同程度分化。分化好者肿瘤细胞异型性小，多呈梭形，胶原纤维较多，生长慢，不易转移；分化差者肿瘤细胞丰富，异型性大，核分裂象多见，胶原纤维少，生长迅速，易发生血行转移，切除后易复发。

2. 脂肪肉瘤（liposarcoma）　由原始间叶组织发生，并向脂肪分化，不是由脂肪瘤恶变而来，好发于大腿、腹膜后的深部组织。多数呈结节状或分叶状，表面常有假包膜。切面呈黄白色，质软，鱼肉状或胶冻状。镜下观，由不同程度异型性的脂肪细胞和脂肪母细胞构成。胞质内可见大小不等的脂肪空泡。冰冻切片瘤细胞脂肪染色阳性。此瘤生长缓慢，切除后易复发，分化差者易经血行转移。

3. 平滑肌肉瘤（leiomyosarcoma）　由平滑肌发生，好发部位与平滑肌瘤相同，可由平滑肌瘤恶变而来，多见于中老年人。肿瘤呈不规则结节，可有假包膜。切面呈灰白或灰红色，可见坏死、出血。镜下观，瘤细胞呈梭形、小圆形或卵圆形，有轻重不等的异型性。核分裂数量是判断恶性的重要指标。

4. **横纹肌肉瘤**（rhabdomyosarcoma） 由原始间叶组织发生，向横纹肌分化。根据临床和病理特点分三个类型。① 胚胎性横纹肌肉瘤：多见于婴幼儿和儿童，好发于头颈部、泌尿生殖道等，由分化不良的横纹肌母细胞构成。② 腺泡状横纹肌肉瘤：多见于青少年，好发于肢体、躯干及头颈部，由幼稚的横纹肌母细胞构成。③ 多形性横纹肌肉瘤：多见于成人，好发于四肢，由发育后期的横纹肌母细胞构成，瘤细胞多型性及异型性十分明显。横纹肌肉瘤均生长迅速，易发生广泛的血行转移。

5. **骨肉瘤**（osteosarcoma） 由骨母细胞发生，好发于四肢长骨的干骺端，多见于青少年，常有局部外伤史。肿瘤组织既向骨髓腔内生长，也向外生长在骨膜下形成肿块，可突破骨膜侵入软组织，形成新生骨，在 X 线片中呈日光放射状（图 12-13）。肿瘤质地软硬不一，切面呈灰白色，鱼肉状，常见出血、坏死。镜下观，瘤细胞呈圆形、梭形或多角形，异型性明显，恶性程度高，生长迅速，浸润破坏能力强，易血行转移。

6. **软骨肉瘤**（chondrosarcoma） 由软骨母细胞发生，中老年人多见，好发于盆骨、肩胛骨、肋骨等处。肿瘤呈灰白色、半透明、分叶性结节，可见黄色的钙化灶和骨化灶。镜下观，软骨细胞有明显的异型性，核大深染，核仁清楚，核分裂多见，双核、多核或巨核较多。瘤组织可穿破骨皮质，侵入周围组织，但发展较缓慢，转移较晚。

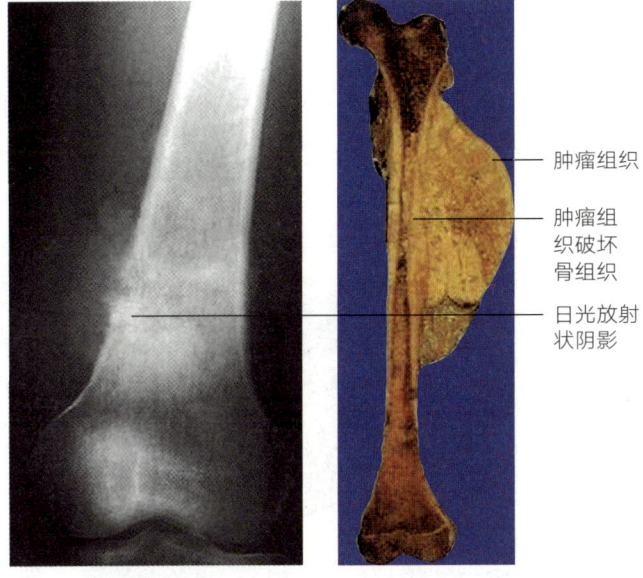

X线片　　　肉眼观

肿瘤组织

肿瘤组织破坏骨组织

日光放射状阴影

图 12-13　骨肉瘤

三、淋巴造血组织肿瘤

1. **恶性淋巴瘤**（malignant lymphoma） 是指原发于淋巴结和结外淋巴组织等处的恶性肿瘤，可分为霍奇金淋巴瘤和非霍奇金淋巴瘤两类。

（1）**霍奇金淋巴瘤**（Hodgkin's lymphoma，HL）：又称霍奇金病（HD），青少年男性多见。好发于浅表淋巴结，以颈部和锁骨上最多见。淋巴结增大，常粘连成结节状肿块，质地硬，切面呈灰白色。镜下观，淋巴结的正常结构被破坏，被肿瘤组织所取代，具有诊断价值的是里-施细胞（Reed-Sternberg cell，简称 R-S 细胞），该细胞的典型特点是双核或多核的瘤巨细胞，核大，核膜厚，核内有明显嗜酸性核仁，周围有空晕，最典型的 R-S 细胞的双叶核面对面排列，称为镜影细胞（mirror image cell）。其非肿瘤细胞有 T 淋巴细胞、B 淋巴细胞、组织细胞、嗜酸性粒细胞等，共同构成霍奇金淋巴瘤的炎性背景。经典型霍奇金淋巴瘤组织学分为：结节硬化型、混合细胞型、淋巴细胞消减型、淋巴细胞为主型四种类型。

（2）**非霍奇金淋巴瘤**（non-Hodgkin lymphoma，NHL）：是指霍奇金淋巴瘤以外所有的淋巴瘤。好发于 40~60 岁，男性发病率高于女性。多累及颈部、纵隔、腋窝等处淋巴结，其肉眼特点与霍奇金淋巴瘤相似。镜下观，① 肿瘤细胞较单一，有一定的异型性。② 基本结构呈滤泡型或弥漫型。③ 淋巴结或结外淋巴组织可部分或全部被肿瘤组织所破坏。一般分为 B 细胞淋巴瘤和 T 细胞淋巴瘤两类。

2. **白血病**（leukemia）　是骨髓造血干细胞来源的恶性肿瘤。我国儿童和青少年发病率最高。特征是髓内白血病细胞弥漫增生取代正常骨髓组织，并侵入周围血液，使外周血中白细胞明显增多，达 $15 \times 10^9/L$ 以上。白血病细胞可浸润肝、脾、淋巴结等全身各组织和器官。根据其临床表现、病程和肿瘤细胞的形态特点，可分为急性粒细胞性白血病、慢性粒细胞性白血病、慢性淋巴细胞性白血病和急性淋巴细胞性白血病等。

四、其他组织肿瘤

1. **畸胎瘤**（teratoma）　是由多潜能的生殖细胞发生的肿瘤。好发于卵巢、睾丸，偶见于纵隔、骶部。肿瘤由两个或三个胚层的组织构成，可分为良性和恶性畸胎瘤。

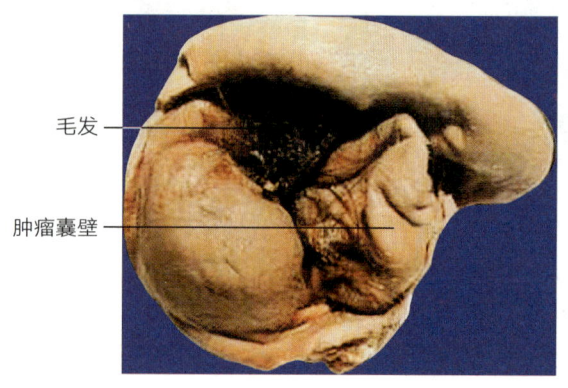

毛发

肿瘤囊壁

图 12-14　畸胎瘤（肉眼观）

（1）**良性畸胎瘤**：多见于卵巢，肿瘤体积较大，多呈囊性。囊壁由皮肤样组织构成，囊腔充满毛发及脂质样物，故称为皮样囊肿（图 12-14）。镜下观，主要成分为分化成熟的皮肤及附件组织，也可见分化成熟的骨、软骨、平滑肌、呼吸道和消化道的上皮等组织成分。

（2）**恶性畸胎瘤**：多见于睾丸，常为实性。镜下观，由幼稚、分化不成熟的组织构成，特别是不成熟神经组织。此病易转移，恶性程度高。

2. **色素痣和黑色素瘤**

（1）**色素痣**（pigmented nevus）：是皮肤黑色素细胞的良性增生性病变，见于全身各处的皮肤，一般在儿童时期开始出现，随年龄增长而生长活跃，至成人期逐渐静止。大小不一，有的平坦，有的隆起于皮肤表面，可有少量毛发，根据痣细胞所在的部位分为三种。① 皮内痣：痣细胞位于真皮层内。② 交界痣：痣细胞位于表皮与真皮交界处。③ 复合痣：同时存在皮内痣和交界痣。交界痣和复合痣受到刺激易发生恶变，表现为生长速度加快，瘙痒、疼痛，颜色变深或变浅，溃疡出血。

（2）**黑色素瘤**（melanoma）：是由黑色素细胞发生的高度恶性肿瘤，又称为恶性黑色素瘤，多发生于足底部、外阴及肛门周围的皮肤。可以开始即为恶性，也可由色素痣恶变而来。肿块呈褐色或褐黑色，边缘不整齐，表面不规则，常伴有溃烂、出血。镜下观，瘤细胞呈多边形或梭形，核大深染，常见红染的核仁，可见病理性核分裂。瘤细胞内黑色素颗粒多少不等，有的不见黑色素颗粒，称为无色素性黑色素瘤。

自测题

一、名词解释

1. 肿瘤　2. 分化　3. 转移　4. 异型性　5. 癌前疾病或癌前病变　6. 异型增生　7. 原位癌　8. 癌珠　9. 癌基因　10. 抑癌基因

二、简答题

1. 简述异型性、分化程度及其与肿瘤良恶性的关系。

2. 试比较肿瘤性增生与炎性或修复性增生的区别。

3. 简述肿瘤的命名原则。

4. 简述恶性肿瘤对机体的影响。

5. 简述肿瘤的分级、分期及与肿瘤发生发展的关系，指出其在肿瘤防治中的意义。

6. 叙述癌前病变的概念，列举五种癌前病变，并说明应如何正确对待癌前病变。

7. 患者，女，42 岁。右乳腺乳头外上方皮下有肿块，你准备采取哪些方法来确定肿块的性质（包括采集病史、物理检查和病理检查）？

（曾宪旭）

在线测试
肿瘤

思维导图
肿瘤

第十三章 心血管系统疾病

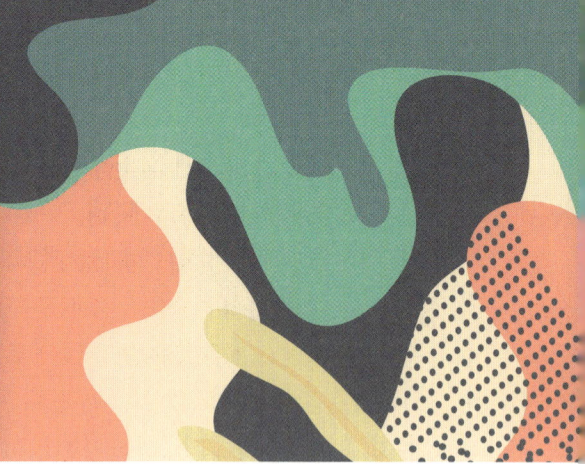

学习目标

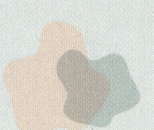

知识目标：能准确叙述动脉粥样硬化、冠心病、高血压病、风湿病、心功能不全的概念、基本病变及对机体的影响。理解动脉粥样硬化、冠心病、高血压病、风湿病的病因和发病机制，心功能不全的发生机制、机体代偿变化及病理临床联系，慢性心瓣膜病和感染性心内膜炎的分类及对机体的影响，心肌炎和心肌病的概念及分类。

能力目标：将所学知识运用于动脉粥样硬化、冠心病、高血压病、风湿病、心功能不全的预防，指导康复治疗工作。

素质目标：能对高血脂、高血糖和高血压病病人进行健康教育，为健康中国建设贡献力量。

案例导入

患者，男，53 岁。因心前区疼痛 6 年，加重伴呼吸困难 10 小时入院。入院前 6 年出现心前区疼痛，并向左肩部、臂部放射，多于劳累、餐后发作，每次持续 3~5 分钟，休息后减轻。体格检查：体温 37.8℃，心率 130 次/分，血压 80/40 mmHg。呼吸急促，口唇及指甲发绀，不断咳嗽，咳粉红色泡沫痰，皮肤湿冷，颈静脉稍充盈，双肺底部可闻及湿啰音，心界向左扩大，心音弱。

问题：患者可能患了什么疾病？其病理临床联系包括哪些？

PPT
心血管系统
疾病

心血管系统疾病是对人类健康和生命构成严重威胁的一组疾病，在我国疾病死亡率中排名仅次于恶性肿瘤，居第二位。随着人民生活水平的提高、生活节奏的加快和人类对传染病的控制能力增强，心血管系统疾病发病率和死亡率明显呈上升趋势。本章主要介绍一些常见的心血管系统疾病。

第一节　动脉粥样硬化

动脉粥样硬化（atherosclerosis，AS）是一种与脂质代谢障碍及血管壁成分改变有关的全身性疾病，其特点是血脂沉积于动脉内膜，继而纤维化，形成粥样斑块，导致动脉硬化。病变主要累及大中型动脉，如主动脉、冠状动脉、大脑中动脉等。AS 常累及心、脑等器官，严重危害人类健康，多发于中老年人，北方高于南方。近年来，AS 的发病率有明显上升的趋势。

动脉硬化（arteriosclerosis）泛指能使动脉管壁增厚、变硬并失去弹性的病变。动脉硬化包括细动脉硬化（原发性高血压等）、动脉中层钙化（老年人等）、AS。本章重点叙述 AS。

一、病因及发病机制

1. **高脂血症**　是指血浆中总胆固醇和甘油三酯（三酰甘油）的含量异常升高，是 AS 最主要的危险因素。AS 的发生与高脂血症有关，其根据是：① 实验证明，高脂饮食可诱发动物实验性 AS 斑块形成。② 病理观察 AS 患者内膜下沉积的是脂质。③ 流行病学调查证明，大多数 AS 患者血中胆固醇水平比正常人高，而 AS 的严重程度随血浆胆固醇水平的升高而加重，常见引起高脂血症的原因有摄入量增多（摄入动物性脂肪的人群），体内合成量增加（体力活动量较少的人群等），某些能引起继发性高脂血症的疾病，如糖尿病、甲状腺功能减退症、肾病综合征、雌激素减少等。

血脂以脂蛋白的形式存在。血浆中低密度脂蛋白（LDL）是 AS 的主要致病因素，极低密度脂蛋白（VLDL）和乳糜微粒也与 AS 的发生有密切关系，高密度脂蛋白（HDL）具有抑制 AS 发生的作用。

研究发现，被动脉壁内皮细胞、单核巨噬细胞等氧化修饰后的 LDL（ox-LDL）具有促进粥样斑块形成的作用，是最重要的致 AS 因子。ox-LDL 的作用：① 损伤血管内皮细胞，使管壁通透性升高，有利于脂蛋白进入内膜。② 对血液中的单核细胞有较强的趋化作用，促进巨噬细胞形成泡沫细胞，进而造成泡沫细胞的死亡。③ 促进血管中膜平滑肌细胞增生，并迁入内膜形成平滑肌源性脂质泡沫细胞，共同形成斑块等（图 13-1）。相反，HDL 可通过胆固醇逆向转运机制清除动脉壁的胆固醇，使 LDL 进入内膜减少，还有抗氧化作用，防止 ox-LDL 形成，保护内皮细胞，通过竞争性抑制 LDL 与内皮细胞受体结合，从而抑制内皮细胞对 LDL 的摄取，具有抗 AS 作用。LDL、VLDL 是判断 AS 和冠心病的最佳指标。

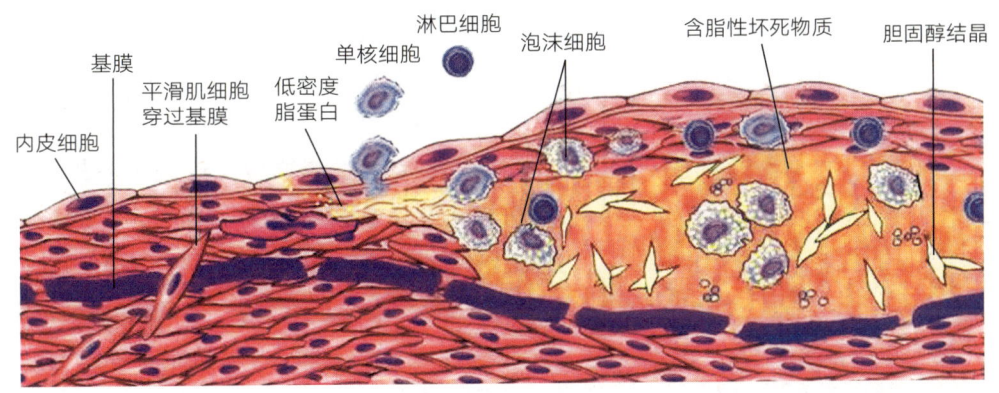

图 13-1　单核细胞和平滑肌细胞迁入内膜及泡沫细胞形成（模式图）

2. **高血压**　研究表明，高血压患者的 AS 发病率比正常血压者高 4 倍。具体机制：① 血流冲击损伤动脉内膜，使其通透性增加，导致血浆脂蛋白漏入内膜。② 血流冲击损伤动脉内膜，暴露胶原纤维，可使血小板发生黏附、聚积形成附壁血栓，不利于动脉壁清除沉积的脂质。③ 血小板可释放出生长因子，刺激动脉中膜平滑肌细胞（SMC）增生并移入内膜，吞噬脂蛋白，形成平滑肌源性泡沫细胞等。另外，高血压时有脂质和胰岛素代谢异常，可促进 AS 的发生。

3. **吸烟**　吸烟能使血中一氧化碳浓度增高，从而造成血管内皮细胞的缺氧性损伤；大量吸烟使血中 LDL 易于氧化，ox-LDL 可促进血液单核细胞、动脉中膜平滑肌细胞（SMC）迁入内膜，并转变为泡沫细胞，引起 AS。

4. **继发性高脂血症有关疾病**　糖尿病患者血中甘油三酯和 VLDL 升高，HDL 较低，而且高血糖可致 LDL 氧化，促进血液单核细胞迁入内膜及转变为泡沫细胞；高胰岛素血症患者血中胰岛素水平越高，血中 HDL 含量越低，并促进动脉平滑肌细胞增生，越容易发生 AS。甲状腺功能减退症时，由于甲状腺素对物质代谢的调节作用降低，引起高脂血症。肾病综合征时，由于肾小球滤过功能异常，引起蛋白尿，导致低蛋白血症及高脂血症。

5. **遗传因素**　家族性高胆固醇血症、家族性脂蛋白脂酶缺乏症等患者，AS 发生率明显高于正常人群，说明遗传因素是 AS 的危险因素。

6. **其他因素**　① 年龄：随着年龄的增长，发病率增加。② 性别：女性在绝经期前，其发病率低于同龄组男性，绝经后这种差别消失，说明雌激素有降低血胆固醇的作用。③ 肥胖：易患高脂血症、高血压和糖尿病，间接促进 AS 的发生。另外，病毒感染、饮食结构等也与 AS 发生有一定关系。

二、基本病理变化

AS 病变的发生、发展过程由轻至重，包括脂纹期、纤维斑块期、粥样斑块期和复合病变期四个阶段。

1. **脂纹（fatty streak）**　脂纹是 AS 的最早病变，最早可出现在儿童期，病变局限在动脉内膜。肉眼观，病灶为黄色点状或条纹状，细条纹宽 1~2 mm，长约数厘米，不隆起或微隆起于内膜（图 13-2）。镜下观，表面病灶的内膜下有大量泡沫细胞聚集，体积大，圆形或椭圆形，细胞质内含有大量小空泡。泡沫细胞大多数来源于血液中的巨噬细胞和平滑肌细胞，可被苏丹Ⅲ染成橘红色，显示含有脂质成分。可见较多基质、淋巴细胞和少量中性粒细胞（图 13-2）。

此期特点为细胞成分多，纤维成分少，是一种可逆性变化，治疗适当则恢复正常，否则病变会发展为纤维斑块。

2. **纤维斑块（fibrous plaque）**　是脂纹进一步发展的结果。肉眼观，内膜为不规则隆起的斑块，颜色从浅黄色变为瓷白色，斑块直径为 0.3~1.5 cm，并逐渐融合。镜下观，病灶表层大量胶原纤维发生玻璃样变性。斑块表面形成厚薄不一的纤维帽，深部可见数量不等的泡沫细胞、平滑肌细胞、细胞外基质和炎症细胞。该时期病变常反复发作，脂质沉积与纤维组织增生交替发生，故斑块常显示层状结构。

此期特点为细胞和纤维成分均增多，若治疗适当，可控制病变发展，否则演变为粥样斑块。

3. **粥样斑块（atheromatous plaque）**　为 AS 最具特征性的病变，又称为粥瘤（atheroma）。

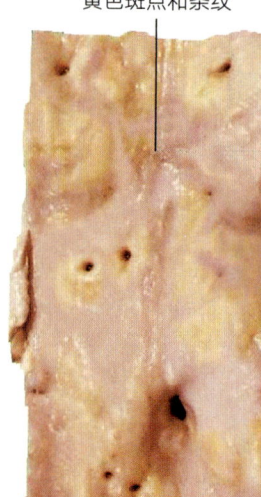

黄色斑点和条纹　　　　泡沫细胞

肉眼观　　　　镜下观

图 13-2　主动脉粥样硬化

肉眼观，内膜面可见明显隆起的灰黄色斑块，切面呈半月状，其表层为纤维帽，深部为黄色粥糜样物质。镜下观，① 表层为玻璃样变性的纤维帽，结构同纤维斑块。② 深部为大量粉红染物质，针形、菱形胆固醇结晶（HE 片呈针状空隙）和钙盐沉积。③ 斑块的底部和边缘为肉芽组织、少量泡沫细胞和浸润的淋巴细胞。④ 动脉壁中层平滑肌萎缩，中膜层变薄（图 13-3）。

此期特点为粥糜样坏死物质形成，易演变为复合病变。

4. 复合病变　是指在纤维斑块和粥样斑块的基础上继发的病变。

（1）斑块内出血：斑块边缘和底部增生的薄壁毛细小血管破裂出血，血液流入斑块内形成血肿，使斑块进一步隆起，管腔狭窄，甚至完全闭塞，导致急性供血中断。

（2）斑块破裂：斑块表面破裂，粥样物逸入血流，可形成胆固醇栓子，引起栓塞。病灶处遗留的斑块底部可形成粥样溃疡。

（3）血栓形成：病灶处的内皮细胞受损，暴露出胶原纤维，可促进血栓形成，斑块增大，致动脉管腔进一步狭窄甚至闭塞。

（4）钙化：是指钙盐沉积在病灶内。肉眼观，呈灰白色斑点或斑块，触之有砂粒感。镜下观，呈蓝色颗粒或团块。钙化致管壁变硬、变脆，易破裂。

（5）动脉瘤形成：病变处动脉管壁的中膜平滑肌萎缩，弹力下降，在血流的冲击下，动脉壁呈现局限性扩张，形成动脉瘤。在血管壁上形成血肿，即夹层动脉瘤。动脉瘤破裂可引起大出血，对机体造成严重的后果（图 13-4）。

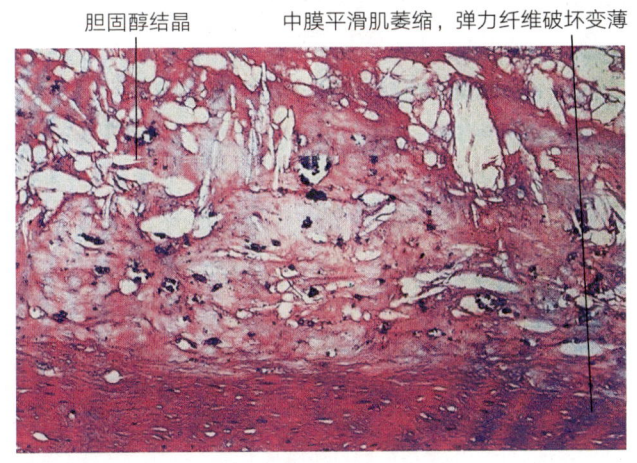

图 13-3　大动脉粥样斑块（镜下观）

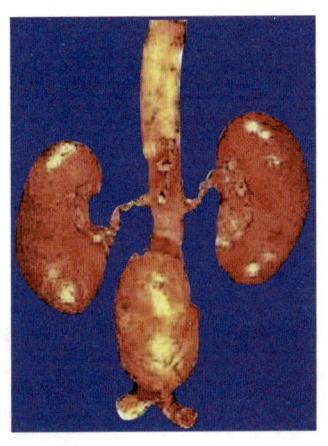

图 13-4　腹主动脉瘤（肉眼观）

三、主要动脉的病理变化

1. 主动脉粥样硬化　常发生在升主动脉、胸主动脉和腹主动脉，多位于主动脉后壁和血管分叉处，以腹主动脉最严重，而发生于升主动脉者最轻。因主动脉管腔宽大而很少引起管腔狭窄。后期常形成动脉瘤，最常见的是腹主动脉瘤，临床表现为腹部可触及搏动性肿块，可听到收缩期杂音。严重者可发生血管破裂，引起出血性休克而死亡。

2. 冠状动脉粥样硬化　见本章第二节相关内容。

3. 脑动脉粥样硬化　常发生于颈内动脉起始部、基底动脉、大脑中动脉和基底动脉环（Willis 动脉环）。动脉内膜可见不同程度的纤维斑块和粥样斑块，常导致管腔狭窄，甚至闭塞。

肉眼观，呈灰白色病灶，切面管壁增厚，由于脑动脉管腔狭窄，脑组织长期供血不足而发生脑萎缩，严重者智力减退，甚至痴呆。斑块处继发血栓形成，而使管腔阻塞，引起脑梗死、脑软化。脑动脉粥样硬化可形成小动脉瘤，患者血压突然升高时，可致小动脉瘤破裂，引起脑出血。

4. **肾动脉粥样硬化** 常发生在肾动脉开口处及主干的近侧端，亦可累及叶间动脉、弓状动脉。可引起顽固性肾性高血压；也可因斑块导致管腔狭窄，肾组织缺血，肾实质萎缩和间质纤维组织增生，使肾体积缩小，称为动脉粥样硬化性固缩肾。

5. **四肢动脉粥样硬化** 常发生于下肢髂动脉、股动脉及胫动脉。由于下肢供血不足，行走时出现疼痛，休息后可缓解，表现为间歇性跛行。高度狭窄或并发血栓形成时，供血区可发生梗死，甚至发生坏疽。

四、预防原则

1. **积极采取预防措施** 长期采取低盐、低脂饮食，戒烟、限酒，降低血压，积极治疗与AS 有关的疾病，如糖尿病等。

2. **健康教育** 使患者认识到 AS 预防的重要性，"病自口入"，AS 是"植入在少年，发病在青年，死亡在中老年"，使患者了解有关预防知识。

第二节 冠状动脉粥样硬化性心脏病

冠状动脉粥样硬化性心脏病是 AS 中对人类威胁最大的疾病，好发部位以左冠状动脉前降支最多，其余依次为右主干、左主干或左旋支、后降支。病变常呈节段性，多发生于血管的心壁侧，斑块多呈新月形，偏心位，使管腔呈不同程度狭窄（图 13-5）。根据管腔狭窄的程度分为四级：Ⅰ级 <25%；Ⅱ级 26%~50%；Ⅲ级 51%~75%；Ⅳ级 >76%。

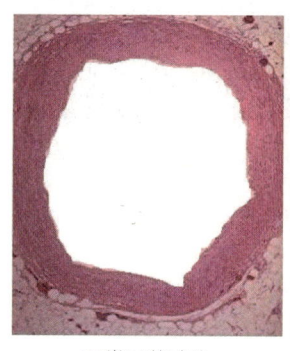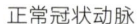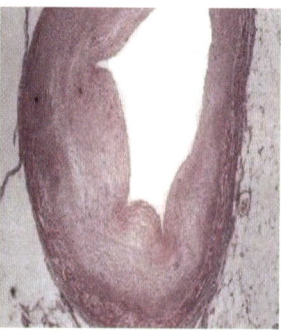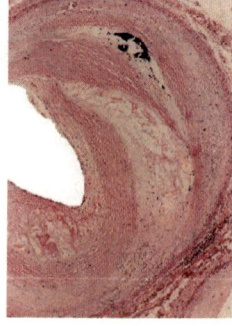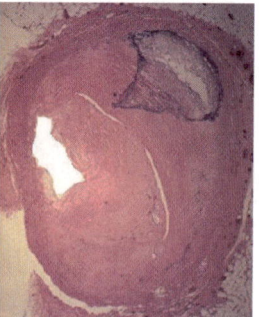

正常冠状动脉　　　　Ⅰ级　　　　Ⅱ~Ⅲ级　　　　Ⅳ级

图 13-5　正常冠状动脉与冠状动脉腔狭窄（镜下观）

冠状动脉性心脏病（coronary artery heart disease，CHD）是由冠状动脉狭窄、供血不足所致心肌缺血的心脏病，简称冠心病。冠状动脉粥样硬化性心脏病占冠心病的绝大多数，因此临床上习惯把冠心病视为冠状动脉粥样硬化性心脏病。病理临床类型主要有心绞痛、心肌梗死、心肌纤维化、冠状动脉性猝死。

一、心绞痛

心绞痛（angina pectoris，AP）是由于心肌暂时性急剧缺血、缺氧所引起的临床综合征。临床表现为阵发性心前区疼痛或压迫紧缩感，可放射至左肩和左臂，每次发作一般持续 3~5 分钟，可数日一次，也可一日数次，常在体力活动、暴饮暴食、情绪激动等增加心脏负荷时发作，应用扩张冠状动脉的药物或休息后，症状可缓解。发生机制：心肌缺血、缺氧而造成的代谢酸性产物或多肽类物质的堆积，刺激心脏局部的神经末梢，信息传入相应的脊髓神经节后至大脑便产生痛觉。

二、心肌梗死

心肌梗死（myocardial infarction，MI）是由于冠状动脉供血中断而引起心肌急性持续性缺血、缺氧，导致心肌坏死。临床上多有剧烈而较持久的胸骨后疼痛，应用扩张冠状动脉的药物或休息后症状不能完全缓解，伴白细胞增多、红细胞沉降率加快、心律失常、休克或心力衰竭等。

1. 原因　大多数在冠状动脉粥样硬化的基础上并发血栓形成、斑块内出血、持续性冠状动脉痉挛及过度劳累，使心脏负荷加重，冠状动脉血流进一步减少或中断，导致心肌缺血、坏死。

2. 好发部位　心肌梗死的部位与冠状动脉供血区域一致。其中 40%~50% 发生于左心室前壁、心尖部及室间隔前 2/3，相当于左冠状动脉前降支的供血区；30%~40% 发生于左心室后壁、室间隔后 2/3 及右心室大部，相当于右冠状动脉供血区；15%~20% 发生于左心室侧壁，相当于左冠状动脉旋支供血区（图 13-6）；极少累及心房。

3. 类型　根据梗死灶占心室壁的厚度分为两型。① 心内膜下心肌梗死：病变主要累及心腔侧 1/3 的心肌、肉柱和乳头肌，常为

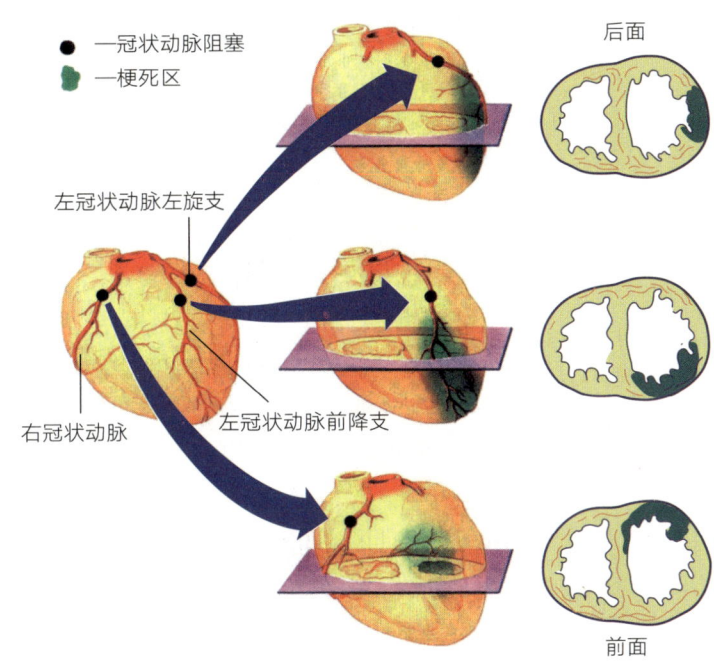

○ —冠状动脉阻塞
● —梗死区

后面

左冠状动脉左旋支

右冠状动脉　左冠状动脉前降支

前面

图 13-6　冠状动脉粥样硬化（模式图）

多发性、小灶状坏死，严重者融合累及整个内膜下心肌。② 透壁性心肌梗死：梗死累及心室壁的全层，面积大小不一，临床最常见。如果梗死未累及全层，但深达室壁 2/3 以上，称为厚壁心肌梗死。

4. 病理变化　多属贫血性梗死。梗死灶外形不规则，呈现地图形。一般在梗死 6 小时后，肉眼才能辨认，呈苍白色，8~9 小时后呈土黄色。第 4 日，梗死灶周围出现充血、出血带；1 周后，边缘区开始出现肉芽组织，呈鲜红色；3 周后，肉芽组织开始机化；5 周后，逐渐形成瘢痕组织。镜下观，心肌纤维早期凝固性坏死，核消失，横纹消失，肌质为不规则颗粒状，间质水肿，中性粒细胞浸润。

视频
冠状动脉
粥样硬化

心肌梗死后，肌红蛋白、酶类迅速从心肌细胞内逸出入血，导致谷草转氨酶（GOT）、谷丙转氨酶（GPT）、肌酸激酶（CK）和乳酸脱氢酶（LDH）升高，一般梗死24小时后血清浓度达最高值。血液内酶的变化对诊断心肌梗死具有重要意义，其中CK更有价值。

5. 并发症　心肌梗死起病急，进展快，若未能及时抢救，患者可很快死亡。常见并发症如下。

（1）心力衰竭：占心肌梗死患者的60%，是最常见的死亡原因，可致左心、右心或全心衰竭。

（2）心脏破裂：占心肌梗死患者的3%~13%，发生于梗死后1~4日，近一半发生于24小时内。好发部位是左心室下1/3处。由于心肌坏死，中性粒细胞和单核细胞释放蛋白水解酶，使梗死灶溶解，导致心脏破裂，血液流入心包腔，造成急性心包压塞，患者迅速死亡。

（3）室壁瘤：占心肌梗死患者的10%~30%，常见于愈合期，是梗死区形成的瘢痕组织在左心室内压力作用下形成的局限性向外膨隆，多见于左心室前壁近心尖处。

（4）附壁血栓形成：多见于左心室，由于梗死区心内膜粗糙或室壁瘤处血流形成涡流等情况较易发生，血栓形成后可机化，也可受损、脱落引起其他部位的栓塞。

（5）心源性休克：占心肌梗死患者的10%~20%，当梗死面积>40%时，心肌收缩性极度减弱，发生心源性休克。

（6）急性心包炎：占心肌梗死患者的15%~30%，发生在2~4日，坏死累及心外膜，引起纤维蛋白性心包炎。

（7）心律失常：占心肌梗死患者的75%~95%，梗死累及传导系统，引起传导紊乱，严重时可导致心搏骤停、猝死。

（8）局限性心内膜炎：心肌梗死波及心内膜，引起局部炎症，使内膜粗糙，促进附壁血栓形成。

三、心肌纤维化

心肌纤维化（myocardial fibrosis）又称慢性缺血性心脏病，是由于中重度冠状动脉狭窄引起心肌缺血、缺氧，心肌细胞萎缩、坏死，广泛纤维化，间质纤维组织增生，呈白色纤维条索或条块状瘢痕组织形成，心肌细胞肥大。临床表现为心律失常和心力衰竭。

四、冠状动脉性猝死

冠状动脉性猝死（sudden coronary death）是指冠心病引起的出乎意料的突发性死亡，多见于39~49岁成人，男性比女性多3.9倍。冠状动脉性猝死常见诱因有饮酒、劳累等，患者突然昏倒，四肢抽搐，小便失禁，或发生呼吸困难，口吐白沫，迅速昏迷，可立即死亡或在数小时内死亡，有的则在夜间睡眠中死亡。主要是由于严重的急性心肌缺血、缺氧造成心脏局部剧烈电生理紊乱引起的较重的心律失常所导致的。

第三节　高血压病

高血压（hypertension）是指以体循环动脉血压持续升高（收缩压≥140 mmHg和/或舒张

压≥90 mmHg）为主要表现的疾病，是人类最常见的心血管疾病之一，可分为原发性高血压（essential hypertension）和继发性高血压（secondary hypertension）。继发性高血压是继发于其他疾病的高血压，有明确而独立的病因，是某些疾病的一种临床表现，如慢性肾小球肾炎、肾动脉狭窄、肾上腺嗜铬细胞瘤等，仅占高血压的 5%~10%，原发病治愈后血压可恢复正常；原发性高血压占 90%~95%，又称高血压病，是以全身细小动脉硬化为病变特征的全身性疾病。本节主要叙述原发性高血压，继发性高血压将在有关章节详述。

原发性高血压是我国最常见的心血管疾病，发病率呈上升趋势，而发病年龄越来越低。男女患病率无明显差异。多见于中老年人，多数病程漫长，症状显隐不定，不易坚持治疗。晚期发生左心室肥大、两肾弥漫性颗粒性萎缩、脑内出血等严重并发症。

《中国高血压防治指南》（2024 年修订版）中对基于诊室血压的血压分类和高血压分级见表 13-1。

表 13-1 基于诊室血压的血压分类和高血压分级

类别	收缩压/mmHg		舒张压/mmHg
正常血压	<120	和	<80
正常高值	120~139	和/或	80~89
高血压	≥140	和/或	≥90
1 级高血压（轻度）	140~159	和/或	90~99
2 级高血压（中度）	160~179	和/或	100~109
3 级高血压（重度）	≥180	和/或	≥110
单纯收缩期高血压	≥140	和	<90
单纯舒张期高血压	<140	和	≥90

注：当收缩压和舒张压分属于不同级别时，以较高的分级为准。

一、病因及发病机制

（一）病因

1. 遗传因素　约有 75% 的原发性高血压患者具有遗传因素，双亲有高血压病史者高血压患病率比无高血压家族史者高 2~3 倍，单亲患病率高 1.5 倍。目前认为原发性高血压是多基因遗传病。

2. 社会、心理、神经内分泌因素　长期过度的精神紧张、焦虑、忧郁或恐惧，使大脑皮质兴奋和抑制失调，皮质血管收缩中枢占优势，通过交感神经节后纤维分泌去甲肾上腺素，从而使细小动脉痉挛，外周阻力增高，血压升高。随着时间推进，持久的血管收缩还可引起细小动脉硬化，进而造成恒定的高血压状态。

3. 饮食因素　长期钠摄入过多可引起高血压。WHO 建议：每人每日摄盐量应控制在 6 g以下，以预防原发性高血压。钾和钙的摄入量减少，可促进高血压的发生。

4. 肾性因素　肾血流量减少或肾血管收缩等，均可使肾素分泌增加，通过肾素-血管紧张素-醛固酮系统活动加强，使全身细小动脉收缩，外周阻力增加；醛固酮分泌增加，引起钠、水潴留，血容量增加，从而导致血压升高。

5. 其他因素　肥胖、吸烟、年龄增长和缺乏体力活动等，也与高血压有关。

（二）发病机制

在内、外因素作用下，中枢神经系统功能紊乱，通过自主神经作用致血压升高。以后因

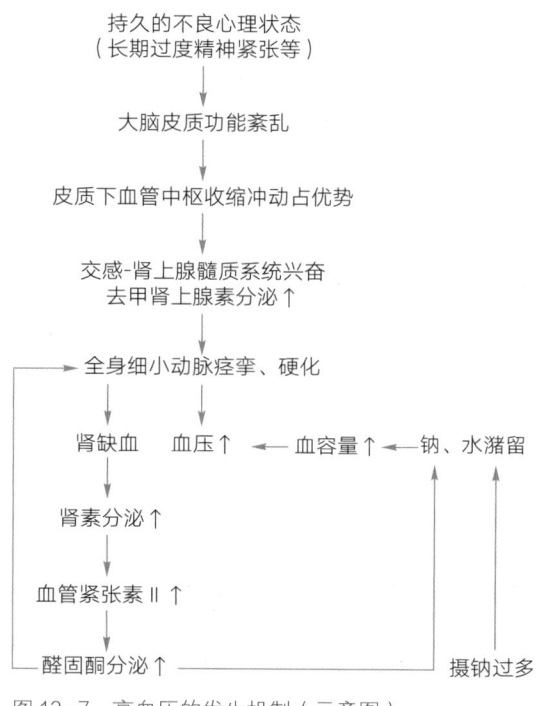

持久的不良心理状态
（长期过度精神紧张等）
↓
大脑皮质功能紊乱
↓
皮质下血管中枢收缩冲动占优势
↓
交感-肾上腺髓质系统兴奋
去甲肾上腺素分泌↑
↓
全身细小动脉痉挛、硬化
↓
肾缺血　　血压↑　←　血容量↑　←　钠、水潴留
↓
肾素分泌↑
↓
血管紧张素Ⅱ↑
↓
醛固酮分泌↑　　　　　　摄钠过多

图 13-7　高血压的发生机制（示意图）

肾缺血，肾素-血管紧张素-醛固酮系统兴奋，血压升高；最后由于细小动脉硬化，使血压持续在较高水平。高血压又可进一步导致中枢神经系统功能紊乱，形成恶性循环（图 13-7）。

二、类型及病理变化

原发性高血压可分为良性高血压和恶性高血压两类。

（一）良性高血压

良性高血压（benign hypertension）又称缓进性高血压，约占原发性高血压的 95%，病程长，进程缓慢，可达十余年或数十年。按病变的发展分为三期。

1. 功能紊乱期　早期阶段。血管调节功能紊乱，全身细小动脉间歇性痉挛收缩，血压升高，无血管、心、肾、脑、眼底等器质性病变，临床上可伴有头晕、头痛，血压常呈波动性，此期是治疗的关键，经过适当休息和治疗，动脉仅有功能性病变，血压可恢复正常，但患者常常因工作忙等而贻误治疗时机，发展至动脉病变期。

2. 动脉病变期

（1）细动脉硬化：全身性细动脉玻璃样变性是缓进型高血压的基本病变，最常累及肾的入球小动脉、视网膜动脉及脾的中央动脉。由于细小动脉长期痉挛，使内皮细胞及基膜受损，间隙增大，内膜的通透性增强，血浆蛋白渗入血管壁中。同时，平滑肌细胞分泌胶原蛋白和蛋白多糖等，共同凝固成红染、无结构、均质的玻璃样物质，导致细小动脉弹性变差，血管壁增厚，管腔缩小，甚至闭塞。

（2）肌型小动脉硬化：主要累及肾小叶间动脉、弓状动脉及脑动脉等。由于小动脉长期处于高压状态，使血浆蛋白漏入内膜，内膜和中膜胶原纤维及弹性纤维增生，中膜平滑肌细胞增生、肥大，致血管壁增厚，管腔狭窄。

（3）大动脉硬化：主要累及主动脉及其主要分支，血压升高，血流速度增快，血流对大动脉壁的冲击力增加，损伤血管壁，继发动脉粥样硬化。

此期患者表现为血压进一步升高，持续在较高水平，失去波动性，动脉病变不能恢复正常。患者有头痛、头晕，尿中可有少许蛋白等。

3. 内脏病变期

（1）心脏病变：主要表现为左心室肥大。因血压持续升高，外周阻力增大，左心室负荷增加引起。心的重量增加，可达 400 g 以上（正常为 250 g 左右）。肉眼观，左心室壁增厚，可达 1.5~2.0 cm（正常为 0.9~1.2 cm），乳头肌和肉柱增粗，心腔不扩张，相对缩小，称为向心性肥大（图 13-8）。镜下观，心肌细胞变粗、变长，核大而深染，圆形或椭圆形。晚期，当左心室代偿失调，肥大的心肌收缩性降低，逐渐出现心腔扩张，称为离心性肥大。由高血压引起的心脏病，称为高血压心脏病。患者可有心悸，心电图显示有左心室肥大和心肌劳损等。

（2）肾病变：肾小球入球小动脉玻璃样变性和肌型小动脉硬化，管壁增厚，管腔狭窄，肾小球发生缺血、纤维化和玻璃样变性，相应的肾小管萎缩、消失，出现间质纤维组织增生和淋巴细胞浸润。病变相对较轻的肾小球代偿性肥大，相应的肾小管代偿性扩张。肉眼观，双侧肾对称性缩小，重量下降，质地变硬，肾表面凹凸不平，呈细颗粒状，称原发性颗粒性固缩肾。切面皮质变薄，皮髓界限不清。严重时可发生肾衰竭。

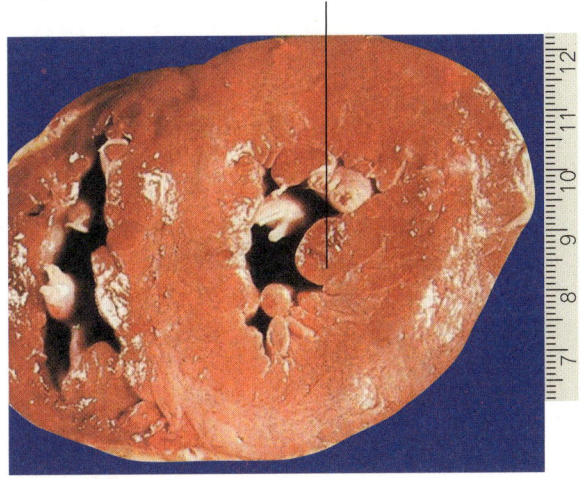

左心室壁增厚、乳头肌增粗

图 13-8　心肌肥大（肉眼观）

（3）脑病变：高血压时，患者可出现一系列脑部病变。① 脑水肿：为脑细小动脉痉挛、硬化、缺血，毛细血管通透性增加所致，临床表现为头痛、头晕、视力障碍等。② 高血压脑病：由于脑小动脉病变及痉挛致血压骤升，毛细血管通透性增加，引起急性脑水肿和颅内压增高，临床表现为血压显著升高，剧烈头痛、呕吐、抽搐、昏迷等。③ 脑软化：脑细小动脉硬化和痉挛，脑组织缺血，出现较多小坏死灶，即微梗死灶。梗死灶液化形成质地疏松的筛网状病灶，后期坏死组织被吸收，由胶质纤维增生来修复，形成胶质瘢痕。④ 脑出血：是高血压病最严重的并发症，常发生于基底核、内囊，其次为大脑白质、脑桥和小脑。出血区域脑组织破坏，形成囊腔，出血范围大可破裂入侧脑室。引起出血的原因如下：由于脑细小动脉硬化，使血管壁变脆，当血压突然升高时引起破裂性出血；血管壁弹性下降，局部膨出形成小动脉瘤和微小动脉瘤，当血压突然升高时，致小动脉瘤和微小动脉瘤破裂出血；脑软化失去对脑小动脉的支持作用，当血压升高时，引起破裂性出血；出血多见于基底核区域（尤以豆状核区多见），该区域的豆纹动脉从大脑中动脉呈直角分支，直接受到大脑中动脉血流的压力和冲击，易导致豆纹动脉破裂出血。

脑出血的临床表现常因出血部位的不同、出血量多少而异。患者常有呼吸加深、大小便失禁，甚至突然昏迷等。内囊出血可引起对侧肢体偏瘫，感觉消失；出血流入侧脑室时，患者发生昏迷，甚至死亡；脑出血及脑水肿可引起颅内高压，并发脑疝形成。小的血肿可被吸收，形成胶质瘢痕，中等量出血可被胶质瘢痕包裹形成血肿或呈囊腔。

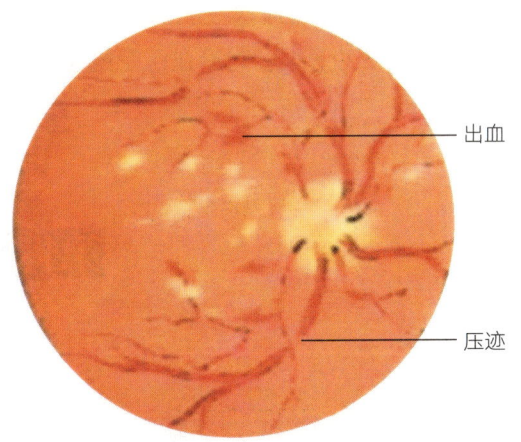

出血

压迹

图 13-9　高血压眼底血管变化（肉眼观）

（4）视网膜病变：眼底检查可见视网膜中央动脉硬化、变细，血管迂曲，反光增强，呈银丝样，动静脉交叉处出现压痕。严重者视神经盘水肿，视网膜水肿、出血，视力减退。眼底血管变化可反映高血压的严重程度（图 13-9）。

（二）恶性高血压

恶性高血压（malignant hypertension）又称为急进性高血压，仅占高血压的 5%，多见于青少年，多为原发性，部分可继发于良性高血压。临床起病急、发展快，血压显著升高，常超过230/130 mmHg，特征性的病变是增生性小动脉硬化和坏死性细动脉炎。肾小叶间动脉和弓形动脉表现为动脉内膜显著增厚，伴有平滑肌细胞增生，胶原纤维增多，致血管壁如洋葱皮样，管壁发生纤维蛋白样坏死，周围有单核细胞及中性粒细胞浸润。病变进展迅速，常致肾、脑缺血性坏死和出血等，患者大多死于尿毒症、脑出血和心力衰竭。

良性高血压和恶性高血压的区别见表13-2。

表13-2　良性高血压和恶性高血压的区别

区别项目	良性高血压	恶性高血压
发病率	较高	较低
年龄	主要见于中老年人	多见于青少年
病程	起病隐匿，病程长，达10~20年	起病急，病程短，多数1年内死亡
病变特征	细动脉玻璃样变性，小动脉硬化	细动脉纤维蛋白样坏死，小动脉硬化
受累器官	全身细小动脉，主要是心、肾、脑、视网膜	全身细小动脉，主要是肾、脑严重
后果	常死于脑出血、心力衰竭等	大多死于尿毒症、脑出血或心力衰竭

三、预防原则

1. 积极采取预防措施　每天应限制钠的摄入量，减轻体重，限制每日热量摄入。
2. 健康教育　保持心态平和、情绪稳定，让患者充分认识到控制高血压发展的重要性。

知识拓展

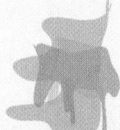

原发性高血压的三级预防

一级预防：针对高血压危险因素进行相关预防，改变日常不良饮食习惯，戒烟限酒、少食油腻、适当锻炼等。

二级预防：对已经确诊高血压的患者采取有效的措施，预防病情加重或恶化。

三级预防：对高血压靶器官损害的患者，通过专业治疗，控制病情的发展。

第四节　风　湿　病

风湿病（rheumatism）是一种与A组乙型溶血性链球菌感染有关的变态反应性疾病。病变主要累及全身结缔组织，最常侵犯心脏、关节，其次是皮肤、皮下、浆膜、血管和脑。急性期又称为风湿热。临床上除心脏和关节症状外，常伴有发热、皮疹、皮下结节、小舞蹈病等表现。血液检查，抗链球菌溶血素O抗体（简称抗O抗体）升高，红细胞沉降率加快等。

风湿病多见于5~15岁儿童，以6~9岁为发病高峰，男女发病率无差别。本病常发生于寒冷潮湿地区，以我国东北、华北及西南地区多发，冬春季多发。本病常反复发作，急性期后可造成心脏损害，形成风湿性心瓣膜病。

一、病因及发病机制

1. **病因** 认为与咽喉部 A 组乙型溶血性链球菌感染有关。其根据如下：① 发病前患者常有咽炎、扁桃体炎等链球菌感染的病史。② 患者血中抗 O 抗体增高，临床上常将此项检查作为诊断风湿的标准。③ 多发生于链球菌感染盛行的冬春季节。④ 通过抗生素药物的预防和治疗，风湿病的发生和复发明显地减少。但是，风湿病多在感染细菌 2~3 周后发病，时间不符合；在风湿病患者的典型病灶中，从未培养出相关细菌；A 组乙型溶血性链球菌直接感染引起化脓性炎，而风湿病属于变态反应性炎，可推断风湿病并非由乙型溶血性链球菌感染直接引起，是由 A 组乙型溶血性链球菌所引起的变态反应性疾病。

2. **发病机制** 多数倾向于抗原抗体交叉反应学说。链球菌感染后，在局部释放菌体蛋白（M 抗原）、糖蛋白（C 抗原）、溶血素 O 等大分子物质进入血液，刺激体液免疫细胞产生抗 M、抗 C、抗 O 多种抗体。抗 M 抗体与心、血管平滑肌产生交叉反应；抗 C 抗体与心、血管、皮下结缔组织产生交叉反应；抗原抗体复合物激活补体，产生活性物质，导致反复自身损害。

二、基本病理变化

根据病变发展过程可分为三期。

1. **变质、渗出期** 是早期病变，为活动期。在心脏、浆膜、关节、皮肤等部位出现结缔组织基质黏液样变性，胶原纤维发生纤维蛋白样坏死。病变周围渗出少量浆液、纤维蛋白和炎症细胞（淋巴细胞、浆细胞、嗜酸性粒细胞、中性粒细胞）等。此期病变持续 1 个月。

2. **增生期（肉芽肿期）** 为相对静止期。在变质、渗出病变的基础上，病灶中央是纤维蛋白样坏死，周围为成团的风湿细胞、成纤维细胞，伴有淋巴细胞、浆细胞等共同组成具有特征性的病变，称为风湿小体或阿绍夫小体（Aschoff body），又称风湿性肉芽肿，对诊断风湿病具有重要意义。风湿细胞由增生的巨噬细胞吞噬纤维蛋白样坏死物质转变而来，亦称阿绍夫细胞（Aschoff cell），细胞体积大，呈圆形，胞质丰富，嗜碱性，核圆形或椭圆形，核膜清晰，染色质集中于中央，横切面似枭眼状，纵切面呈毛虫状（图 13-10）。此期病变可持续 2~3 个月。

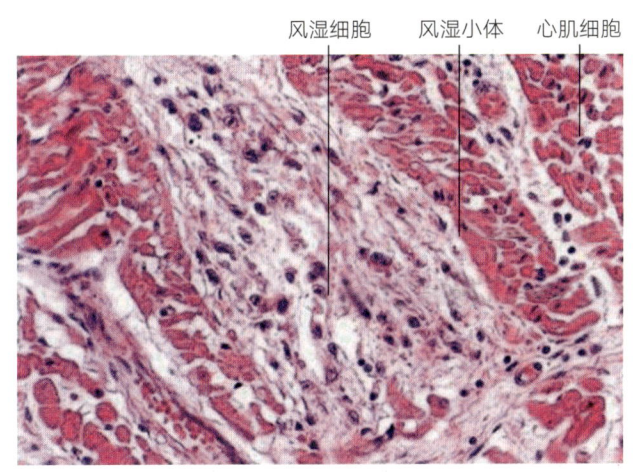

风湿细胞　　风湿小体　　心肌细胞

图 13-10 风湿小体（镜下观）

3. **瘢痕期（愈合期）** 为静止期。风湿小体中央的纤维蛋白样坏死物被溶解、吸收，细胞成分逐渐减少，病变趋于愈合；风湿细胞演变为成纤维细胞，合成胶原纤维，逐渐纤维化，最终形成梭形小瘢痕。此期病变可持续 2~3 个月。

整个病程为 4~6 个月。由于风湿病病变反复发作，受累的器官和组织中常可见到新旧不等的病变。病变反复发展，瘢痕不断形成，导致器官功能障碍。

三、心脏病变及病理临床联系

风湿性心脏病可分为风湿性心内膜炎、风湿性心肌炎、风湿性心外膜炎。若病变累及心脏全层，称风湿性全心炎。

1. 风湿性心内膜炎（rheumatic endocarditis）　病变主要侵犯心瓣膜，二尖瓣最常受累，其次为二尖瓣和主动脉瓣同时受累，三尖瓣和肺动脉瓣极少受累。肉眼观，病变初期，受累瓣膜肿胀、增厚，血流不停的冲击、摩擦使瓣膜表面损伤，瓣膜闭锁缘上形成单行排列、直径1~2 mm的疣状赘生物，呈灰白色、半透明状，附着牢固，不易脱落（图13-11）。镜下观，瓣膜内黏液样变性和纤维蛋白样坏死；赘生物是由血小板和纤维蛋白构成的白色血栓，基底部有少量炎症细胞浸润，周围可见少量风湿细胞、成纤维细胞。

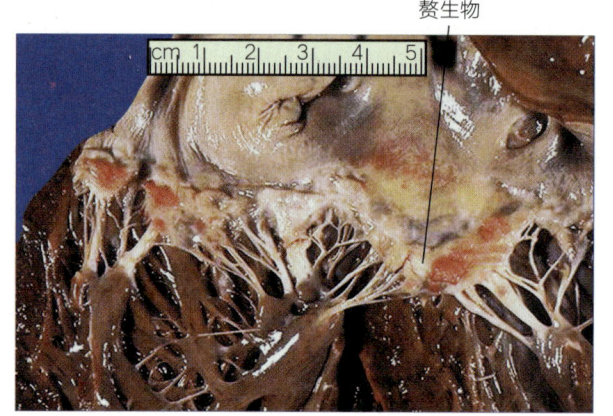

图13-11　心瓣膜疣状赘生物（肉眼观）

后期病变反复发作，赘生物被机化，纤维组织增生，导致瓣膜增厚、变硬、卷曲、短缩，瓣膜之间互相粘连，腱索增粗、短缩，最后形成慢性心瓣膜病。

2. 风湿性心肌炎（rheumatic myocarditis）　主要累及心肌间质的结缔组织，在小动脉旁，早期心肌间质结缔组织发生黏液样变性和纤维蛋白样坏死，形成风湿小体。风湿小体大小不一，灶状分布，常见于左心室、室间隔、左心房及左心耳等处。病变后期，风湿小体纤维化，形成瘢痕。心肌间质病变累及心肌，导致心肌细胞变性、坏死，影响心肌收缩力。临床表现为心率加快，第一心音低钝，累及传导系统时可出现传导阻滞。

3. 风湿性心外膜炎（rheumatic pericarditis）　病变主要累及心外膜脏层，呈浆液性或纤维蛋白性炎症。在心包腔内有大量浆液渗出，形成心包积液；当渗出以纤维蛋白为主时，覆盖于心外膜表面的纤维蛋白可因心脏的不停搏动和牵拉而形成绒毛状，称为"绒毛心"。渗出的大量纤维蛋白如若不能被溶解吸收，则发生机化，使心外膜脏层和壁层互相粘连，形成缩窄性心包炎。患者心前区疼痛，听诊有心包摩擦音。患者有心包积液，听诊心音遥远。

四、其他器官的风湿性病变

1. 风湿性关节炎（rheumatic arthritis）　可见于约75%的风湿患者，常侵犯膝、踝、肩、腕、肘等大关节，呈游走性，反复发作。关节局部出现红、肿、热、痛和功能障碍。关节腔内有浆液及纤维蛋白渗出，滑膜充血水肿。急性期后，渗出物易被完全吸收，一般不留后遗症。

2. 皮肤病变　表现为皮肤的环状红斑（erythema annulare），为渗出性病变，多见于躯干和四肢皮肤，为淡红色环状红晕，中央皮肤色泽正常。镜下观，红斑处真皮浅层血管充血，血管周围水肿及淋巴细胞、单核细胞浸润。病变常在1~2日消退。

3. 皮下结节（subcutaneous nodule）　为增生性病变，多见于肘、腕、膝、踝关节附近的伸侧面皮下，直径为 0.5~2 cm，呈圆形或椭圆形，质硬、可活动，无压痛的结节。镜下观，结节中心为大片的纤维蛋白样坏死物，周围为呈放射状排列的风湿细胞、成纤维细胞和以淋巴细胞为主的炎症细胞浸润。

急性风湿病时，皮肤环状红斑和皮下结节具有临床诊断意义。

4. 风湿性脑病　多见于 5~12 岁儿童，女童较多，主要为脑的风湿性动脉炎和皮质下脑炎，累及大脑皮质、基底核、丘脑及小脑皮质。镜下观，可见神经细胞变性，胶质细胞增生等。锥体外系受累时，患儿出现肢体的不自主运动，称为小舞蹈症。

五、预防原则

1. 积极采取预防措施　首先预防感冒，保持空气流通，防止上呼吸道感染等疾病。
2. 健康教育　向患者介绍风湿病的相关知识，此病可反复发作，需耐心治疗等。

第五节　感染性心内膜炎

感染性心内膜炎（infective endocarditis）是由病原微生物直接侵袭心内膜而引起的炎症性疾病，病原微生物主要是细菌，故又称为细菌性心内膜炎，分为急性和亚急性两种类型。

一、急性感染性心内膜炎

急性感染性心内膜炎（acute infective endocarditis）主要由致病力强的化脓菌引起，大多数是金黄色葡萄球菌，其次为溶血性链球菌、肺炎球菌等。机体局部出现化脓性炎症（化脓性骨髓炎、痈、产褥感染等），当机体抵抗力降低时，细菌入血引起脓毒血症、败血症，并侵犯心内膜，主要侵犯正常的心瓣膜，以二尖瓣和主动脉瓣多见。

肉眼观，瓣膜闭锁缘上形成较大赘生物，呈灰黄色或灰绿色，质地松软，易脱落形成带有细菌的栓子，可引起器官梗死和多发性脓肿。严重者发生瓣膜破裂、穿孔或腱索断裂，引起急性心瓣膜功能不全或猝死。镜下观，赘生物主要由脓性渗出物、血栓、坏死组织和大量细菌菌落混合构成。

本病发病急、病程短、病情严重，患者常在数周内死亡。但是，近年来由于抗生素的积极合理使用，该病死亡率已大幅下降，但治愈后心瓣膜受损，形成瘢痕组织而导致心瓣膜病。该病较为少见。

二、亚急性感染性心内膜炎

亚急性感染性心内膜炎（subacute infective endocarditis）主要由毒力较弱的细菌所引起，又称为亚急性细菌性心内膜炎，病程在 6 周以上，可迁延数月乃至 1~2 年。

1. 病因及发病机制　约 75% 由毒力较弱的甲型溶血性链球菌所引起，其次是肠球菌、革兰氏阴性杆菌、立克次体、真菌等。病原体可经感染灶（扁桃体炎、牙周炎、咽喉炎、骨髓炎等）入血，形成菌血症，并侵入瓣膜；其特点是发生在已有病变的瓣膜（风湿性心内膜、先天性心脏病行修补术后的瓣膜），常见于二尖瓣和主动脉瓣，其次是先天性心脏病（室间隔缺损）。

2. 病理变化　肉眼观，在原有病变的瓣膜上形成赘生物，病变瓣膜增厚、变形，并发生溃疡，甚至穿孔和腱索断裂，表面赘生物大小不一，为单个或多个，形态不规则，呈息肉状或鸡冠状，灰黄色或灰绿色，干燥质脆，易脱落成为栓子，引起栓塞。镜下观，赘生物由血小板、纤维蛋白、细菌菌落、坏死组织、少量中性粒细胞组成，菌落在赘生物内。底部可见肉芽组织增生、淋巴细胞和单核细胞浸润。瓣膜可见不同程度的肉芽组织增生和炎症细胞浸润，常有钙盐沉着。

3. 病理临床联系

（1）瓣膜损害：大量瘢痕形成，使瓣膜僵硬，极易造成瓣膜增厚、变形，而导致瓣膜狭窄和/或关闭不全，严重者可出现心力衰竭。

（2）动脉性栓塞：瓣膜赘生物脱落形成栓子，引起动脉性栓塞和血管炎。栓塞最多见于脑，其次为肾、脾等，由于栓子不含菌或仅含极少的细菌，细菌毒力弱，常为无菌性梗死。

（3）变态反应：病原菌长期释放抗原入血，导致免疫复合物形成，引起肾小球肾炎。皮肤出现红色、微隆起、有压痛的小结节，称奥斯勒结节（Osler node）。

（4）败血症：赘生物内有细菌，侵入血流，并在血流中繁殖，使患者有长期发热、脾大、白细胞增多、贫血等表现。血培养阳性是诊断本病的重要依据。

风湿性心内膜炎和亚急性感染性心内膜炎的区别见表13-3。

表13-3　风湿性心内膜炎和亚急性细菌性心内膜炎的区别

区别项目	风湿性心内膜炎	亚急性感染性心内膜炎
病因	乙型溶血性链球菌	甲型溶血性链球菌
好发部位	正常的二尖瓣和主动脉瓣	已有病变的二尖瓣和主动脉瓣
赘生物特征	小,硬,灰白色,串珠状单排,不易脱落,无菌落,找不到中性粒细胞	大,软,质脆易碎,灰黄色或灰绿色,污秽,易脱落,有菌落或中性粒细胞
血培养	无菌	有菌
脾	不大	大
贫血	无	严重贫血
结局	多次发作后引起瓣膜变形、狭窄、关闭不全,导致心力衰竭	赘生物脱落引起栓塞及梗死,加重瓣膜变形,因心力衰竭、梗死、败血症而死

第六节　心瓣膜病

心瓣膜病是指各种原因导致瓣膜损伤或先天性发育异常，造成瓣膜口狭窄和/或关闭不全，最后常导致心功能不全，引起全身血液循环障碍。心瓣膜病常由于风湿性心内膜炎反复发作引起。

　　瓣膜关闭不全的发生是由于瓣膜增厚、变硬、卷曲、缩短或腱索增粗、缩短和粘连，使心瓣膜关闭时，瓣膜口不能完全闭合，部分血液发生反流。瓣膜狭窄是相邻瓣膜互相粘连，瓣膜增厚，弹性减弱或丧失，瓣膜开放时不能完全张开，导致血流通过障碍。瓣膜关闭不全和狭窄可单独存在，亦可同时发病。两个或两个以上（二尖瓣和主动脉瓣）心瓣膜病变同时存在，称为联合瓣膜病。一瓣膜既有狭窄又有关闭不全两种病变（二尖瓣狭窄合并二尖瓣关闭不全），称为瓣膜双病变。

一、二尖瓣狭窄

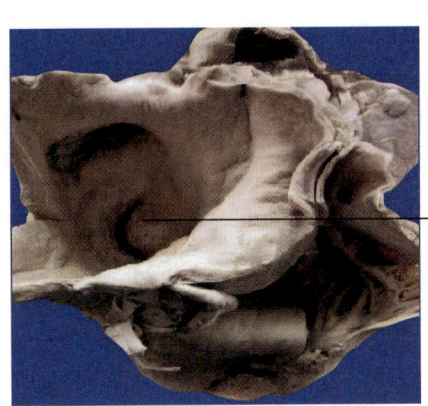

狭窄的瓣膜

图 13-12　二尖瓣狭窄（肉眼观）

　　二尖瓣狭窄（mitral stenosis）多由风湿性心内膜炎反复发作所致，少数由感染性心内膜炎引起。正常成人二尖瓣口径为 5 cm²，可通过两个手指，瓣膜口狭窄时，可缩小到 1~2 cm²，严重时可达 0.5 cm²。病变早期瓣膜轻度增厚，呈隔膜状；后期瓣叶增厚、硬化，腱索缩短，使瓣膜呈"鱼口状"（图 13-12）。

　　二尖瓣狭窄的早期，当心脏处于舒张期时，从左心房流入左心室的血流受阻，致使舒张末期仍有部分血液滞留于左心房，加上肺静脉来的血液，使左心房的血液量比正常增多，导致左心房代偿性扩张肥大，以维持相对正常的血液循环。后期，左心房功能代偿失调，左心房内血液淤积，肺静脉回流受阻，引起肺淤血、肺静脉压升高，随后反射性引起肺内小动脉收缩，使肺动脉血压升高，导致右心室代偿性肥大，当失代偿后，右心室扩张，又可出现三尖瓣关闭不全，最终引起右心房及体循环静脉淤血。

　　临床表现：心尖区可闻及舒张期隆隆样杂音。X 线检查显示左心房增大，晚期左心室略缩小，呈梨形心，由于肺淤血、水肿，患者表现为呼吸困难、面颊暗红、口唇发绀（称为二尖瓣面容），咳嗽和咳出带血的泡沫状痰。右心衰竭时，体循环淤血，出现颈静脉怒张、肝脾大、下肢水肿等表现。

二、二尖瓣关闭不全

　　二尖瓣关闭不全（mitral insufficiency）常合并二尖瓣狭窄，两者同时出现多由风湿性心内膜炎和亚急性感染性心内膜炎等引起。

　　二尖瓣关闭不全时，收缩期左心室部分血液反流到左心房内，加上肺静脉的血液，左心房血容量较正常增多，久之出现左心房代偿性肥大。舒张期大量血液涌入左心室，导致左心室负荷增加，继而左心室代偿性肥大，以后左心房、左心室均发生代偿失调（左心衰竭），右心室、右心房代偿性肥大，右心衰竭和体循环淤血。

　　临床表现：心尖区可闻及收缩期吹风样杂音。X 线检查显示左心室肥大，呈球形。

三、主动脉瓣狭窄

主动脉瓣狭窄（aortic stenosis）常见于风湿性主动脉炎、动脉粥样硬化、先天性发育异常等。

由于主动脉瓣狭窄，左心室收缩期排血受阻，左心室发生代偿性肥大，室壁增厚，呈向心性肥大。后期，左心室功能代偿性失调，出现肌源性扩张。左心室高度扩张，出现二尖瓣相对关闭不全，部分血液反流至左心房，出现左心衰竭、肺淤血，右心衰竭和体循环淤血。

临床表现：在主动脉瓣听诊区可闻及喷射状吹风样收缩期杂音。X线检查显示心脏呈靴形。患者出现心绞痛、脉压减小等。

四、主动脉瓣关闭不全

主动脉瓣关闭不全（aortic insufficiency）常见于风湿性主动脉炎、感染性心内膜炎、主动脉粥样硬化、梅毒性主动脉炎等。

主动脉瓣关闭不全时，舒张期主动脉部分血液反流至左心室，使左心室血容量增加，发生代偿性肥大，相继发生左心衰竭、肺淤血，进而引起右心衰竭、体循环淤血。

临床表现：在主动脉瓣听诊区，可闻及舒张期叹气样杂音。脉压增大，出现周围血管征，如水冲脉、股动脉枪击音、毛细血管搏动征等。

第七节 心 肌 疾 病

一、心肌炎

心肌炎（myocarditis）是各种原因引起的心肌局限性或弥漫性炎症。临床上大多数由感染所致。根据病因可分为病毒性心肌炎、细菌性心肌炎、寄生虫性心肌炎、孤立性心肌炎和免疫反应性心肌炎五类。本节主要介绍病毒性心肌炎。

1. 病因及发病机制　常见病毒有柯萨奇病毒、埃可病毒、流行性感冒病毒和风疹病毒等。柯萨奇病毒和风疹病毒可经母体感染3个月内的胎儿，引起先天性心脏畸形，故尤为重要。病毒可直接导致心肌细胞的损伤，也可通过T细胞介导的免疫反应，间接地引起心肌细胞损伤。

2. 病理变化及病理临床联系　肉眼观，心脏略增大，切面可见灰黄色斑点状病灶，晚期心肌间质纤维化，伴有心肌肥大和心腔扩张等。镜下观，心肌细胞间质水肿，淋巴细胞和单核细胞浸润，将心肌分割成条索状，有的心肌断裂，伴有心肌间质纤维化等改变。临床表现有发热、乏力、恶心、呕吐、心悸、胸闷及呼吸困难，如炎症累及传导系统，表现为心律失常，少数重症患者发生心力衰竭。绝大多数病毒性心肌炎患者预后良好。

二、心肌病

心肌病（cardiomyopathy）是指除风湿病、冠状动脉粥样硬化、高血压、肺源性和先天性畸形等心脏病以外，以心肌损伤性病变为主要表现的一组疾病。心肌病是一类原因不明的心肌变性，是以心肌细胞肥大、纤维组织增生为主要特征的非炎症性疾病，分 3 个类型。

1. 扩张型心肌病（dilated cardiomyopathy）　又称为充血性心肌病，是以进行性心脏肥大、心腔高度扩张和明显的心输出量降低为特征的一种原发性心肌病，是最多见的类型，发病年龄为 20~50 岁，男性多于女性。肉眼观，心脏体积增大，重量可达 500~800 g，四个心腔扩张，心室壁增厚不明显，心脏呈球形，二尖瓣和三尖瓣相对性关闭不全。镜下观，部分心肌细胞肥大，核大、浓染，心内膜下及心间质纤维化。临床主要表现为劳累后气促、乏力、胸闷、心律不齐等症状和体征。

2. 肥厚型心肌病（hypertrophic cardiomyopathy）　是以左心室显著肥厚、室间隔不对称增厚、心室充盈异常、左心室流出道受阻为特征的一种原发性心肌病。肉眼观，心脏体积增大、重量增加，左心室明显增厚，尤以室间隔显著，明显突向左心室，心室腔狭窄。镜下观，心肌细胞肥大，排列紊乱，心肌间质纤维化。临床上由于心室腔狭窄、充盈受阻使心输出量下降，可导致心绞痛，肺动脉压增高可致呼吸困难等。

3. 限制型心肌病（restrictive cardiomyopathy）　是以单侧或双侧心室充盈受限为特征的原发性心肌病。肉眼观，心内膜增厚 2~3 cm，以心尖部较明显，呈灰白色，心室腔狭窄，向上可蔓延至三尖瓣和二尖瓣（可引起关闭不全）。镜下观，心内膜和心内膜下心肌纤维化、玻璃样变性，可见钙化和附壁血栓，心肌萎缩、变性。临床表现为腔静脉压升高的症状和体征，如颈静脉怒张，水肿，腹水，肝淤血、增大，心功能不全等。

三、克山病

克山病（Keshan disease）是一种以心肌变性、坏死和瘢痕形成为主的心肌病，其发病有明显的地方性，故称地方性心肌病，于 1935 年在黑龙江省克山县被首先发现，以此得名。本病主要流行于我国东北、西北、华北和西南一带的山区和丘陵地带。其病因可能与缺乏硒等某些微量元素和营养物质，干扰和破坏心肌代谢有关。

1. 病理变化　肉眼观，心脏呈不同程度的增大，心腔扩张，心室壁变薄，心脏呈球状，在心室肉柱或心耳内，可有附壁血栓形成。镜下观，心肌细胞发生变性、坏死，表现为颗粒和空泡变性，凝固性坏死和液化性肌溶解，最终修复形成瘢痕。

2. 病理临床联系　根据病程长短和轻重缓急的不同可分为四型。

（1）急性型：发病急骤，心肌病变广泛、严重，收缩力明显减弱，心输出量在短期内明显减少，重者出现心源性休克。患者有头晕、恶心、呕吐等症状，血压下降、心音弱和心律不齐等体征。

（2）亚急性型：病情进展稍缓，病变不如急性型重。主要表现为急性左心衰竭，有咳嗽、呼吸困难、肺水肿和心界扩大等。1~4 周后可出现全心衰竭。

（3）慢性型：病情进展缓慢，主要表现为陈旧性瘢痕形成。患者有心悸、气促等慢性心功能不全的表现。

（4）潜在型：心脏受损较轻或代偿功能较好，临床上多无自觉症状，但有心界扩大、心音低钝及心电图变化。

第八节   心功能不全

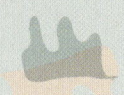

案例导入   患者，女，26 岁。患风湿性心脏病十余年。近 3 个月来出现心悸、胸闷，伴水肿、腹胀，不能平卧。体格检查：重病面容，半坐卧位，颈静脉怒张，呼吸 36 次/分，两肺底可闻及湿啰音。心界向左右两侧扩大，心率 130 次/分，血压 110/80 mmHg。心尖部可闻IV级收缩期吹风样杂音及舒张期雷鸣样杂音。下肢明显凹陷性水肿。

问题：该患者初步诊断什么疾病？诊断依据是什么？需要进一步做哪些检查？

心功能不全（cardiac insufficiency）是指机体在各种致病因素作用下，出现心肌舒缩功能障碍，心输出量绝对或相对减少，以致不能满足机体代谢需要的病理过程。心功能不全包括代偿阶段和失代偿阶段。心力衰竭（heart failure）是指在各种致病因素作用下，心肌收缩力下降，使心输出量减少，以致不能满足机体代谢需要的病理过程。心力衰竭属于心功能不全的失代偿阶段。

一、分类

1. 根据病情轻重分类   ① 轻度心功能不全（I级、II级）：I级心功能不全（静息或轻体力活动时，不出现心功能不全的症状和体征）；II级心功能不全（一般体力活动时，出现气促、心悸）。② 中度心功能不全（III级）：轻体力活动时出现心功能不全的症状、体征，休息后可好转。③ 重度心功能不全（IV级）：静息时出现心功能不全的临床表现，完全丧失体力活动能力，病情危重。

2. 根据病情缓急分类   ① 急性心功能不全：起病急，常见于急性心肌梗死、严重的心肌炎等。② 慢性心功能不全：常见于高血压病、肺动脉高压等。

3. 根据心输出量的高低分类   ① 低输出量性心功能不全：常见于冠心病、心肌炎等。② 高输出量性心功能不全：心输出量正常或高于正常，见于甲状腺功能亢进、严重贫血等。

4. 根据发病部位分类   ① 左心衰竭：常见于冠心病、心肌病及二尖瓣关闭不全等。② 右心衰竭：常见于慢性阻塞性肺疾病等。③ 全心衰竭：常见于心肌炎或严重贫血等。

二、原因和诱因

1. 心功能不全的原因   常见于原发性心肌舒缩功能障碍和心脏负荷过重等（表 13-4）。

表13-4　心功能不全的常见原因

原发性心肌舒缩功能障碍			心脏负荷过重	
心肌损害	代谢异常	舒张受限	容量负荷过重	压力负荷过重
心肌炎	维生素 B_1 缺乏	心包炎	动脉瓣膜关闭不全	高血压
心肌病	缺血,缺氧	心脏压塞	动-静脉瘘	主动脉瓣、肺动脉瓣狭窄
克山病			室间隔缺损	肺栓塞
心肌中毒			甲状腺功能亢进	肺源性心脏病
心肌梗死			慢性贫血	肺动脉高压

2. 心功能不全的诱因　约 90% 的心功能不全有诱因，常见的有各种感染、酸中毒或高钾血症干扰心肌舒缩功能，造成心律失常，尤其是快速型心律失常是心功能不全常见的诱因之一。妊娠与分娩、过度劳累、情绪激动、饮酒过量、输液过快等均可诱发心功能不全。

三、发生机制

心功能不全的发生机制较复杂，其基本机制是心肌收缩力减弱、心室舒张功能障碍和顺应性降低、心室各部舒缩活动不协调。

（一）心肌收缩力减弱

1. 收缩相关蛋白质的破坏　心肌细胞死亡后与心肌收缩有关的蛋白质被破坏，心肌收缩力随之下降。① 心肌细胞坏死，如缺血、缺氧、感染、中毒等使心肌细胞坏死，大量与收缩有关的蛋白质被破坏，使心肌收缩功能受损。② 心肌细胞凋亡，如应激、压力和/或容量负荷过重等使心肌细胞数量减少，心肌收缩力减弱而导致心功能不全。

2. 心肌能量代谢紊乱　① 心肌能量生成障碍，常见于心肌缺血、缺氧，维生素 B_1 缺乏导致丙酮酸氧化脱羧障碍而使 ATP 生成减少。② 能量利用障碍，常见于心肌肥大，过度肥大心肌的肌球蛋白头部 ATP 酶的活性下降，使 ATP 水解障碍，不能供给肌丝滑动。

3. 心肌兴奋-收缩耦联障碍

（1）肌质网对 Ca^{2+} 的处理功能障碍：① 肌质网对 Ca^{2+} 摄取能力减弱。当心肌缺血、缺氧时，ATP 供应不足，钙泵活性减弱，使肌质网从胞质中摄取 Ca^{2+} 减少。收缩后的心肌不能充分地舒张，影响心室充盈。② 肌质网 Ca^{2+} 储存量减少。由于肌质网对 Ca^{2+} 的摄取减少，导致 Ca^{2+} 的储存量下降，使心肌收缩时向胞质释放 Ca^{2+} 减少，影响心肌收缩。③ 肌质网 Ca^{2+} 释放下降。由于肌质网摄取和储存 Ca^{2+} 减少，当心肌兴奋时，向胞质释放 Ca^{2+} 减少，如伴有酸中毒，Ca^{2+} 与储钙蛋白结合较为紧密，使肌质网 Ca^{2+} 更不易释放，影响心肌收缩。

（2）细胞外 Ca^{2+} 内流障碍：心肌肥大，心肌肌膜 β 受体密度相对减少，Ca^{2+} 内流受阻。酸中毒时，H^+ 可降低 β 受体对去甲肾上腺素的敏感性，使 Ca^{2+} 内流受阻。细胞外液的 K^+ 与 Ca^{2+} 在心肌细胞膜有竞争作用，高钾血症时，K^+ 可阻止 Ca^{2+} 的内流，导致细胞内 Ca^{2+} 浓度降低。

（3）肌钙蛋白与 Ca^{2+} 结合障碍：酸中毒时，H^+ 与肌钙蛋白的亲和力比 Ca^{2+} 大，H^+ 占据肌钙蛋白上的 Ca^{2+} 结合部位，即使细胞质 Ca^{2+} 浓度已上升到"收缩阈值"，也无法与肌钙蛋白结合，导致心肌的兴奋-收缩耦联障碍。

4. 心肌肥大的不平衡生长   心肌肥大时，心功能不全的发生机制：① 交感神经的分布密度下降，导致心肌收缩力下降。② 线粒体的数目相对减少，导致能量生成不足。③ 毛细血管数量相对减少，导致心肌相对供血不足。④ 肌球蛋白酶活性下降，心肌能量利用障碍。

（二）心室舒张功能障碍和顺应性降低

1. 心室舒张功能障碍   心室收缩后，如没有正常的舒张，心室就不能充盈，心输出量就会减少，常见因素有以下几种：① Ca^{2+} 复位延缓，在心肌缺血、缺氧等情况下，肌膜上的钙ATP酶和肌质网钙泵的活性下降，不能迅速将细胞质内 Ca^{2+} 降到最低阈值，肌钙蛋白与 Ca^{2+} 仍处于结合状态，心肌无法充分舒张。② 肌球-肌动蛋白复合体解离障碍，ATP不足，肌球-肌动蛋白复合体解离就会发生困难，造成心肌舒张功能障碍。③ 心室舒张势能减小，心室舒张的势能来自心室的收缩，心室收缩越好，这种势能就越大，对心室的舒张也越有利。因此，凡是减弱收缩性因素均可通过减小舒张势能影响心室的舒张。

2. 心室顺应性降低   心肌肥大、心肌炎、心肌纤维化、缩窄性心包炎或心脏压塞时，因室壁或心包僵硬度增加，导致心室顺应性降低，心室舒张功能障碍。

（三）心室各部舒缩活动不协调

临床常见心肌梗死、心肌炎和室内传导阻滞等，可使心脏各部分的收缩或舒张活动在空间和时间上产生不协调。心室收缩不协调可减少心室输出量，心室舒张不协调可影响心脏各部的充盈，两者均可使心输出量减少。

四、机体的代偿变化

机体通过各种代偿反应，使心输出量尽可能满足机体正常活动而不出现心功能不全，临床表现为完全代偿；心输出量仅能满足机体在静息状态下的需要，已发生轻度心功能不全者称为不完全代偿；心输出量不能满足机体静息状态下的需要，出现明显的心功能不全表现者称为失代偿（代偿失调）。机体的代偿反应包括心肌代偿反应和心外代偿反应。

（一）心肌代偿反应

1. 心率加快   当心输出量减少或心室舒张末期容积和压力升高时，通过压力感受器和容量感受器，引起交感神经兴奋，心率加快。心率加快在一定范围内可提高心输出量，维持动脉血压，保证脑、心血供，但心率过快（>180次/分）可影响冠状动脉灌流和增加心肌耗氧量。

2. 心肌收缩力增强   心力衰竭时，通过神经体液机制的调节，引起交感神经系统兴奋，血浆中去甲肾上腺素、血管紧张素等正性肌力作用的物质分泌增加，心肌收缩力增强，心输出量增加，是最佳的心代偿方式。但心肌收缩力增强会导致心肌耗氧量增加，又可导致心功能障碍。

3. 心肌扩张   包括紧张源性扩张和肌源性扩张。心肌扩张伴有心肌收缩力增强者，称为紧张源性扩张；心肌扩张时，心肌过度拉长，不伴有收缩力增强，丧失其代偿意义者，称为肌源性扩张。肌源性扩张是心功能失代偿的重要标志。

4. 心室重塑   心室重塑是心室在长期容量和压力负荷增加时，通过改变心室的结构、代谢和功能而发生的慢性代偿性适应反应，包括心肌细胞、非心肌细胞及细胞外基质的变化。心肌细胞重塑包括心肌肥大和心肌细胞表型改变。

心肌肥大实际是表型改变的后果，心肌肥大主要指心肌细胞体积增大伴非心肌细胞及细胞外基质相应增多所致的心室质量和/或厚度增加，是慢性心力衰竭时极为重要的代偿方式。但超过一定限度时，肥大的心肌可引起心肌缺血、缺氧，能量代谢障碍和心肌舒缩能力下降等，将丧失其代偿功能。心肌肥大有两种形式：① 向心性肥大是指心重量增加，室壁增厚，心腔稍大或正常；主要是心脏长期压力负荷过大，心肌纤维呈并联性增生，心肌纤维变粗而导致心肌细胞肥大。向心性肥大具有心肌代偿作用。② 离心性肥大是指心重量增加，心室腔扩大；主要是心长期容量负荷过大，心肌纤维呈串联性增生，心肌纤维长度增加而导致心腔扩张。离心性肥大心肌代偿作用不明显。

（二）心脏外代偿反应

1. 血容量增加　肾小球滤过率降低和肾小管对水、钠的重吸收增加，可增加血容量，提高心输出量和维持动脉血压均具有一定的代偿意义。

2. 血流重分布　由于交感-肾上腺髓质系统兴奋，可出现皮肤、腹腔器官和肾血管收缩，供血减少，而心和脑的供血增加，保证了重要器官的供血。

3. 红细胞增多　慢性缺氧导致血液红细胞增多，血液携氧功能增强，有助于改善周围组织的供氧，但红细胞过多可引起血液黏度增大，心肌负荷增加。

4. 组织细胞利用氧的能力增强　由于心输出量减少，供氧减少，组织细胞可通过自身形态、功能、代谢的调整加以代偿，如细胞线粒体数量增多，呼吸链酶活性升高，细胞内呼吸功能改善。肌肉中的肌红蛋白增多，可增加肌肉组织对氧的储存量等。

五、病理临床联系

心功能不全的三大主征：肺循环淤血、体循环淤血、心输出量不足。

（一）肺循环淤血

1. 劳力性呼吸困难　其发生机制如下：① 机体需氧增加，加重缺氧。② 心率加快，舒张期缩短，冠状动脉灌注不足及左心室充盈减少。③ 回心血量增多，肺淤血加重。休息后呼吸困难可减轻或消失。

2. 端坐呼吸　严重患者平卧可加重呼吸困难，而被迫采取端坐或半卧体位以减轻呼吸困难的状态，称为端坐呼吸。发生机制：① 端坐时，部分血液因重力关系转移到躯体下半部，使肺淤血减轻。② 端坐时，膈肌位置相对下移，胸腔容积增大，肺活量增加。③ 平卧时，身体下半部的水肿液吸收入血增多，增加心脏负荷，加重肺淤血水肿。而端坐位则可减少水肿液的吸收，减轻肺淤血。

3. 夜间阵发性呼吸困难　患者夜间入睡后，因突感胸闷被惊醒，在端坐咳喘后缓解，称为夜间阵发性呼吸困难，若发作时伴有哮鸣音，则称为心源性哮喘。发生机制：① 患者平卧后，胸腔容积减小，不利于通气。② 入睡后迷走神经兴奋，使支气管收缩，气道阻力增大。③ 入睡后，中枢神经系统处于相对抑制状态，反射的敏感性降低，只有当肺淤血使 PaO_2 下降到一定程度时才刺激呼吸中枢，引起突然发作的呼吸困难。

4. 肺水肿　是急性左心衰竭最严重的表现，其发生机制是毛细血管静压升高和毛细血管壁通透性加大。

（二）体循环淤血

体循环淤血是全心功能不全或右心功能不全的表现，主要表现为器官淤血、水肿等。

1. 静脉淤血和静脉压升高　右心功能不全，静脉回流障碍（水、钠潴留，血容量扩大，右心房压升高）使体循环静脉系统有大量血液淤积，压力上升。临床上表现为颈静脉怒张、臂-肺循环时间延长、肝颈静脉回流征阳性等。

2. 水肿　皮下水肿、腹水、胸腔积液等，是全心功能不全及右心衰竭的主要表现，其发生机制是水、钠潴留和毛细血管静压升高。

3. 肝大压痛和肝功能异常　由于右心功能不全，静脉系统淤血，使肝淤血增大并牵张肝被膜，引起疼痛，长时间淤血、缺氧，肝细胞可变性、坏死，导致肝功能障碍。

（三）心输出量不足

1. 皮肤苍白或发绀　由于心输出量不足，通过反射使交感神经兴奋，皮肤血管收缩，颜色苍白，温度降低，出冷汗等。严重时，皮肤、黏膜出现发绀。

2. 疲乏无力、失眠、嗜睡　心功能不全时，身体各部肌肉的供血减少，能量代谢水平降低，自感疲乏无力；脑血流量下降，供氧不足，患者出现头痛、失眠、烦躁不安、眩晕等症状。严重者发生嗜睡，甚至昏迷。

3. 尿量减少　心输出量下降，加上交感神经兴奋，使肾动脉收缩，肾血液灌流减少，肾小球滤过率下降，肾小管重吸收功能相对增强，尿量减少。

4. 心源性休克　急性心功能不全时，由于心输出量急剧减少，动脉血压随之下降，组织的灌流量显著减少，机体处于休克状态。

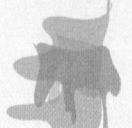

知识拓展

阿-斯综合征

　　心脏本身排血功能减退，心输出量减少引起脑部缺血，发生短暂的意识丧失，称心源性晕厥。晕厥发作持续数秒时，出现四肢抽搐、呼吸暂停、发绀等表现，称为阿-斯综合征，发作多数短暂，发作后意识常立即恢复，主要见于急性心脏排血受阻或严重心律失常。

六、防治原则

1. 积极防治原发疾病　如冠心病、心肌炎、贫血、甲状腺功能亢进和高血压等。

2. 消除诱因　有效地防治诱因对控制心力衰竭非常重要，如控制感染，纠正心律失常，维持水、电解质和酸碱平衡等。

3. 改善心肌的舒缩功能　因收缩性减弱而发生的心力衰竭，可采用各类强心药物，如强心苷和非苷类正性肌力作用药，提高心肌的收缩力。心室壁顺应性降低和舒张不全所致的心力衰竭，可用钙拮抗剂阻止 Ca^{2+} 内流，改善心肌的舒张性。

4. 减轻心脏负荷

（1）降低后负荷：应用动脉血管扩张药物可降低左心室射血阻力，提高心输出量，同时可改善外周血管的灌流。由于心脏后负荷降低，室壁张力降低，心肌的耗氧量可降低。

（2）调整前负荷：限制食盐摄入和适当应用利尿药，降低血容量，也有利于降低心脏前负荷。对于前负荷过低的患者应在中心静脉压或肺毛细血管楔压的严密监测下，适当补充血容量，以增加心输出量。

自 测 题

一、名词解释

1. Aschoff 小体　2. 动脉瘤　3. 环状红斑　4. 动脉粥样硬化　5. 心绞痛　6. 原发性固缩肾　7. 心瓣膜病　8. 冠心病　9. 心力衰竭　10. 向心性肥大　11. 离心性肥大　12. 端坐呼吸　13. 心源性哮喘　14. 压力负荷　15. 容量负荷

二、简答题

1. 简述引起心肌梗死的常见病因，梗死的好发部位及病理变化。

2. 试述动脉粥样斑块各种复合病变的形成及危害。

3. 试述可能有哪些病理原因会造成患者左心肥大。如何造成的？

4. 试比较急性、亚急性感染性心内膜炎的主要异同点。

5. 简述夜间阵发性呼吸困难的发生机制。

（吴晓华　牛春红）

在线测试
心血管系统
疾病

思维导图
心血管系统
疾病

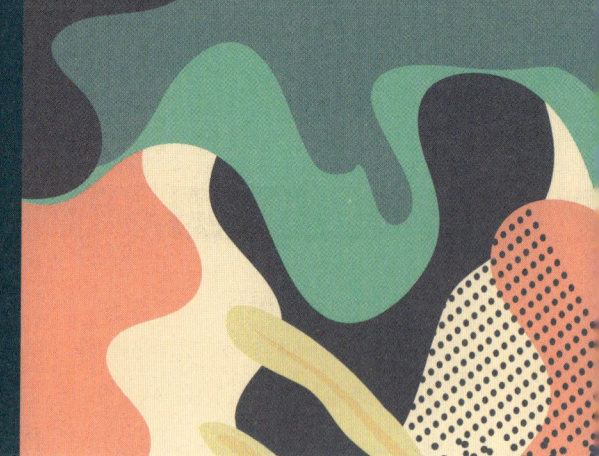

第十四章　呼吸系统疾病

学习目标

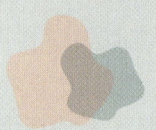

知识目标：能准确复述慢性阻塞性肺疾病、大叶性肺炎、小叶性肺炎、间质性肺炎、呼吸功能不全的概念，大叶性肺炎的红色肝样变期和灰色肝样变期病变、小叶性肺炎病变，肺硅沉着病的概念、基本病变，鼻咽癌的好发部位、组织学类型，肺癌的发生组织及常见的肺癌类型。理解各种慢性阻塞性肺疾病的基本病变和肺气肿的类型，间质性肺炎的病变和肺肉质变的概念，肺硅沉着病的病因及机制，鼻咽癌的扩散途径，呼吸功能不全的原因、发生机制及机体功能、代谢的变化。

能力目标：能运用所学知识向患者及家属解释常见呼吸系统疾病的临床表现，指导其对呼吸系统疾病进行预防。

素质目标：通过呼吸系统疾病学习，结合我国在新型冠状病毒感染疫情防控中的举措，培养民族自信及爱国主义精神。

案例导入

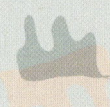

患儿，男，4 岁。因咳嗽、咳痰、气喘 7 日，加重 3 日入院。体格检查：体温 39℃，脉搏 160 次/分，呼吸 33 次/分。患者呼吸急促，面色苍白，口周呈青紫色，精神萎靡，鼻翼扇动。两肺背侧下部可闻及湿啰音。实验室检查：白细胞计数 23×10^9/L，嗜中性粒细胞 0.85，淋巴细胞 0.18。X 线胸片：双侧肺下叶可见灶状阴影。临床诊断：小叶性肺炎、心力衰竭。入院后用抗生素及对症治疗，但病情逐渐加重，治疗无效死亡。

问题：该患者死亡的原因是什么？该疾病可有哪些病理变化？

PPT
呼吸系统疾病

　　呼吸系统疾病是我国人群中最常见的疾病，严重危害人们的身体健康，其中以感染性疾病最常见。本章主要介绍慢性支气管炎、肺气肿、支气管扩张、支气管哮喘、肺炎、肺硅沉着病、慢性肺源性心脏病、呼吸系统常见肿瘤等。

第一节　慢性阻塞性肺疾病

　　慢性阻塞性肺疾病（chronic obstructive pulmonary disease，COPD）是以肺实质和小气道受损导致慢性气道阻塞，并伴有呼气性呼吸困难为特征的一组疾病，主要包括慢性支气管炎、肺气肿、支气管扩张和支气管哮喘等。

一、慢性支气管炎

慢性支气管炎（chronic bronchitis）是指气管、支气管黏膜及其周围组织的慢性非特异性炎症。本病多见于 40 岁以上男性，冬春季节发病，临床表现为咳嗽、咳痰或伴有喘息，病程进展缓慢，反复发作，每年发作超过 3 个月，连续 2 年以上。

1. 病因及发病机制

（1）感染因素：常见致病病毒有鼻病毒、腺病毒、呼吸道合胞病毒等；常见致病菌有甲型溶血性链球菌、流感嗜血杆菌、肺炎球菌等。感染导致支气管黏膜上皮细胞损伤，破坏纤毛-黏液排送系统，使局部防御功能降低，为寄生在呼吸道内的细菌继发感染创造了条件。

（2）吸烟：吸烟是引起慢性支气管炎最常见的因素之一。烟雾中的焦油、尼古丁等有害物质可损伤呼吸道黏膜上皮细胞，促进腺体分泌增加，并降低呼吸道肺泡巨噬细胞的抗菌能力。据统计，吸烟者比不吸烟者患病率高 2~8 倍，吸烟时间越长，每日吸烟量越大，其患病率越高，戒烟可使病情减轻。

（3）空气污染：如接触刺激性的烟雾和粉尘，吸入有害气体（二氧化硫、氨）等，可反复刺激损伤支气管黏膜，导致慢性支气管炎。

（4）气候因素：寒冷及气温骤变，吸入冷空气，可引起局部血液循环障碍，使气管、支气管黏膜层的小血管收缩缺血，因为血液供应不足，局部组织抗病能力减弱，易引起感染而发病或病情加重。

（5）过敏因素：某些物质（粉尘、烟草、花粉等）过敏可引起慢性支气管炎，吸入过敏性物质后，导致气管黏膜充血、水肿，小气道痉挛，继发细菌感染，引起慢性支气管炎。

2. 病理变化　早期主要累及气管和大、中支气管，病变较轻。晚期引起小、细支气管炎及其周围炎症。肉眼观，气管和大、中型支气管黏液潴留，支气管变形、阻塞。镜下观，支气管自黏膜层开始发生变质、渗出、增生性变化。

（1）呼吸道上皮的损伤与修复：黏膜上皮纤毛粘连、倒伏，甚至脱失。上皮细胞变性、坏死、脱落。轻者由基底细胞再生修复，病变时间过久可发生鳞状上皮化生。

（2）腺体的变化：气管、支气管黏膜下层的黏液腺肥大、增生，部分浆液腺泡发生黏液腺化生，小气道黏膜上皮杯状细胞增多，致使黏液分泌亢进，甚至小、细支气管内形成黏液栓，若病变迁延不愈，分泌亢进的细胞逐渐衰竭，黏膜变薄，腺泡萎缩。

（3）管壁病变：黏膜下层充血、水肿，淋巴细胞、浆细胞浸润，当炎症急性发作时，可见中性粒细胞及嗜酸性粒细胞浸润。严重时，管壁平滑肌和软骨萎缩、纤维化、钙化，甚至骨化。晚期，病变逐渐加重，细支气管壁增厚，管腔狭窄，甚至闭塞（图 14-1）。

3. 病理临床联系

（1）咳嗽、咳痰和喘息：由于支气管黏膜的炎症和黏液腺增生，分泌物增多，刺激支气管黏膜导

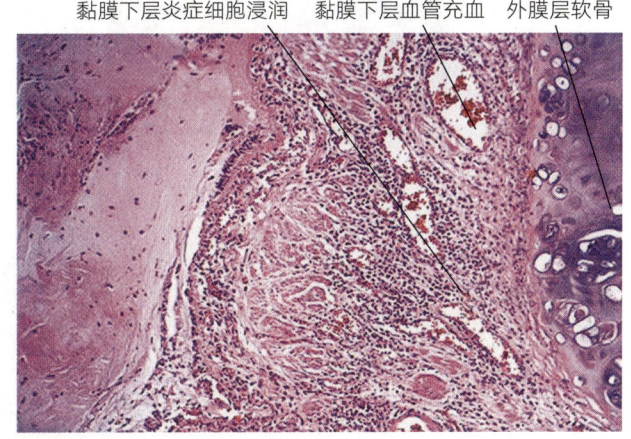

黏膜下层炎症细胞浸润　黏膜下层血管充血　外膜层软骨

图 14-1　慢性支气管炎（镜下观）

致咳嗽、咳痰，痰呈白色泡沫状黏痰，不易咳出。伴细菌感染时，咳嗽加重，出现黏液脓性痰或脓性痰。后期因黏膜和腺体萎缩，分泌物减少，痰量减少甚或无痰。支气管黏膜肿胀，平滑肌痉挛或支气管狭窄及黏液、渗出物阻塞而引起喘息。表现为呼吸急促，不能平卧。两肺可闻及干、湿啰音。

（2）呼吸困难：细小支气管阻塞、支气管平滑肌痉挛引起呼气性呼吸困难。

4. **结局及并发症**　轻者如能积极预防感冒，及时控制感染，增强呼吸道防御功能，可促进局部病变组织的恢复和愈合。重者可并发慢性阻塞性肺气肿、支气管扩张和慢性肺源性心脏病。

二、肺气肿

肺气肿（emphysema）是指末梢肺组织（呼吸性细支气管、肺泡管、肺泡囊和肺泡等）过度持久性扩张，并伴有肺泡间隔破坏，以致肺组织弹性减弱、容积增大（残气量增加）、功能降低的一种病理状态。

1. **病因及发病机制**　常见于慢性支气管炎、支气管哮喘、支气管扩张、肺硅沉着病、吸烟、空气污染及 α_1-抗胰蛋白酶缺乏等。其发病机制如下。

（1）阻塞性通气障碍：慢性细支气管炎使小、细支气管壁结构破坏、纤维化增生、黏液栓阻塞等，起"活瓣"样作用。当吸气时，胸廓扩张，细支气管亦扩张，空气可通过扩张细支气管进入肺泡；呼气时，胸廓收缩及细支气管腔内潴留的黏液栓引起不完全阻塞，肺泡腔内的空气不能充分排出，导致肺泡内残气量增加，压力增大，肺泡扩张，肺泡壁毛细血管受压，血流不畅，使肺泡间隔变窄、变薄及断裂，相邻肺泡互相融合，形成肺大疱（图14-2）。

视频
肺气肿

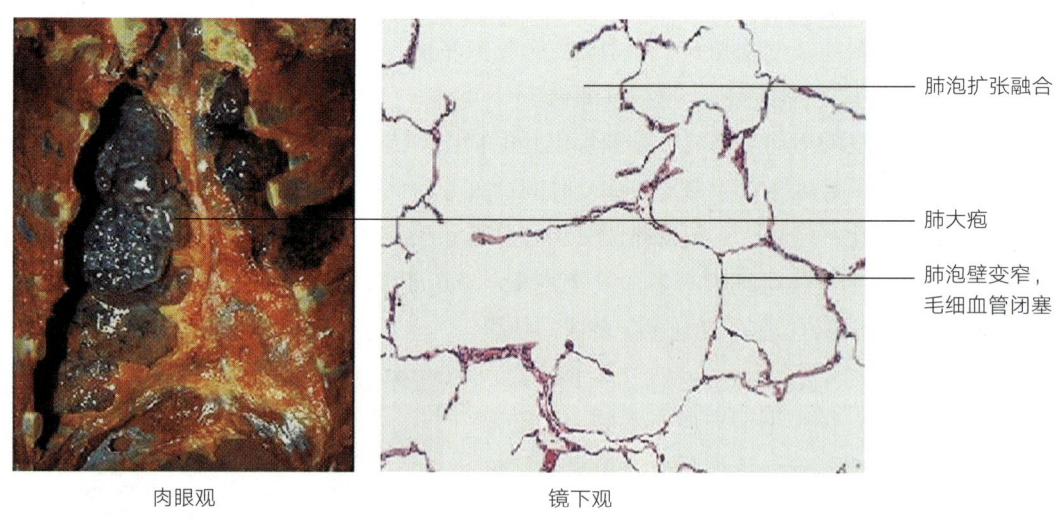

肉眼观　　　　　　　　　　　镜下观

图14-2　肺气肿

（2）细支气管壁和肺泡壁的结构损伤：细支气管壁和肺泡壁损伤，失去正常的支撑作用，引起阻塞性通气障碍，末梢肺组织在呼气时，回缩力下降，导致含气量增多，形成肺气肿。

（3）α_1-抗胰蛋白酶缺乏：肺感染、吸烟等，使 α_1-抗胰蛋白酶失活。遗传性 α_1-抗胰蛋白酶缺乏可促进弹性蛋白酶的损伤，引起肺气肿。

2. **类型**　按病变部位和范围大小，可将肺气肿分为下列类型。

（1）**肺泡型肺气肿**：根据发生部位和范围，分三种类型。① 腺泡中央型肺气肿：病变累及肺腺泡的中央部分。② 腺泡周围型肺气肿：病变累及远侧端肺泡管和肺泡囊。③ 全腺泡型肺气肿：整个肺腺泡均受累，弥漫性扩张，呈小囊状，遍布于肺小叶内。

（2）**间质性肺气肿**：由肺泡内压突然升高，肺泡间隔和细支气管破裂，空气进入肺间质所致。

（3）**其他类型肺气肿**：代偿性肺气肿是肺萎缩、肺叶切除后，残余肺泡代偿性过度充气。老年性肺气肿是指老年人肺组织弹性回缩力减弱，肺残气量增多而引起肺气肿。

3. **病理变化**　肉眼观，肺组织显著膨大，边缘钝圆，色泽灰白，弹性差，表面常可见肋骨压痕，指压后的压痕不易消退。镜下观，肺泡扩张，间隔变窄、断裂，肺泡孔扩大。扩张的肺泡融合成较大的囊腔。肺泡壁毛细血管明显减少，肺小动脉内膜呈纤维性增厚。

4. **病理临床联系**　① 胸闷、气促、头痛、发绀：末梢肺组织过度充气，引起肺泡壁毛细血管狭窄、闭塞、消失，导致通气血流比例失调，出现缺氧症状。② 肺气肿的体征：呈"桶状胸"，触诊语音震颤减弱，叩诊呈过清音，心浊音界缩小或消失，肝浊音界下降，听诊时呼吸音减弱。X 线检查见肺野扩大，横膈下降，肺部透明度增加。③ 肺功能检查：肺组织残气量增加，最大通气量降低。

5. **结局及并发症**　随着病变的进展，患者可并发肺源性心脏病，肺大疱破裂后，引起自发性气胸、肺性脑病。

三、支气管扩张

支气管扩张（bronchiectasis）是指以肺内小支气管持久而不可复性扩张伴管壁纤维性增生为特征的慢性呼吸道疾病。本病多见于成人，但起病多在儿童时期。

1. **病因及发病机制**　常继发于慢性支气管炎、麻疹和百日咳后的支气管肺炎及肺结核病等。① 支气管感染：是最常见的原因，反复感染可破坏管壁的平滑肌、弹力纤维，甚至软骨，从而削弱支气管壁的支撑结构。② 支气管不全性阻塞：支气管发生不完全阻塞或形成活瓣。吸入气多于呼出气，使支气管扩张。③ 少数患者因先天性支气管壁发育不全或畸形所造成。

2. **病理变化**　肉眼观，病变多发生于左肺下叶背侧，肺段以下Ⅲ~Ⅳ级支气管。扩张的支气管呈圆柱状或囊状，可连续延伸至胸膜下（图14-3），管腔不规则，管壁增厚，呈纵行皱襞。管腔内常有黏液脓性渗出物。扩张支气管的数目不等，呈圆柱状、囊状，广泛的支气管扩张使肺呈蜂窝状。周围肺组织有程度不等的萎缩、纤维化和肺气肿。镜下观，支气管壁呈慢性炎症改变，黏膜上皮增生伴鳞状上皮化生，支气管壁的平滑肌、弹力纤维和软骨萎缩、损伤，间质淋巴细胞、浆细胞及中性粒细胞浸润。

3. **病理临床联系**　典型症状是长期咳嗽、

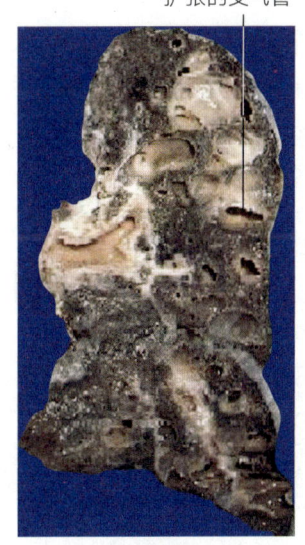
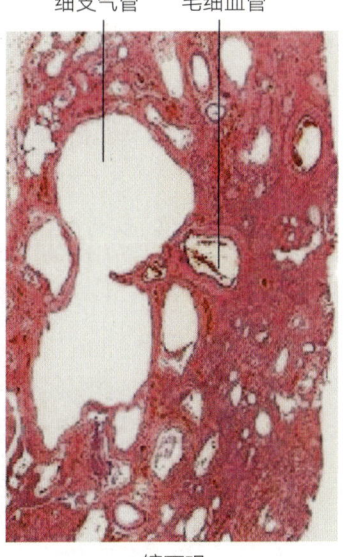

扩张的支气管

扩张的小、细支气管　扩张的毛细血管

肉眼观　　　　　　镜下观

图 14-3　支气管扩张

大量脓痰及反复咯血。① 咳嗽、咳痰：以清晨和夜间为重，主要与慢性炎症、黏液、脓性分泌物刺激有关。② 咯血：为支气管壁的血管受炎症损伤所致，表现为痰中带血或大量咯血，血凝块可阻塞气道，严重时危及生命。③ 发热、食欲缺乏：为慢性化脓性炎症引起的中毒症状。

4. 结局及并发症　常见并发症有肺脓肿、脓胸、脓气胸等。肺毛细血管明显减少，导致肺动脉高压，引起肺源性心脏病。支气管黏膜上皮鳞状化生，可恶变为鳞状细胞癌。

四、支气管哮喘

支气管哮喘（bronchial asthma）是一种因呼吸道过敏引起的，以支气管可逆性发作性痉挛为特征的慢性阻塞性炎性疾病，好发于秋冬季节，多见于儿童或青少年期。

1. 病因及发病机制　病因较复杂，如花粉、尘螨、动物毛屑、真菌、某些食品和药物等，主要经呼吸道吸入，也可通过食物或其他途径进入人体，激活呼吸道的 T 淋巴细胞，释放多种白细胞介素，促进 B 淋巴细胞产生 IgE，诱发哮喘。

2. 病理变化　肉眼观，肺过度膨胀，松软有弹性，支气管腔内含有黏液栓，偶可有支气管扩张。镜下观，黏膜部分脱落，黏膜下水肿，黏液腺增生，管壁有嗜酸性粒细胞及单核细胞浸润，平滑肌肥大，管壁黏液栓中可见尖棱状夏科-莱登结晶（Charcot-Leyden crystal）（嗜酸性粒细胞膜崩解的蛋白成分）。

3. 病理临床联系　以发作性喘息为特征，发作期间，听诊两肺布满哮鸣音，缓解后症状消失。反复发作时，表现为呼气性呼吸困难、胸闷、咳嗽及哮鸣音，炎性渗出物、黏液分泌物阻塞支气管和气道高反应性造成支气管痉挛，引起呼气性呼吸困难及哮鸣音，甚至出现发绀等。

4. 结局及并发症　长期反复的哮喘发作导致胸廓变形及弥漫性肺气肿，可发生自发性气胸。

五、慢性阻塞性肺疾病的预防原则

积极采取预防措施，消除致病因素，如预防呼吸道感染、戒烟等。教育患者认识慢性阻塞性肺疾病的发病原因及危害性，控制慢性支气管炎、肺气肿、支气管扩张症等病情发展。指导患者进行呼吸运动锻炼，改善肺功能，防止并发症。

第二节　肺　炎

肺炎（pneumonia）是指肺的急性渗出性炎症。肺炎为呼吸系统的多发病、常见病，可发生于任何人群。临床表现主要有发热、咳嗽、咳痰和呼吸困难等。

根据病原种类可将肺炎分为细菌性肺炎、病毒性肺炎、支原体性肺炎等；根据病变部位和累及范围可分为大叶性肺炎、小叶性肺炎和间质性肺炎等；根据渗出物性质可分为纤维蛋白性肺炎、化脓性肺炎、出血性肺炎等。

一、细菌性肺炎

（一）大叶性肺炎

大叶性肺炎（lobar pneumonia）是肺炎球菌引起的肺大叶或肺段的急性纤维蛋白性炎症。临床上起病急骤，主要症状为寒战、高热、胸痛、咳嗽、咳铁锈色痰和呼吸困难，出现肺实变征及白细胞增高等。病程约1周，体温下降，症状消退。本病多见于青壮年，好发于冬春季。

1. **病因及发病机制**　95%以上的大叶性肺炎由肺炎球菌感染引起，其次是肺炎杆菌、金黄色葡萄球菌、溶血性链球菌等。肺炎球菌可寄生在健康人的鼻咽部，由于机体抵抗力强和呼吸道的防御功能正常而不发病。当受寒、疲劳、酗酒、麻醉等诱因使机体抵抗力降低和呼吸道防御功能减弱时，鼻咽部寄生的细菌乘机沿支气管、细支气管到达肺泡内引起炎症。

2. **病理变化及病理临床联系**　一般发生在单侧肺，左肺下叶多见。典型病变分四期。

（1）**充血水肿期**：发病的第1~2日。肉眼观，肺叶肿胀，重量增加，呈暗红色，切面可挤出泡沫状血性浆液。镜下观，肺泡壁充血，肺泡腔内有多量浆液，少量红细胞、中性粒细胞和巨噬细胞（图14-4）。渗出物中可检出肺炎球菌。

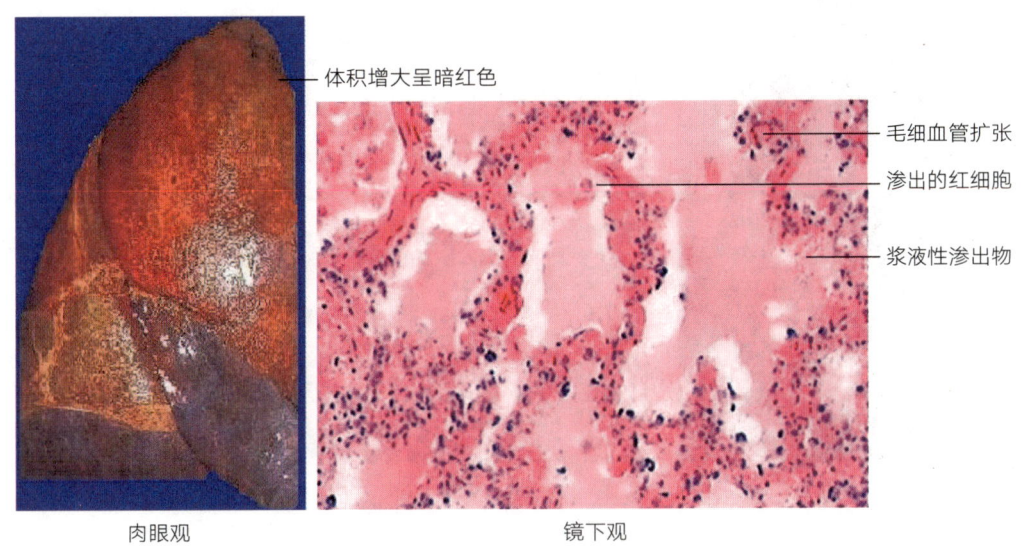

体积增大呈暗红色

毛细血管扩张

渗出的红细胞

浆液性渗出物

肉眼观　　　　　　　　　镜下观

图14-4　大叶性肺炎（充血水肿期）

临床上，患者因毒血症而表现为寒战、高热，血中白细胞增高。X线检查显示病变呈淡薄均匀的阴影。

（2）**红色肝样变期**（实变早期）：发病的第3~4日。肉眼观，肺叶肿胀，重量增加，色暗红，质实如肝，故称红色肝样变期。切面呈粗颗粒状。镜下观，肺泡壁血管扩张、充血，肺泡腔内有大量红细胞及纤维蛋白，少量中性粒细胞（图14-5）。渗出的纤维蛋白连接成网，穿过肺泡间孔与相邻肺泡中纤维蛋白连接。渗出物中仍能检出多量肺炎球菌。

临床上，患者因肺泡内大量红细胞被巨噬细胞吞噬，释放出含铁血黄素混入痰液，故咳铁锈色痰。炎症累及胸膜（纤维蛋白性胸膜炎）出现胸痛。肺实变范围较大，出现发绀、呼吸困难等。X线检查见大片致密阴影。肺实变征：肺泡呼吸音减弱，出现支气管呼吸音、胸膜摩擦音，语音震颤增强，叩诊呈浊音。

（3）**灰色肝样变期**（实变晚期）：发病的第5~6日。肉眼观，肺呈灰白色，质地如肝，故

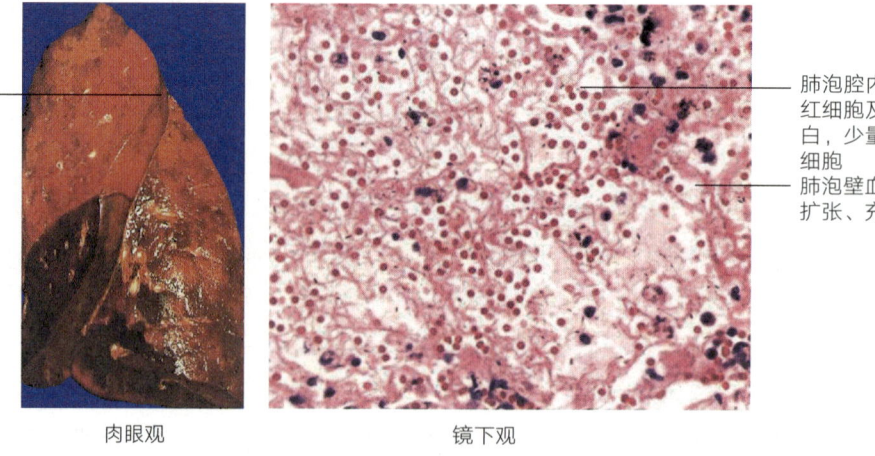

红色肝样变、
实变区

肺泡腔内有大量
红细胞及纤维蛋
白，少量中性粒
细胞

肺泡壁血管
扩张、充血

肉眼观　　　　　　　　　　　镜下观

图 14-5　大叶性肺炎（红色肝样变期）

称为灰色肝样变期（图 14-6）。镜下观，肺泡壁毛细血管受压、闭塞，肺组织呈贫血状态。肺泡腔内有大量中性粒细胞及纤维蛋白。渗出物中肺炎球菌已被消除，故不易检出。

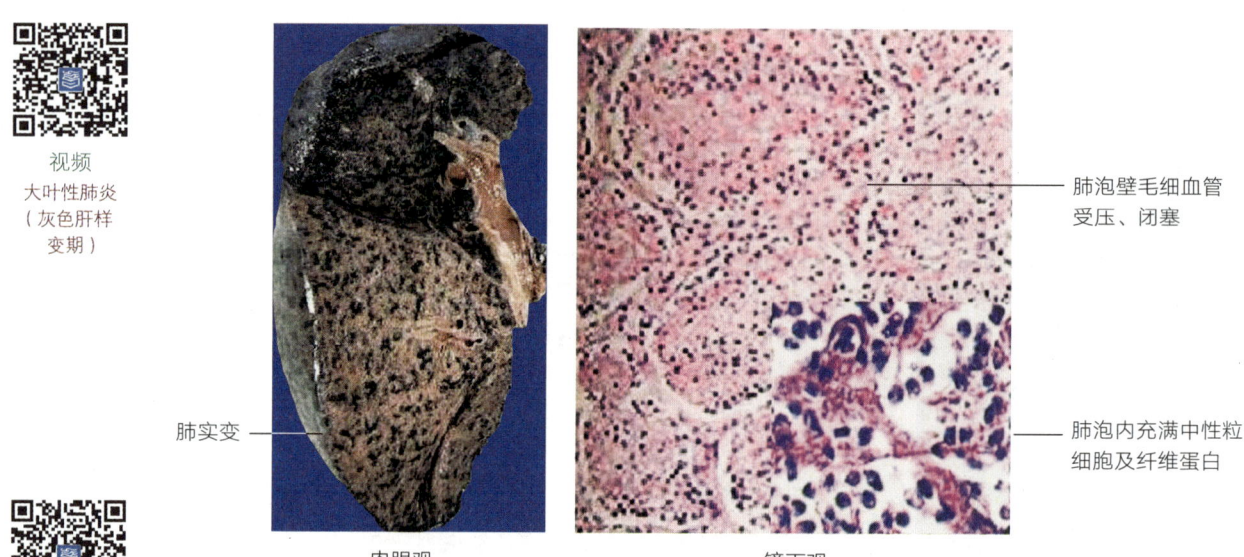

肺实变

肺泡壁毛细血管
受压、闭塞

肺泡内充满中性粒
细胞及纤维蛋白

肉眼观　　　　　　　　　　　镜下观

图 14-6　大叶性肺炎（灰色肝样变期）

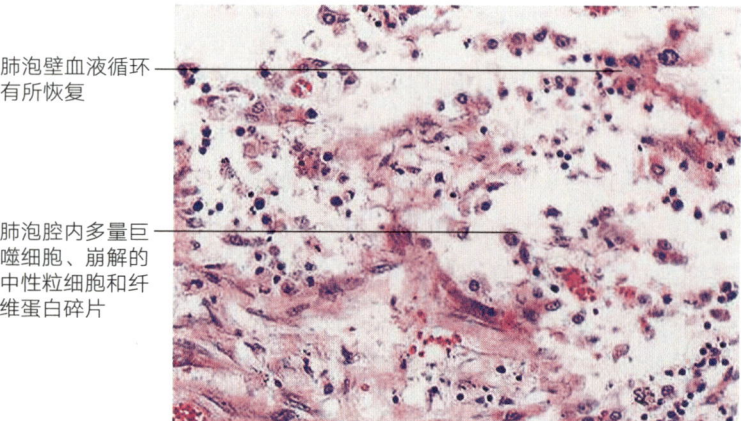

肺泡壁血液循环
有所恢复

肺泡腔内多量巨
噬细胞、崩解的
中性粒细胞和纤
维蛋白碎片

图 14-7　大叶性肺炎（溶解消散期）

临床上，患者的症状开始减轻，咳出的痰由铁锈色逐渐转为黏液脓性。X线检查，仍为大片致密阴影。此期胸部叩诊、听诊及 X 线检查与红色肝样变期基本相同。

（4）溶解消散期：发病的第 7~10 日。肉眼观，质软，切面颗粒状外观渐消失，可有脓样混浊液体挤出。镜下观，中性粒细胞崩解，释放出蛋白水解酶，溶解渗出物，由气道咳出或经淋巴管吸收。肺组织逐渐净化，肺泡恢复正常形态和功能（图 14-7）。

3. 结局及并发症 由于抗生素的广泛应用使病变分期不典型，多数痊愈，很少引起并发症。

（1）肺肉质变（pulmonary carnification）：因吞噬细胞数量少或功能缺陷，渗出物不能完全被吸收、清除而发生机化，肺组织变成褐色肉样纤维组织，称为肺肉质变（图14-8）。

（2）肺脓肿及脓胸：由Ⅲ型肺炎球菌或伴金黄色葡萄球菌的混合感染引起。肺组织坏死化脓形成肺脓肿。若化脓病变蔓延至胸膜，可引起脓胸。

（3）纤维蛋白性胸膜炎：肺内炎症直接侵犯胸膜引起纤维蛋白性炎症。

肺泡腔内炎性渗出物被纤维结缔组织取代

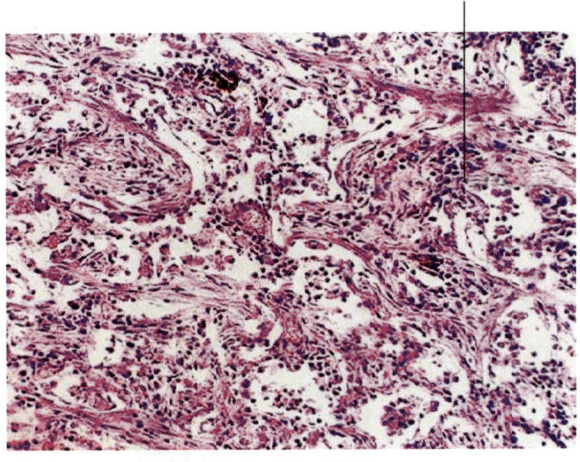

图14-8 肺肉质变

（4）败血症或脓毒败血症：严重感染，机体抵抗力极度低下，细菌侵入血流繁殖所致。

（5）感染性休克：是最严重的并发症。肺炎链球菌或金黄色葡萄球菌感染引起严重的毒血症时，可发生休克，称为中毒性肺炎。年老体弱者较多见，如不及时抢救，病死率较高。发病早期患者出现烦躁不安、面色苍白、脉搏细弱、血压下降等休克表现，而肺组织病变及呼吸系统的症状和体征不明显。

大叶性肺炎各期病理变化及其病理临床联系见表14-1。

表14-1 大叶性肺炎各期病理变化及其病理临床联系

分期	充血水肿期	红色肝样变期	灰色肝样变期	溶解消散期
肉眼观	肺叶肿胀、重量增加，呈暗红色	质地变实如肝，切面灰红呈颗粒状	同红色肝样变期，但色泽由暗红色转为灰白色	色灰红、质软
镜下观	肺泡壁充血、水肿，腔内大量浆液渗出	肺泡腔内有大量红细胞和纤维蛋白	肺泡壁毛细血管受压，腔内充满纤维蛋白及中性粒细胞	中性粒细胞变性、坏死，纤维蛋白被溶解吸收
临床表现	稽留热（39~40℃），寒战，白细胞增多	呼吸困难，咳铁锈色痰，发绀	同红色肝样变期，但发绀可减轻，痰呈黏液脓性痰	体温下降，症状减轻，咳痰增多
X线检查	肺纹理加重	大片致密阴影	大片致密阴影	不均匀片状阴影

（二）小叶性肺炎

小叶性肺炎（lobular pneumonia）主要由细菌混合感染引起，是以肺小叶为病变单位的急性化脓性炎症。病变以细支气管为中心向其周围扩展，又称为支气管肺炎，主要发生于小儿、年老体弱者及久病卧床者。

1. 病因及发病机制 常由肺炎球菌、葡萄球菌、链球菌、流感嗜血杆菌、铜绿假单胞菌和大肠埃希菌等混合感染引起。常有诱因：① 急性传染病，如麻疹、百日咳、白喉、流感等。② 长期卧床的患者，如手术后、偏瘫者。③ 昏迷及全身麻醉等。

2. 病理变化 常散布于两肺各叶，尤以背侧和下叶病灶较多。肉眼观，病灶大小不等，直径多在1 cm左右（相当于肺小叶范围），形状不规则，色灰红或灰黄。病灶互相融合，甚至累及全叶，形成融合性支气管肺炎。镜下观，以细支气管为中心，细支气管管壁及其周围的肺组织充血、水肿，细支气管黏膜和肺泡壁上皮坏死脱落，大量中性粒细胞和少量红细胞、纤维蛋白填充支气管和肺泡腔，病灶间肺组织大致正常，也可呈代偿性肺气肿或肺萎缩。吸入性肺炎的肺泡腔及细支气管腔内可见吸入的异物，如食物、羊水成分等（图 14-9）。

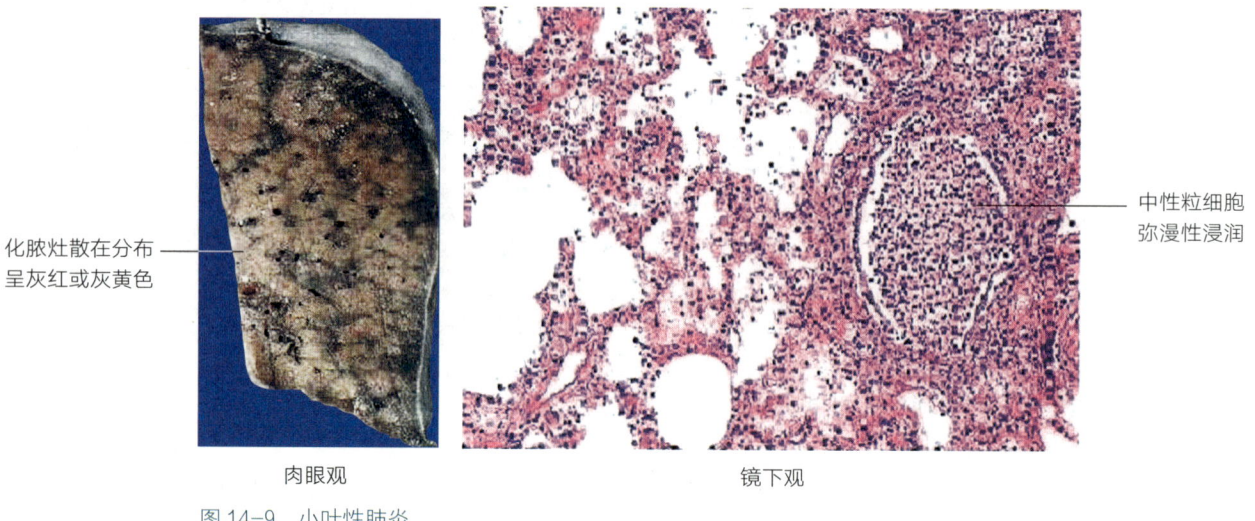

化脓灶散在分布呈灰红或灰黄色

中性粒细胞弥漫性浸润

肉眼观　　　　　　　　　　　镜下观

图 14-9　小叶性肺炎

3. 病理临床联系　临床主要表现为发热、白细胞增多、咳嗽、咳黏液脓性痰、呼吸困难及发绀等，主要由细菌、脓性产物刺激细、小支气管和肺泡引起。外呼吸功能障碍引起低氧血症，导致呼吸困难及发绀。病变区细支气管及肺泡腔内含有渗出液，产生湿啰音。X 线检查可见肺野内散在不规则小片状或斑点状模糊阴影。

4. 结局及并发症　小叶性肺炎如发现及时，治疗得当，肺内渗出物可完全吸收而痊愈。但婴幼儿、年老体弱者预后较差，容易并发其他疾病。

（1）**呼吸衰竭**：影响肺泡通气和换气功能，可引起呼吸衰竭。

（2）**心力衰竭**：主要原因如下。① 肺部炎性淤血，加上缺氧使肺小动脉痉挛，导致肺循环阻力增加，右心负荷加重。② 严重缺氧和毒血症，使心肌变性，心肌收缩力降低，在幼儿患者中易发生急性心力衰竭，常危及生命。

（3）**肺脓肿**：多见于葡萄球菌感染或混合感染引起的小叶性肺炎，有的甚至引起脓胸、脓毒败血症。

（4）**支气管扩张**：支气管破坏严重且病程较长者，可导致支气管扩张。

大叶性肺炎与小叶性肺炎的区别见表 14-2。

表 14-2　大叶性肺炎与小叶性肺炎的区别

区别项目	大叶性肺炎	小叶性肺炎
病原菌	肺炎球菌	混合菌
发病年龄	青壮年	小儿、老年人、体弱者
炎症性质	急性纤维蛋白性炎	急性化脓性炎
病变范围	肺大叶或肺段，左肺下叶多见	以肺小叶为单位，两肺下叶背侧比较重
临床表现	高热，胸痛，咳铁锈色痰，呼吸困难	发热，咳黏液脓性痰，发绀，呼吸困难
X 线检查	大片致密阴影	散在灶状阴影
并发症	感染性休克、败血症、肺脓肿、脓胸、肺肉质变	呼吸衰竭、心力衰竭、支气管扩张、肺脓肿、脓胸

二、病毒性肺炎

病毒性肺炎（viral pneumonia）是由病毒感染引起的累及肺间质的非特异性炎症。患者多为儿童，好发于冬春季，一般为散发，偶尔流行。

1. **病因及发病机制**　病毒种类较多，常见的是流感病毒、呼吸道合胞病毒、腺病毒、副流感病毒、麻疹病毒、巨细胞病毒等，可由单一病毒感染引起，也可由病毒混合感染引起，可继发细菌感染。本病通过飞沫或直接接触传播，传播速度快，范围广。病毒侵入气管、支气管和细支气管，蔓延至肺间质。

2. **病理变化**　早期或轻型表现为间质性肺炎（interstitial pneumonia）。肉眼观，病变不明显。镜下观，肺间质充血、水肿，淋巴细胞、单核细胞浸润。肺泡腔内渗出明显时，渗出物浓缩凝结成一层红染的膜样物贴附于肺泡内表面，即透明膜形成。支气管上皮、支气管黏液腺上皮、肺泡上皮可增生，甚至形成多核巨细胞。在增生的上皮细胞和多核巨细胞的细胞质和细胞核内，可见作为病理学诊断病毒性肺炎重要依据的病毒包涵体，常呈圆形或椭圆形，约红细胞大小，呈嗜酸性染色，均质或细颗粒状，其周围常有一清晰的透明晕（图14-10）。

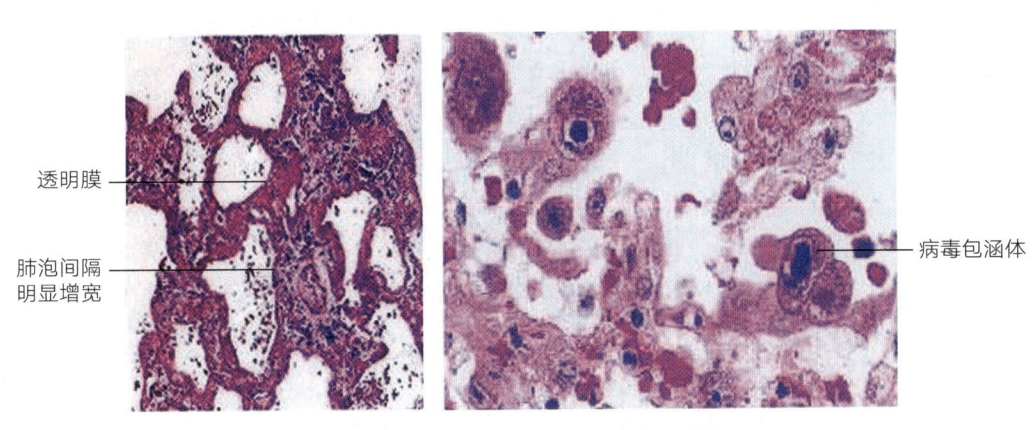

透明膜

肺泡间隔
明显增宽

病毒包涵体

图14-10　病毒性肺炎（镜下观）

3. **病理临床联系及结局**　由于病毒、炎性渗出物刺激肺泡壁引起频繁性咳嗽，肺泡腔内渗出物较少，患者表现为少痰。肺泡间隔增宽、透明膜形成影响肺泡壁的气体交换，出现发绀等。X线检查示肺部炎症呈斑点状或片状阴影。严重患者可出现呼吸功能不全、心功能不全。如无并发症，患者预后较好。

三、支原体肺炎

支原体肺炎（mycoplasmal pneumonia）是由肺炎支原体引起的一种间质性肺炎，儿童和青年发病率较高，秋冬季发病较多。

1. **病因及发病机制**　支原体是介于细菌和病毒之间的微生物。肺炎支原体是对人体唯一有致病作用的支原体，存在于患者呼吸道分泌物中，主要经飞沫传播，引起上呼吸道感染，然后沿气管、支气管蔓延，侵入肺间质，引起肺间质炎症。

2. **病理变化**　病变主要发生于肺间质，病灶无明显实变。常累及一个肺叶，以下叶多见。肉眼观，病灶呈段性分布，暗红色，切面可有少量红色泡沫状液体逸出。气管或支气管腔内也可见黏液性渗出物，胸膜光滑。镜下观，病变区肺泡间隔明显增宽，有充血、水肿，大量淋巴细胞、浆细胞和单核细胞浸润，肺泡腔内无或仅有少量混有单核细胞的浆液性渗出物。周围肺组织常有炎症细胞浸润。重症患者，上皮亦可坏死脱落。

3. 病理临床联系及结局　全身中毒的表现是低热、咽痛、乏力、食欲缺乏、肌痛，白细胞轻度升高，淋巴细胞和单核细胞增多，阵发性刺激性剧烈干咳。X 线检查可见肺纹理增粗，有斑点状模糊阴影。痰、鼻分泌物及咽拭子培养发现肺炎支原体，对诊断有决定性意义。支原体肺炎预后良好，自然病程约 2 周。使用抗生素治疗可减轻症状，缩短病程。

病毒性肺炎与支原体肺炎的区别见表 14-3。

表 14-3　病毒性肺炎与支原体肺炎的区别

区别项目	病毒性肺炎	支原体肺炎
病原菌	病毒	肺炎支原体
发病情况	多为儿童	多为 20 岁以下青少年
病理变化	两肺各叶充血、水肿，肺间质增宽，重者肺泡腔内出现渗出物，肺泡上皮细胞质内、细胞核内可找到红染的病毒包涵体，具有诊断意义	病变呈灶状分布，以下叶多见，肺间质明显增宽、充血，肺泡腔内一般无渗出物
预后	预后较差，甚至可出现呼吸衰竭、心力衰竭、中毒性脑病而死亡	预后良好，2 周左右可痊愈

四、肺炎的预防原则

积极采取预防措施，注意室内空气流通，保持空气新鲜，必要时进行空气消毒。宣传预防呼吸道感染的重要性，采取彻底消毒等措施，同时提高机体抵抗力，防止传播，积极治疗。

第三节　肺尘埃沉着病

肺尘埃沉着病（pneumoconiosis）是由于空气中某些难溶的粉尘长期吸入，沉积于肺内引起以肺广泛纤维化为主要病变的疾病，简称尘肺，多数是职业病，危害严重。尘肺按粉尘的化学性质分为无机尘肺和有机尘肺。无机尘肺有肺硅沉着病、石棉沉着病、铁沉着病和铅沉着病等；有机尘肺是真菌的代谢产物或动物性蛋白质引起的尘肺，如农民肺、蔗尘肺、蘑菇肺、麦芽肺和饲禽者肺等。本节仅叙述在尘肺中比较常见的肺硅沉着病。

肺硅沉着病（silicosis）是长期吸入大量含游离二氧化硅（SiO_2）粉尘微粒引起的以硅结节形成和肺纤维化为主要病变的一种职业病。

一、病因及发病机制

1. 病因　见于长期从事开山采矿、隧道作业，以及在石英粉厂、玻璃厂、耐火材料厂、陶瓷厂和搪瓷厂等生产作业者。肺硅沉着病的发生、发展与生产环境中游离 SiO_2 的浓度、分散度，以及从事硅尘作业的工龄及机体防御功能等有关。

游离 SiO_2 微粒越小，分散度越大，在空气中的沉降速度越慢，被吸入的机会就越多，致病作用亦越强。一般来说，大于 5 μm 的硅尘大部分被呼吸道黏液–纤毛排送系统清除。小于 5 μm 的硅尘，尤以 1~2 μm 的硅尘最容易引起肺硅沉着病。

2. 发病机制　主要有化学毒性（生物膜损伤）学说、免疫学说和机械刺激学说，比较一致的看法是化学毒性为发病的关键。

（1）化学毒性（生物膜损伤）学说：被巨噬细胞吞噬的硅尘微粒，在细胞内形成吞噬体，继而与溶酶体相融合，形成次级溶酶体。硅尘表面 SiO_2 与水聚合成硅酸，其羟基基团与溶酶体膜脂蛋白结构上的受氢体原子间形成氢键，改变溶酶体膜的脂质分子构型，破坏膜的稳定性或完整性，改变膜的通透性。溶酶体膜破裂后，释放出多种溶酶体酶，导致巨噬细胞自溶崩解，释放出的细胞因子促进成纤维细胞增生，释放的硅尘和细胞崩解产物又可刺激更多的巨噬细胞聚集、吞噬形成硅结节。这种过程循环反复，使病变不断发展加重。

（2）免疫学说：① 硅尘作为半抗原与机体的蛋白质结合构成复合抗原。② 硅尘表面吸附的 γ–球蛋白转化为自身抗原。③ 硅尘导致巨噬细胞死亡崩解后释放自身抗原。在硅结节内发现的玻璃样物质内含有大量的丙种球蛋白。

二、病理变化、分期及病变特点

基本病理变化是肺组织内形成硅结节和弥漫性肺间质纤维化。肉眼观，硅结节境界清楚，直径 2~5 mm，呈圆形或椭圆形，灰白色，质硬，触之有砂样感。晚期，硅结节可融合成团块，团块的中央可发生坏死、液化，形成硅肺性空洞。肺体积增大，重量增加，竖立不倒，胸膜明显增厚。镜下观，可见不同阶段的硅结节。① 细胞性结节：由吞噬硅尘的巨噬细胞局灶性聚积而成。② 纤维性结节：由成纤维细胞、纤维细胞和胶原纤维排列成同心圆状。③ 玻璃样结节：纤维性结节从中央开始发生玻璃样变性（图 14-11）。晚期，肺内不同程度弥漫性肺间质纤维化，可达全肺的 2/3 以上。胸膜广泛增厚可达 1~2 cm。

硅结节

玻璃样结节

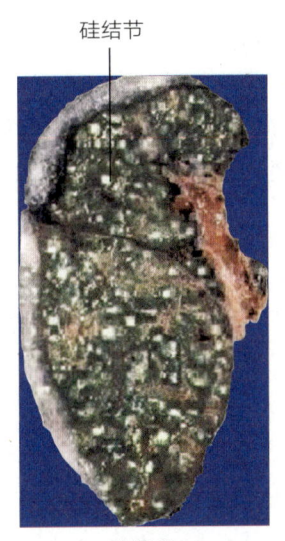
肉眼观

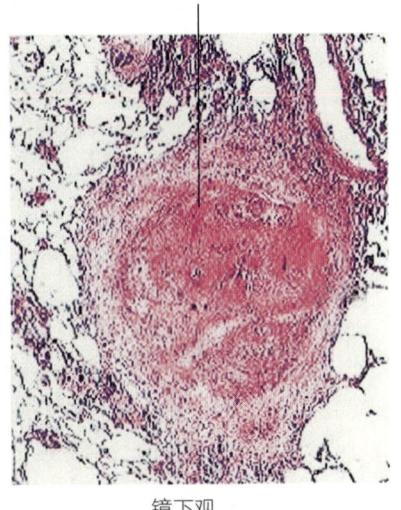
镜下观

图 14-11　肺硅沉着病

根据肺硅沉着病的病变程度和范围分为三期。

Ⅰ期：硅结节位于两肺中下叶近肺门处，局限在淋巴系统内，数量较少，直径 1~3 mm，X 线检查可见圆形或不规则形小阴影，胸膜有硅结节形成，增厚不明显。

Ⅱ期：硅结节散在于全肺，以肺门周围中下肺叶较密集，直径小于 1 cm，X 线检查显示小阴影，分布范围小于全肺的 1/3，肺重量、体积、硬度增加，胸膜增厚。

Ⅲ期：肺门淋巴结增大、密度高，可有肝、脾、骨髓等处硅结节形成，密集融合成块，大于 2 cm × 1 cm，X 线检查可见团块状阴影，大于全肺的 1/3，可有硅肺性空洞、肺气肿、肺大疱，肺大、重、硬、砂粒感，竖立不倒。胸膜明显增厚，常并发肺源性心脏病。

视频
肺硅沉着病

三、病理临床联系

Ⅰ、Ⅱ期硅肺病变比较轻，一般无明显症状。随着病变的发展，尤其是合并肺结核和肺源性心脏病时，逐渐出现不同程度的呼吸困难和心功能障碍等临床表现。

四、并发症

1. 肺结核病　Ⅲ期肺硅沉着病合并肺结核病者占肺硅沉着病患者 60%~70% 或更高。并发肺结核病的原因主要是 SiO_2 对肺巨噬细胞的毒性损害导致间质弥漫纤维化引起血管闭塞，从而造成肺的防御能力降低。肺硅沉着病结核性空洞的特点是数目多，直径大，空洞壁极不规则。较大的血管易被侵蚀，可导致患者大咯血死亡。

2. 肺感染　肺硅沉着病患者抵抗力低，易继发细菌或病毒感染，诱发呼吸衰竭而致死。

3. 慢性肺源性心脏病　60%~75% 的晚期肺硅沉着病患者合并慢性肺源性心脏病。

4. 肺气肿和自发性气胸　晚期患者常有不同程度的弥漫性阻塞性肺气肿。在脏胸膜下，出现肺大疱破裂，引起自发性气胸。

五、预防原则

积极采取预防措施，降低生产环境中的硅尘浓度，减少硅尘的吸入；注意个人防护，采取戴防尘口罩等措施。教育患者硅尘污染空气对人体的危害，增加预防肺硅沉着病的基本知识等。

第四节　慢性肺源性心脏病

慢性肺源性心脏病（chronic cor pulmonale）是指肺、胸廓或肺血管的慢性疾病导致肺循环阻力增加、肺动脉高压形成，引起以右心室肥厚、扩张，甚至发生右心衰竭为特征的心脏病。本病在我国较常见，患者年龄多在 40 岁以上。

1. 病因及发病机制　肺动脉高压是引起慢性肺源性心脏病的关键环节。

（1）肺疾病：慢性阻塞性肺疾病是最常见的原因，尤其是慢性支气管炎并发的阻塞性肺气肿，占 80%~90%，其次为支气管哮喘、支气管扩张、肺尘埃沉着病等。其发病机制如下：① 阻塞性通气障碍及换气不足，导致动脉血氧分压下降和二氧化碳分压升高，引起肺小动脉反射性痉挛。② 肺血管床破坏，小血管纤维化、闭塞，使肺循环阻力增大，加重肺动脉高压。

（2）限制性肺疾病：如胸廓和脊柱畸形、胸膜纤维化及胸廓成形术后等，可引起限制性通气障碍及肺血管扭曲，引起肺动脉高压。

（3）肺血管疾病：甚少见，见于原发性肺血管疾病，如肺小动脉硬化症、结节性多动脉炎、肺动脉血栓栓塞等，可直接引起肺动脉高压。

2. 病理变化

（1）肺原发性疾病的病变：如弥漫性肺纤维化、慢性阻塞性肺气肿，肺小动脉的变化表现为肌型小动脉中膜肥厚、肺小动脉炎、肺小动脉弹力纤维和胶原纤维增生及肺小动脉血栓形成和机化，肺泡壁毛细血管数量显著减少等。

（2）心脏病变：右心室心肌肥大，心室壁增厚，心尖钝圆（主要由右心室所构成），心脏重量增加，后期右心室明显扩张。肺动脉圆锥显著膨隆。常以肺动脉瓣下 2 cm 处右心室肌壁厚度超过 5 mm（正常 3~4 mm）作为病理诊断肺源性心脏病的形态标准。

3. 病理临床联系及结局　右心衰竭主要是体循环淤血的表现，如颈静脉怒张、肝大和压痛、肝颈静脉回流征阳性、下肢水肿等。呼吸衰竭时，出现发绀、呼吸困难等；肺性脑病时，出现头痛、烦躁、嗜睡、昏迷等症状。防治原发病，预防呼吸道感染，可控制病情进展。

第五节　呼吸系统常见肿瘤

一、鼻咽癌

鼻咽癌（nasopharyngeal carcinoma）是鼻咽部上皮组织发生的恶性肿瘤。鼻咽癌多发生于我国广东、广西、湖南、香港、台湾等地区，40~50 岁男性多见。

1. 病因　① 感染因素：90% 以上患者血清中能检测出 EB 病毒核抗原、膜抗原等多种成分的相应抗体。特别是 EB 病毒壳抗原的 IgA 抗体阳性率可高达 97%。② 遗传因素：流行病学调查表明，鼻咽癌有一定的地域性、家族性和种族易感性。③ 化学因素：多环芳烃、亚硝胺、微量元素镍等与鼻咽癌的发病有关。

2. 病理变化　最常发生于鼻咽顶部、外侧壁及咽隐窝。肉眼观，早期常表现为局部黏膜粗糙或稍隆起的小结节，后期呈结节型、菜花型、黏膜下浸润型或溃疡型肿块。镜下观，鳞状细胞癌、泡状核细胞癌、未分化癌和腺癌为四种基本类型。低分化鳞状细胞癌最常见，其次为泡状核细胞癌，腺癌和高分化鳞状细胞癌最少见。泡状核细胞癌：癌巢不规则，境界不明显，癌细胞胞质丰富，呈合体状聚集成堆。核大，圆形或卵圆形，染色质少，呈空泡状，有 1~2 个肥大的核仁，核分裂不多见。癌细胞间常可见淋巴细胞浸润。

3. 病理临床联系　早期出现涕中带血、耳鸣、鼻塞、头痛、鼻出血、听力减退等症状，应做细致的鼻咽部检查和肿瘤普查。晚期侵入颅内，损害脑神经，出现视力减退、眼睑下垂、面部麻痹、复视、吞咽困难等临床表现。

4. 扩散　① 直接蔓延：癌组织向上蔓延可破坏颅底骨质，进入颅内，损害第 II~VI 对脑神经；向前可侵犯筛板、鼻腔、眼眶；向外侧可侵犯咽鼓管而进入中耳；向后可侵犯上段颈椎及颈段脊髓。② 淋巴转移：早期就可发生淋巴转移。先转移至咽后淋巴结，后至同侧颈上深淋巴结，在胸锁乳突肌上端皮下出现无痛性硬结节。颈部淋巴结转移多为同侧。③ 血行转移：发生较晚，以肝、肺、骨转移较常见，其次是肾、肾上腺和胰腺等处。

5. 预后　低分化鳞状细胞癌和泡状核细胞癌对放射治疗敏感，疗效显著，其中以泡状核细胞癌最为敏感，其次为鳞状细胞癌，未分化癌较差，经治疗后，病情可明显缓解，但较易复发。

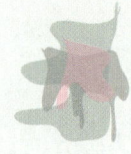
二、肺癌

肺癌（lung carcinoma）是发生于支气管黏膜上皮、支气管腺体上皮及肺泡上皮细胞的恶性肿瘤。人口密度较高的工业城市发病率高。肺癌多发生于 40~70 岁的男性，男女之比为 2∶1。

1. **病因**　① 吸烟：是引起肺癌的重要因素。因烟雾中含有尼古丁、苯并芘、焦油等多种化学致癌物质，吸烟量越大、时间越长，患肺癌的危险性越大。② 职业因素：长期接触铬、石棉、砷等。③ 大气污染：如工业尾气、汽车尾气和家庭排烟的污染。

2. **病理变化**　肉眼观，肺癌分三型。① 中央型：肿瘤位于肺门部，最常见，占肺癌总数的 60%~70%，由主支气管和叶支气管黏膜发生。癌组织破坏支气管向周围浸润性生长，在肺门及其附近逐渐形成形态不规则、边界不清的灰白色巨大肿块（图 14-12）。② 周围型：肿瘤位于肺的周边部，占肺癌总数的 30%~40%，由段支气管以下支气管黏膜上皮、腺体上皮细胞发生。肿块直径通常在 2~8 cm，呈结节状或球形，无包膜，常侵犯胸膜。③ 弥漫型：较少见，占肺癌总数的 2%~5%。癌组织起源于末梢的肺组织，沿肺泡管及肺泡弥漫性浸润生长，呈肺炎样外观，散在于一侧肺或两肺。

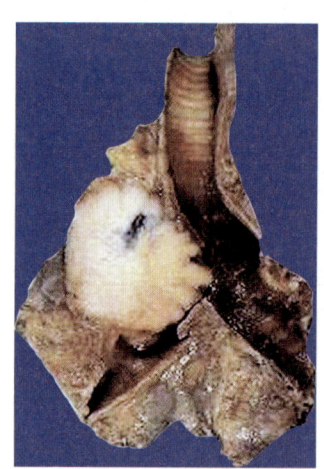

角化珠

中央型（肉眼观）　　　　鳞状细胞癌（镜下观）

图 14-12　肺癌

视频
肺癌

镜下观，分六种基本类型。① 鳞状细胞癌：占 50%~70%，多属中央型，在气管黏膜上皮发生鳞状上皮化生的基础上癌变而来。② 腺癌：占 15%~20%，多属周围型。③ 小细胞癌：占 10%~20%。燕麦细胞型，细胞呈短梭形。④ 大细胞癌：癌细胞体积大，胞质丰富，癌细胞具有高度异型性，可见多量瘤巨细胞。此癌生长迅速，恶性度颇高，易早期侵入血管发生远处转移。⑤ 腺鳞癌：约占 10%。癌组织内有腺癌和鳞状细胞癌两种成分。⑥ 肉瘤样癌，少见，高度恶性，癌组织分化差。

3. **病理临床联系**　早期症状常不明显，就诊者多为中晚期，患者可出现咳嗽、痰中带血、胸痛、胸闷和呼吸困难等症状。癌组织累及胸膜可引起胸痛、血性胸腔积液；侵蚀食管可引起食管瘘；侵入纵隔，压迫上腔静脉可引起面颈部水肿及颈静脉与胸静脉曲张；侵犯压迫喉返神经可引起声音嘶哑等。肺尖部肺癌常侵犯交感神经，引起眼睑下垂、瞳孔缩小和胸壁皮肤无汗等，称为交感神经麻痹综合征。小细胞肺癌可有异位内分泌作用而引起肺外症状，如阵发性心动过速、水样腹泻、皮肤潮红等。这些肺外症状可在肿瘤切除后消失。

4. 扩散　① 直接蔓延：中央型肺癌常直接侵犯纵隔、心包及周围血管，或沿支气管向同侧甚至对侧肺组织蔓延。周围型肺癌可直接侵犯胸膜、胸壁。② 转移：肺癌发生转移较快、较多见。沿淋巴道首先转移至支气管旁淋巴结，再扩散至纵隔、锁骨上、腋窝、颈部淋巴结。血行转移常见于脑、肾上腺、骨、肝、肾、胰、甲状腺等处。

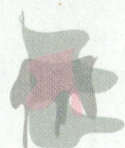

知识拓展

早期肺癌和隐性肺癌

有些专家将癌块直径 <2 cm 并局限于肺内的管内型和管壁浸润型肺癌称为早期肺癌。隐性肺癌则指痰细胞学检查癌细胞阳性，临床和 X 线检查均为阴性，而手术切除标本经病理学检查证实为支气管黏膜原位癌或早期浸润癌尚无淋巴结转移者。

三、呼吸系统常见肿瘤的预防原则

积极采取预防措施，避免有害气体（吸烟、空气污染等）等致癌物质进入人体。教育健康人群认识吸烟、空气污染等危害，定期进行呼吸系统的健康检查，教育健康者平时注意观察自己咳嗽、咯血、胸痛、消瘦、呼吸困难等症状，争取做到"三早"。

第六节　呼吸功能不全

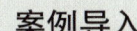
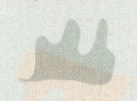

案例导入

患者，男，50 岁。2 小时前突然出现严重的头痛伴呕吐，急诊入院。体格检查：呼吸频率为 9 次/分。CT 检查示脑干有一血肿。血气分析：PaO_2 57 mmHg，$PaCO_2$ 83 mmHg。

问题：初步诊断患者患哪些疾病？依据是什么？

呼吸是摄取氧并排出二氧化碳的气体交换过程。人体呼吸的全过程包括外呼吸、气体在血液中的运输和内呼吸三个基本环节。外呼吸包括肺通气（肺泡气与外界大气之间的气体交换）和肺换气（肺泡与毛细血管之间的气体交换）。

呼吸功能不全（respiratory insufficiency）是指各种原因引起外呼吸功能障碍，以致不能进行有效的气体交换，导致缺氧或伴有二氧化碳潴留，引起机体的一系列功能和代谢紊乱综合征。呼吸衰竭是指在海平面水平，静息状态下，动脉血氧分压（PaO_2）低于 8 kPa（60 mmHg），或伴有动脉血二氧化碳分压（$PaCO_2$）高于 6.65 kPa（50 mmHg）的病理过程。它是呼吸功能不全的晚期阶段。

呼吸衰竭必定有 PaO_2 降低，根据是否伴有 $PaCO_2$ 升高，将呼吸衰竭分为 I 型呼吸衰竭（低氧血症型）和 II 型呼吸衰竭（低氧血症合并高碳酸血症）；根据主要发生机制不同，分为通气性呼吸衰竭和换气性呼吸衰竭；根据原发病变部位不同，分为中枢性呼吸衰竭和外周性呼吸衰竭；根据发病的急缓，分为急性呼吸衰竭和慢性呼吸衰竭。

一、原因及发生机制

外呼吸包括肺通气和肺换气两个环节。各种原因引起通气和/或换气功能障碍，均可导致呼吸功能不全。

（一）肺通气功能障碍

1. 限制性通气不足　是指吸气时肺泡扩张受限制所引起的肺泡通气不足。

（1）呼吸肌活动障碍：脑部病变（脑外伤、脑出血、脑炎等）或药物（镇静药、麻醉药等）过量，使呼吸中枢受损害或抑制；神经肌肉疾病（脊髓灰质炎、重症肌无力、低钾血症等）累及呼吸肌，引起呼吸肌活动障碍时，均可导致肺泡限制性通气障碍。

（2）胸廓和肺的顺应性降低：胸廓畸形、胸膜增厚、胸腔积液、气胸等可使胸廓顺应性降低；严重的肺纤维化或肺泡表面活性物质减少可降低肺顺应性，导致限制性通气不足。

2. 阻塞性通气不足　是指气道阻塞引起的肺泡通气不足，可分为中央气道阻塞和外周气道阻塞。

（1）中央气道阻塞：是指气管分叉以上的气道阻塞。阻塞若位于胸外（声带麻痹、炎症等），吸气时，气流经病灶引起的压力下降使气道内压明显小于大气压，故使气道狭窄加重，患者表现为吸气性呼吸困难；阻塞如位于中央气道的胸内部分，呼气时则可因胸膜腔内压大于气道内压而加重阻塞，患者表现为呼气性呼吸困难。

（2）外周气道阻塞：细支气管无软骨支撑，与管周的肺泡结构又紧密相连，呼气时，小气道缩短变窄，故患者常发生呼气性呼吸困难，常见于慢性阻塞性肺疾病等。

通气功能障碍的共同特点是肺泡通气量减少，氧的吸入和二氧化碳的排出均发生障碍。因此，血气变化表现为PaO_2降低，伴有$PaCO_2$增高，属于Ⅱ型呼吸衰竭。

（二）肺换气功能障碍

肺换气功能障碍包括弥散障碍、肺泡通气血流比例失调和解剖分流增加。

1. 弥散障碍　① 肺泡膜面积减少：正常成人肺泡总面积约为 80 m²，静息呼吸时参与换气的肺泡表面积仅约 40 m²。当肺泡膜面积减少 50% 以上时，才会引起换气功能障碍，可见于肺实变、肺不张、肺叶切除等。② 肺泡膜厚度增加或致密：肺水肿、肺泡透明膜形成、肺纤维化等都可因肺泡膜厚度增加而影响气体弥散。由于二氧化碳弥散速度比氧快得多，所以单纯弥散障碍引起的血气变化只有PaO_2降低，不伴有$PaCO_2$增高，属于Ⅰ型呼吸衰竭。

2. 肺泡通气血流比例失调　正常人在静息状态下，平均肺泡通气量约为 4 L/min，平均肺血流量约为 5 L/min，两者的比例约为 0.8。肺泡通气血流比例失调有两种基本形式（图 14-13）。

（1）部分肺泡通气不足：常见于支气管哮喘、慢性支气管炎、阻塞性肺气肿等引起的气道阻塞或狭窄性病变，可导致肺泡通气分布的严重不均（肺泡通气明显降低而血流无相应减少），肺泡通气血流比例降低，流经这部分肺泡的静脉血未经充分氧合便掺入动脉血内，类似于肺动-静脉短路，故称为功能性分流增加，可影响换气功能。

（2）部分肺泡血流不足：常见于肺动脉压降低、肺动脉血栓栓塞、肺泡壁毛细血管减少等，血流少而通气无相应减少，吸入的空气没有或很少参与气体交换，类似气道内的气体，故称为无效腔样通气。

3. 解剖分流增加　严重创伤、休克时，肺内动-静脉短路开放，解剖分流明显增加。解剖分流的血液完全未经气体交换过程，又称真性分流。肺实变或肺不张等严重病变时，肺泡完全失去通气功能但仍有血流，流经的血液未进行气体交换而掺入动脉血，类似解剖分流。

临床上，呼吸功能不全往往是几种因素同时存在或先后发挥作用。如慢性阻塞性肺气肿主要是阻塞性通气功能障碍，但肺气肿肺泡间隔断裂，肺泡膜面积减少导致气体弥散障碍，间隔破坏使肺毛细血管网减少，肺血流减少，又可致肺泡通气血流比例失调等。

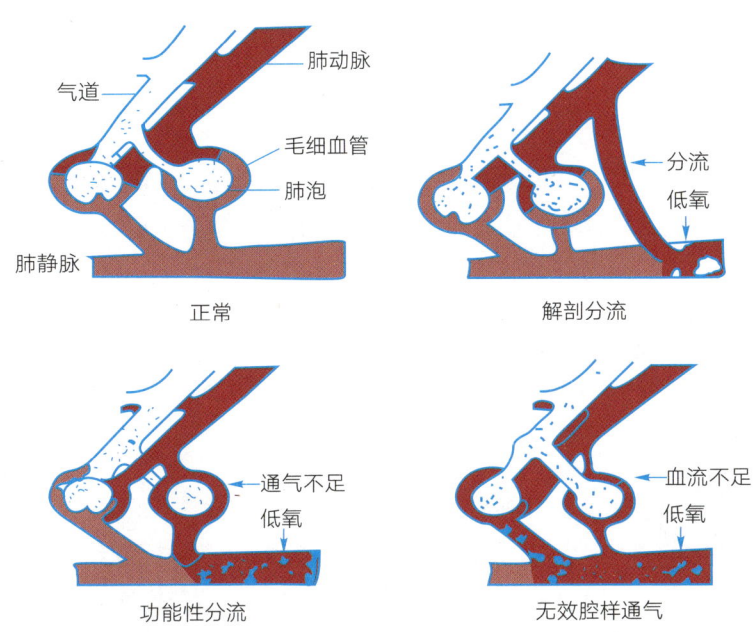

图 14-13　肺泡通气血流比例失调（模式图）

二、机体的主要代谢及功能变化

1. 酸碱平衡及电解质紊乱　① 代谢性酸中毒：见于严重缺氧，无氧代谢加强，酸性代谢产物增多。② 呼吸性酸中毒：见于 II 型呼吸衰竭时，大量二氧化碳潴留。③ 呼吸性碱中毒：见于 I 型呼吸衰竭时，因缺氧引起肺通气过度，导致呼吸性碱中毒。此时，血清钾浓度降低，血清氯浓度增高。

2. 呼吸系统变化　多由原发疾病引起，可出现潮式呼吸、间歇呼吸、抽泣样呼吸等呼吸节律紊乱；阻塞性通气障碍时，可因阻塞部位的不同出现吸气性呼吸困难或呼气性呼吸困难等。低氧或高碳酸血症可作用于颈动脉体与主动脉体化学感受器，引起反射性呼吸加深加快，增加肺泡通气量。但 PaO_2 低于 4.0 kPa（30 mmHg）或 $PaCO_2$ 超过 12.0 kPa（90 mmHg）时，将损害或抑制呼吸中枢。

3. 循环系统变化　缺氧和二氧化碳潴留可反射性兴奋心血管运动中枢，从而使心率加快，心肌收缩力增强；严重缺氧和二氧化碳潴留时，可直接抑制心血管中枢和心脏的活动；扩张血管，导致血压下降、心肌收缩力降低和心律失常等。缺氧时，肺泡气氧分压降低可使肺小动脉收缩，引起肺动脉高压与右心衰竭。

4. 中枢神经系统变化　中枢神经对缺氧敏感，当 PaO_2 迅速降至 6.66 kPa（50 mmHg）以下，$PaCO_2$ 超过 10.7 kPa（80 mmHg）时，就会引起一系列神经精神症状，如头痛、不安、定向与记忆障碍、精神错乱、嗜睡，甚至惊厥和昏迷等中枢神经系统功能障碍，称为肺性脑病。

5. 肾功能变化　轻者尿中出现蛋白、红细胞、白细胞及管型等。严重时，可发生急性肾衰竭，出现少尿、氮质血症和代谢性酸中毒等。此时，肾形态往往无明显变化，故常称为功能性肾衰竭，这是由于缺氧与高碳酸血症引起反射性肾血管收缩，使肾血流量严重减少所致。

6. 胃肠道变化　严重缺氧可使胃壁血管收缩，降低胃黏膜的屏障作用；二氧化碳潴留可增强胃壁细胞碳酸酐酶活性，使胃酸分泌增多，故呼吸衰竭患者可出现胃肠道黏膜糜烂、坏死、出血与溃疡形成等病理变化。

三、预防原则

积极采取预防措施，注意预防慢性阻塞性肺疾病等。按医嘱给患者用药，使用过程中注意药物不良反应；氧疗时，记录吸氧方式、吸氧浓度及吸氧时间，密切观察氧疗的效果。必要时做气管插管或气管切开术。

自 测 题

在线测试
呼吸系统疾病

思维导图
呼吸系统疾病

一、名词解释

1. 慢性阻塞性肺疾病　2. 慢性支气管炎　3. 肺气肿　4. 支气管扩张　5. 大叶性肺炎　6. 肺肉质变　7. 小叶性肺炎　8. 肺硅沉着病　9. 肺源性心脏病　10. 呼吸功能不全　11. 呼吸衰竭　12. 功能性分流　13. 无效腔样通气　14. 肺性脑病

二、简答题

1. 简述慢性支气管炎的主要病理变化和并发症。
2. 简要说明肺气肿的类型和病理变化。
3. 简述大叶性肺炎红色肝样变期的病理变化及主要临床表现。
4. 简述大叶性肺炎灰色肝样变期的病理变化。
5. 比较大叶性肺炎与小叶性肺炎，说明两者有何区别。
6. 肺硅沉着病为何易并发肺源性心脏病？
7. 试述慢性阻塞性肺疾病与肺源性心脏病的关系。
8. 简述肺泡通气不足、弥散障碍、肺泡通气血流比例失调的原因。
9. 简述呼吸衰竭时，机体的主要功能及代谢变化。

（钱　程　牛春红）

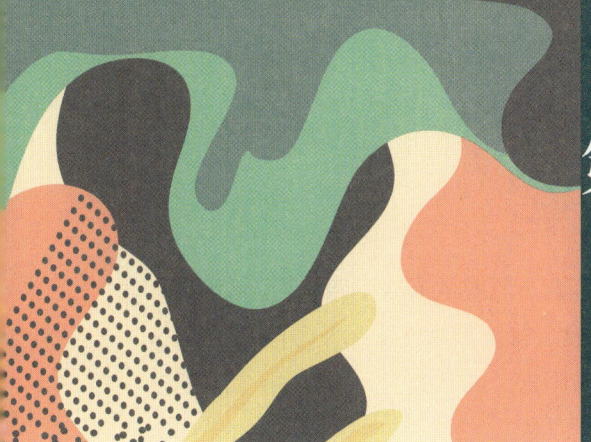

第十五章　消化系统疾病

学习目标

知识目标：能准确复述消化性溃疡的病理变化及常见并发症，阑尾炎的病因及病理类型；能描述肝硬化的基本病理变化、临床病理类型及病变特点；能正确叙述门脉性肝硬化的主要病因、病理变化及病理临床联系。理解胃炎的分类及慢性萎缩性胃炎的病理变化，食管癌、胃癌、大肠癌、肝癌的大体形态特点和扩散方式，慢性胃炎、消化性溃疡病、肝硬化的发病机制。理解肝性脑病的原因及发生机制。

能力目标：能运用所学的知识进行消化系统常见疾病的防治和护理，指导患者养成良好的生活方式，做好宣传教育工作。

素质目标：加强对"病从口入"的认识，培养疾病预防为主的理念，提升自身专业素养。

案例导入

患者，男，40岁。既往有慢性肝炎病史，现因腹胀、食欲缺乏入院。体格检查：营养不良，意识清楚，皮肤巩膜黄染，可见皮肤出血点、肝掌、蜘蛛痣，腹部膨隆，脐周静脉曲张。实验室检查：白蛋白24 g/L，球蛋白32 g/L，HBsAg阳性。肝穿刺活检：正常肝小叶结构破坏，增生的纤维结缔组织将肝组织分割包绕成大小不等的肝细胞结节，结节内肝细胞排列杂乱无章，肝细胞发生水变性或灶状坏死，增生的纤维结缔组织中有较多的淋巴细胞浸润。

问题：该患者的病理诊断是什么？诊断依据有哪些？

消化系统疾病是严重影响人们身心健康的常见病、多发病，如胃炎、消化性溃疡病、阑尾炎、肝硬化、食管癌、胃癌、大肠癌和原发性肝癌等。

PPT
消化系统疾病

第一节　胃　　炎

胃炎（gastritis）是胃黏膜的炎症性疾病，根据病程可分为急性和慢性胃炎。

一、急性胃炎

急性胃炎（acute gastritis）常由理化因素及微生物感染引起，常见的有以下四类。

1. **急性刺激性胃炎**　又称单纯性胃炎，多因暴饮、暴食、摄入刺激性食品及烈性酒所致。病变可累及胃窦、胃体。胃镜可见黏膜充血、水肿，有黏液附着，或有糜烂。病因去除后可迅速痊愈。

2. **急性出血性胃炎**　多由服药不当（水杨酸制剂）或酗酒所致。此外，创伤及手术引起的应激反应也可诱发。可见胃黏膜糜烂和出血。应激反应所致者可出现大量出血，少数可发生多灶性浅表性应激性溃疡。

3. **急性腐蚀性胃炎**　多由吞服强酸、强碱或其他腐蚀剂引起。病变多较严重，胃黏膜坏死、脱落，可累及深层组织，甚至穿孔。

4. **急性感染性胃炎**　是一种胃壁的弥漫性化脓性炎，又称为急性蜂窝织炎性胃炎。临床上少见，由金黄色葡萄球菌、链球菌或大肠埃希菌等化脓菌经血道（败血症和脓毒败血症）或胃外伤直接感染所致。此型胃炎病变严重。

二、慢性胃炎

慢性胃炎（chronic gastritis）是发生在胃黏膜的慢性非特异性炎症，是一种常见病、多发病。发病率在胃病中居首位。

1. **病因及发病机制**　① 幽门螺杆菌感染，可分泌尿素酶、细胞毒素相关蛋白、细胞毒素等物质而致病。② 长期慢性刺激，如长期酗酒、过度吸烟、食辛辣食物、滥用水杨酸类药物、急性胃炎多次发作等。③ 十二指肠液反流（主要是胆汁）破坏胃黏膜屏障功能。④ 自身免疫性损伤等。

2. **病理变化及类型**　根据病理变化，分为以下四种类型。

（1）**慢性浅表性胃炎**：又称慢性单纯性胃炎，最常见。胃镜检查见黏膜充血、水肿，表面覆盖有灰白或灰黄色黏性渗出物，可伴有点状出血或糜烂。镜下观，病变限于黏膜浅层（黏膜层上 1/3），呈灶性或弥漫性分布，充血、水肿，有淋巴细胞和浆细胞浸润。大多数经治疗或合理饮食而痊愈，少数可转变为慢性萎缩性胃炎。

（2）**慢性萎缩性胃炎**：分为 A、B 两型（表 15-1）。

表 15-1　A 型与 B 型慢性萎缩性胃炎的比较

比较项目	A 型	B 型
病变好发部位	胃底、胃体部	胃窦部
病因及发病机制	自身免疫病	可能与酗酒、吸烟、滥用药物等有关
胃黏膜分泌胃酸、胃蛋白酶	分泌明显增多	分泌减少
与癌变关系	不明显	密切
抗内因子抗体	+	-
恶性贫血	有	无

续表

比较项目	A 型	B 型
维生素 B$_{12}$ 吸收障碍	有	无
抗壁细胞抗体	+	−
发病地区	国外多见	国内多见

胃镜检查：① 黏膜由正常橘红色变为灰白色或灰黄色；病变胃黏膜薄而平坦，皱襞变浅或消失，与周围正常胃黏膜界限清楚（图 15-1）。② 黏膜下血管清晰可见。镜下观，腺上皮萎缩，腺体变小，数目减少或消失，黏膜间质内有不同程度的淋巴细胞和浆细胞浸润。常可见上皮化生，胃体、胃底部腺体的壁细胞和主细胞消失，代之以幽门腺的黏液分泌细胞，称为假幽门腺化生，在幽门窦病变区，黏膜上皮细胞中出现杯状细胞、帕内特细胞等，与小肠黏膜相似，称为肠上皮化生（图 15-2）。

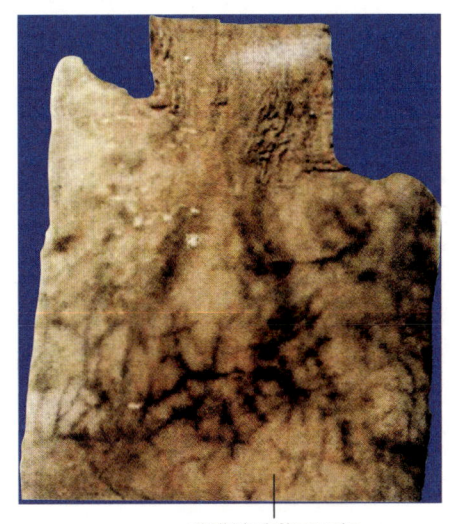

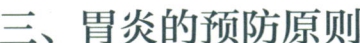
黏膜皱襞薄而平坦

图 15-1 慢性萎缩性胃炎（肉眼观）

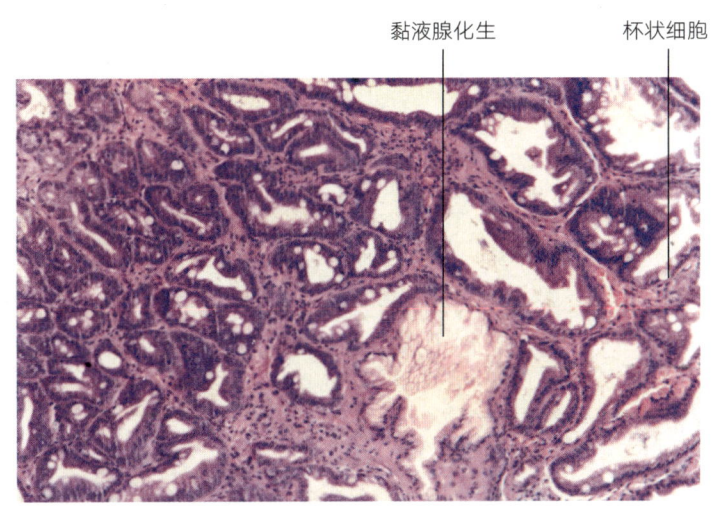
黏液腺化生　　杯状细胞

图 15-2 肠上皮化生（镜下观）

患者常因胃酸和胃蛋白酶分泌减少出现食欲下降、消化不良、上腹不适、消瘦、恶性贫血等。少数 B 型胃炎伴有肠上皮化生时，易发生癌变。

（3）慢性肥厚性胃炎：又称巨大肥厚性胃炎。病变常发生在胃底及胃体部。胃镜检查：胃黏膜肥厚，皱襞加深、变宽，呈脑回状。镜下观，腺体肥大增生，腺管延长；无明显炎症细胞浸润。患者临床表现为胃酸分泌增多，上腹烧灼感、反酸及胃区疼痛。

（4）疣状胃炎：病变处胃黏膜有许多中心凹陷的疣状突起，中心凹陷部胃黏膜上皮变性、坏死、脱落，表面有急性炎性渗出物覆盖。

视频
慢性萎缩性
胃炎

三、胃炎的预防原则

积极采取预防措施，避免摄入刺激性食物及大量饮酒，饮食要有规律等。对患者进行生活指导，养成良好的生活习惯，饮食定时、定量、定质，戒烟、限酒等。

第二节 消化性溃疡病

案例导入

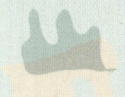

患者，男，35 岁，客车司机。常出现中上腹部疼痛，餐后 1 小时左右疼痛加重，1~2 小时后疼痛缓解，下次进餐后重复上述规律。有时伴有反酸、嗳气。经胃镜检查诊断为胃溃疡。

问题：患者可能是什么病？病理变化如何？

消化性溃疡病（peptic ulcer disease）是指发生于胃、十二指肠黏膜，以形成慢性溃疡为特征的一种常见病。十二指肠溃疡约占 70%，胃溃疡占 25%，胃和十二指肠两者并存的复合性溃疡占 5%。消化性溃疡多见于 20~50 岁，男性多于女性，反复发作，主要表现为上腹疼痛、反酸、嗳气等。

一、病因及发病机制

1. **胃液的消化作用**　消化性溃疡的发生与胃酸、胃蛋白酶增多，消化作用增强有关。胃黏膜屏障功能被破坏，如长期服用水杨酸类药物、饮酒、胆汁反流等可以使黏膜上皮受损，胃酸中的氢离子可弥散入胃黏膜，激活胃蛋白酶原，使胃蛋白酶分泌增多，引起胃黏膜的自我消化。氢离子由胃腔进入胃黏膜的弥散能力不同，胃窦部为胃底部的 15 倍，十二指肠为胃窦部的 2~3 倍，故溃疡好发于十二指肠及胃窦部。

2. **幽门螺杆菌感染**　幽门螺杆菌主要破坏胃黏膜屏障功能。① 分泌尿素酶和蛋白酶，催化游离氨生成和裂解胃黏膜糖蛋白。② 产生磷酸酯酶及有生物活性的白三烯和二十烷等，破坏黏膜表面上皮细胞脂质膜，有利于胃酸直接接触上皮并进入黏膜内。③ 对中性粒细胞有趋化作用，大量中性粒细胞释放出过氧化物酶而产生次氯酸，损伤黏膜上皮细胞。④ 释放血小板激活因子，促进毛细血管血栓形成而导致血管阻塞，黏膜缺血。

3. **神经内分泌功能失调**　长期过度的精神紧张或忧虑可引起大脑皮质功能失调，皮质下中枢及迷走神经功能紊乱，诱发胃酸分泌增多，造成溃疡形成。十二指肠溃疡病患者迷走神经兴奋性增高，空腹时胃酸分泌也增多，胃液消化作用增强；而胃溃疡患者迷走神经兴奋性降低，胃蠕动减慢，造成胃内食物滞留，刺激胃窦，通过促进促胃液素分泌，增加胃酸分泌，促使胃溃疡形成。

知识拓展

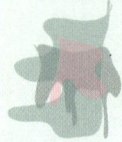

幽门螺杆菌的检测——^{13}C 呼气试验

^{13}C 呼气试验原理：受检者口服 ^{13}C-尿素胶囊后，如果胃中有幽门螺杆菌，其产生的尿素酶能迅速将尿素分解为 $^{13}CO_2$ 和 NH_3。$^{13}CO_2$ 经胃肠道吸收，经过血液循环到达肺后，随呼气排出。将排出的 $^{13}CO_2$ 气体收集后，在仪器上检测，即可准确判断胃内有无幽门螺杆菌。正常人胃内没有幽门螺杆菌，^{13}C-尿素分解后经泌尿系统排出，呼出的气体中没有 $^{13}CO_2$。

二、病理变化

肉眼观，胃溃疡多发生于胃小弯侧近幽门处，胃窦部尤为多见（图15-3）。多为单个，呈圆形或椭圆形，直径多在 2 cm 以内，溃疡边缘整齐，状如刀切，底部平坦，溃疡附近黏膜皱襞因受底部瘢痕组织的牵拉而呈放射状向溃疡集中。溃疡常可穿透黏膜层、黏膜下层、肌层甚至浆膜层而发生穿孔。黏膜下层及肌层可完全被侵蚀破坏，代之以肉芽组织和瘢痕组织。

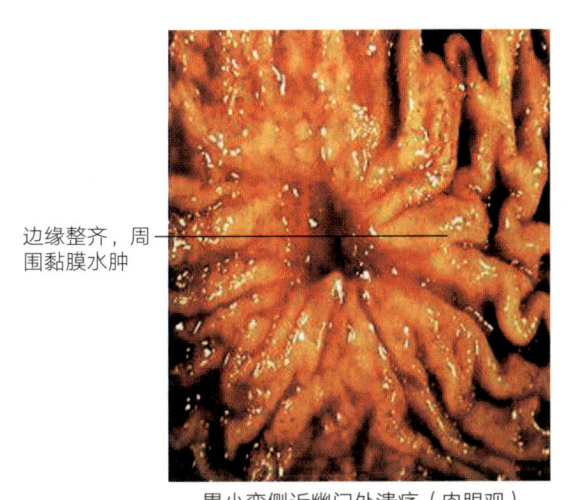

边缘整齐，周围黏膜水肿

渗出层
坏死层
肉芽组织层
瘢痕组织层

胃小弯侧近幽门处溃疡（肉眼观）　　胃溃疡（镜下观）

图 15-3　胃溃疡

视频
胃溃疡

镜下观，溃疡底部由内向外依次分四层（图15-3）：① 渗出层，由纤维蛋白及中性粒细胞构成，覆盖在溃疡表面。② 坏死层，有坏死的细胞碎片，呈均匀而较深的嗜酸性染色。③ 肉芽组织层，有大量新生的毛细血管和成纤维细胞。④ 瘢痕组织层，含大量胶原纤维和少量的纤维细胞。瘢痕组织中的小动脉炎使管壁增厚、管腔狭窄或有血栓形成，这种血管改变可防止血管破裂、出血，但不利于组织再生和溃疡修复。溃疡底部的神经节细胞及神经纤维变性和断裂，有时神经纤维断端呈小球状增生，瘢痕收缩，刺激增生的神经纤维可引起疼痛。

十二指肠溃疡的病变形态与胃溃疡相似，多发生于十二指肠球部前壁或后壁，溃疡一般较胃溃疡小而浅，直径在 1 cm 内，较易愈合。

三、病理临床联系

1. **周期性上腹部疼痛** 十二指肠溃疡疼痛出现在空腹时，如午夜或饥饿时，进食后缓解，与迷走神经兴奋性增高，胃酸分泌增多并进入十二指肠刺激溃疡面有关，进食后胃酸被中和，使疼痛缓解或减轻。胃溃疡疼痛出现在餐后半小时至 1 小时，进食后促胃液素分泌亢进，使壁细胞分泌胃酸增多，刺激溃疡面和局部神经末梢，以及胃壁平滑肌痉挛性收缩而引起疼痛。胃排空后，疼痛消失。

2. **反酸、呕吐** 由于胃酸刺激引起胃幽门括约肌痉挛，胃内容物向上反流至食管、口腔，出现反酸或呕吐。

3. **嗳气** 因胃内容物排空困难，滞留于胃内发酵，产气，表现为腹胀、嗳气等。

4. X 线检查　X 线钡剂造影溃疡处可见龛影。

四、结局及并发症

1. 愈合　多数情况下，溃疡的渗出物和坏死组织逐渐被吸收、排出，溃疡由肉芽组织增生填充，周围黏膜上皮再生修复，溃疡愈合。

2. 出血　发生率可达 10%~35%。溃疡底部毛细血管受侵蚀而破裂，可发生少量出血，大便隐血试验阳性。若较大血管破裂可致大出血，患者出现呕血、便血，甚至失血性休克。

3. 穿孔　发生率约 5%，常因溃疡较深而穿透浆膜层所致，十二指肠前壁因肠壁较薄更易发生穿孔。胃内容物漏入腹腔，早期引起化学性腹膜炎，晚期可合并细菌性腹膜炎。

4. 幽门梗阻　发生率约 3%。早期由于溃疡周围组织炎症、充血、水肿及幽门括约肌痉挛而引起功能性梗阻；晚期因大量瘢痕组织的收缩，导致机械性梗阻。患者反复呕吐，导致水、电解质和酸碱平衡紊乱。

5. 癌变　少见，发生率≤1%，多发生在胃溃疡。十二指肠溃疡几乎不发生癌变。

五、预防原则

积极采取预防措施，指导患者生活要有规律；避免摄入刺激性食物，慎用或勿用致溃疡的药物等。养成良好的生活习惯，饮食定时、定量、定质，戒烟、限酒等。

第三节　阑　尾　炎

阑尾炎（appendicitis）是指发生在阑尾的炎症性病变，是一种常见病。本病多见于青年人，临床表现为转移性右下腹疼痛，呕吐伴有体温升高，血常规检查可见中性粒细胞升高等。

一、病因及发病机制

细菌感染和阑尾腔阻塞是阑尾炎发病的两个重要因素。常见的细菌有大肠埃希菌、肠球菌、链球菌等，50%~80% 伴有阑尾腔阻塞，如粪石、粪块、寄生虫、异物等阻塞，导致腔内压力增高，压迫阑尾壁，引起静脉回流受阻，黏膜受损，有利于细菌感染而引起阑尾炎。

二、病理变化及类型

1. 急性阑尾炎

（1）急性单纯性阑尾炎：病变累及阑尾黏膜层或黏膜下层。肉眼观，阑尾轻度肿胀，浆膜充血，失去正常光泽。镜下观，阑尾黏膜上皮坏死、脱落，一处或多处缺损，黏膜内充血、水肿，中性粒细胞浸润，黏膜下各层有炎性水肿。如能及时采用非手术疗法，可痊愈。否则，可能发展为急性蜂窝织炎性阑尾炎。

（2）急性蜂窝织炎性阑尾炎：又称为急性化脓性阑尾炎，常由急性单纯性阑尾炎发展而来。肉眼观，阑尾显著肿胀，浆膜面高度充血，表面覆盖纤维蛋白性渗出物。镜下观，阑尾壁各层均有大量中性粒细胞浸润，并有炎性水肿及纤维蛋白渗出。阑尾浆膜面被渗出的纤维蛋白和中性粒细胞组成的薄膜覆盖，临床表现为阑尾周围炎和局限性腹膜炎。

（3）急性坏疽性阑尾炎：是一种重型阑尾炎。阑尾坏死合并腐败菌感染，阑尾呈暗红色或黑色，常导致穿孔，引起弥漫性腹膜炎或阑尾周围脓肿。

2. 慢性阑尾炎　多由急性阑尾炎转变而来，也可一开始即呈慢性经过。镜下观，阑尾壁内有纤维结缔组织增生和慢性炎症细胞浸润。临床上有右下腹疼痛，可伴有急性发作。

三、结局及并发症

急性阑尾炎经过外科治疗，预后良好。只有少数患者因治疗不及时或抵抗力过低，出现并发症（急性弥漫性腹膜炎、阑尾周围脓肿等）或转变为慢性阑尾炎。

第四节　肝　硬　化

肝硬化（liver cirrhosis）是指在多种病因作用下，导致肝细胞弥漫性变性、坏死，继发纤维组织增生和肝细胞结节状再生，三种改变反复交错进行，从而导致肝小叶结构破坏及肝内血液循环途径被改建，使肝变形、变硬。

肝硬化根据病因分为病毒性肝炎性、酒精性、胆汁性、淤血性、寄生虫性肝硬化等；根据病理形态分为小结节型、大结节型、大小结节混合型及不完全分隔型肝硬化；我国常结合病因、病理变化及临床表现综合分为门脉性肝硬化、坏死后肝硬化、胆汁性肝硬化、淤血性肝硬化、寄生虫性肝硬化和色素性肝硬化等，其中以门脉性肝硬化最常见，其次为坏死后肝硬化，其他类型较少。

一、门脉性肝硬化

门脉性肝硬化（portal cirrhosis）是肝硬化中最常见的一种类型，相当于小结节型肝硬化。

（一）病因及发病机制

1. 病毒性肝炎　我国肝硬化最常见的病因是乙型和丙型病毒性肝炎。

2. 慢性酒精中毒　在欧美发达国家因酗酒引起的门脉性肝硬化占60%~70%。我国因酒精中毒而致肝硬化的发病率呈上升趋势。酒精在体内代谢产生乙醛，增加肝负荷，对肝细胞有直接毒害作用，可使肝细胞发生脂肪变性，发展为肝硬化。

3. 营养缺乏　食物中长期缺乏胆碱和蛋氨酸等物质，肝细胞合成磷脂、脂蛋白不足，可引起肝脂肪变性，在脂肪肝的基础上发展成肝硬化。

4. 毒物中毒　某些化学毒物，如砷、四氯化碳等，可引起肝损伤，导致肝硬化。

上述各种因素引起肝细胞变性、坏死，导致网状纤维支架的破坏和塌陷，网状纤维融合形成胶原纤维（又称无细胞硬化）或由贮脂细胞转变为成纤维细胞，产生胶原纤维；汇管区的成纤维细胞增生，分泌胶原纤维（又称有细胞硬化）。肝小叶内网状支架塌陷后，再生的肝细胞不能沿原有支架排列，形成不规则的再生肝细胞结节，被胶原纤维包绕形成假小叶。肝细胞坏死与再生反复进行，最终形成弥漫性假小叶，导致肝内血液循环改建和肝功能障碍。

知识拓展

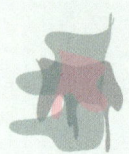

酒精性肝病

　　饮酒过多能造成肝细胞损伤，引起酒精性肝病，表现为脂肪肝、酒精性肝炎和酒精性肝硬化。三者可单独出现，也可同时存在或先后出现。脂肪肝病变以肝细胞脂肪变为主；酒精性肝炎在肝细胞变性基础上，出现肝细胞坏死；酒精性肝炎继续发展则出现肝内纤维结缔组织增生，肝小叶正常结构遭到破坏，形成酒精性肝硬化。近年来国内酒精性肝病发病率呈明显增加趋势，应引起重视。

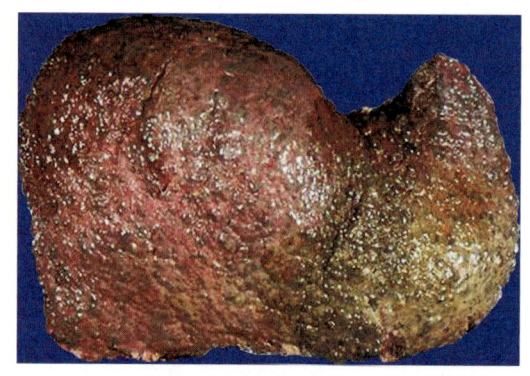

肉眼观，肝表面见弥漫性、大小较一致结节

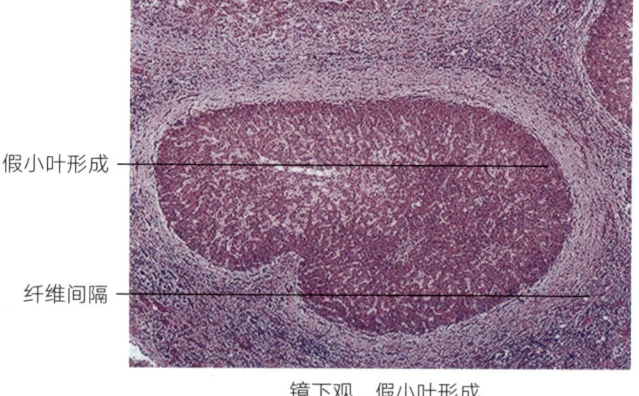

假小叶形成

纤维间隔

镜下观，假小叶形成

图 15-4　门脉性肝硬化

视频
门脉性肝硬化

（二）病理变化

　　肉眼观，早期和中期，肝体积正常或略增大，质地稍硬。晚期，肝体积缩小，重量减轻，可减至 500~1 000 g，质地变硬，被膜增厚，肝表面呈结节状，结节大小较一致，直径多在 0.1~0.5 cm，最大结节直径不超过 1.0 cm，切面见结节呈圆形或椭圆形，大小与表面结节相似，结节周围有均匀的纤维组织间隔包绕而呈灰白色，结节中央呈黄褐色（脂肪变性）或黄绿色（淤胆）。镜下观，广泛增生的纤维组织将再生的肝细胞分割、包绕成大小不等的圆形或椭圆形结节，不具有正常肝小叶结构，故称假小叶。假小叶内肝细胞索排列紊乱，肝细胞大小不一，有变性、坏死及再生的肝细胞（体积较大，核大，染色深，可见双核细胞）；假小叶内中央静脉缺如、偏位或出现两个或两个以上，有时汇管区也被包绕在假小叶内；假小叶周围增生的纤维组织内有淋巴细胞、浆细胞浸润和小胆管增生及无管腔的假胆管增生（图 15-4）。此外，可见淤胆现象。

（三）病理临床联系

　　早期，肝功能处于代偿期，临床症状轻，主要表现为全身乏力，食欲缺乏，肝脾轻度增大，肝功能可无明显异常。晚期，出现门静脉高压症和肝功能不全。

　　1. 门静脉高压症　正常门静脉压为 0.78~1.18 kPa（8~12 cmH₂O）。肝硬化时，门静脉压可升至 2.5 kPa（25.5 cmH₂O）以上。产生机制：① 假小叶形成及肝实质纤维化压迫小叶下静脉（窦后）、小叶中央静脉及肝血窦，致门静脉回流受阻。② 肝细胞变性、坏死，网状纤维支架塌陷，肝窦闭塞，肝内血管网减少，致门静脉回流受阻（窦性）。③ 肝动脉与门静脉之间形成异常吻合支，使压力高的肝动脉血液流入门静脉，促进门静脉高压的发生（窦前）。门静脉压升高后，患者常出现一系列的症状和体征。

（1）脾大：慢性脾淤血，脾体积增大，重量可达 400~500 g（正常为 140~180 g），严重者可达 1 000 g，并伴有纤维组织增生，质地变硬。临床表现为脾功能亢进，对红细胞和血小板破坏增多，患者出现贫血及出血倾向等。

（2）胃肠淤血、水肿：由于门静脉高压，胃肠静脉回流受阻，胃肠壁淤血、水肿，引起消化功能障碍。临床出现食欲减退、消化不良等。

（3）腹水：多见于肝硬化晚期，为淡黄色、清亮透明的漏出液。产生机制：① 门静脉高压使门静脉系统的毛细血管流体静压升高，又因缺氧使管壁通透性升高，水、电解质及血浆蛋白漏入腹腔。② 肝细胞受损后，合成白蛋白功能降低，导致低蛋白血症，使血浆胶体渗透压降低。③ 假小叶压迫小叶下静脉或小叶中央静脉，导致肝窦内压力升高，使淋巴液生成增多而回流障碍，自肝被膜漏入腹腔。④ 肝硬化时，肝灭活激素的能力降低，使血中醛固酮、抗利尿激素水平升高，造成钠、水潴留，促进腹水形成。

（4）侧支循环形成：① 食管下段静脉丛曲张，门静脉血经胃左冠状静脉与食管下段静脉丛吻合支注入奇静脉，再回流入上腔静脉。食管下段静脉丛曲张，可因粗糙食物、化学性刺激等导致破裂出血，是常见的死亡原因之一。② 直肠静脉（痔静脉）丛曲张，门静脉血经肠系膜下静脉、直肠静脉丛、髂内静脉回流到下腔静脉。直肠静脉丛曲张、破裂发生便血。③ 脐周及腹壁静脉曲张，门静脉血经脐旁静脉、腹壁上静脉、腹壁下静脉回流至上腔静脉和下腔静脉。脐周静脉网迂曲，出现"海蛇头"现象（图 15-5）。

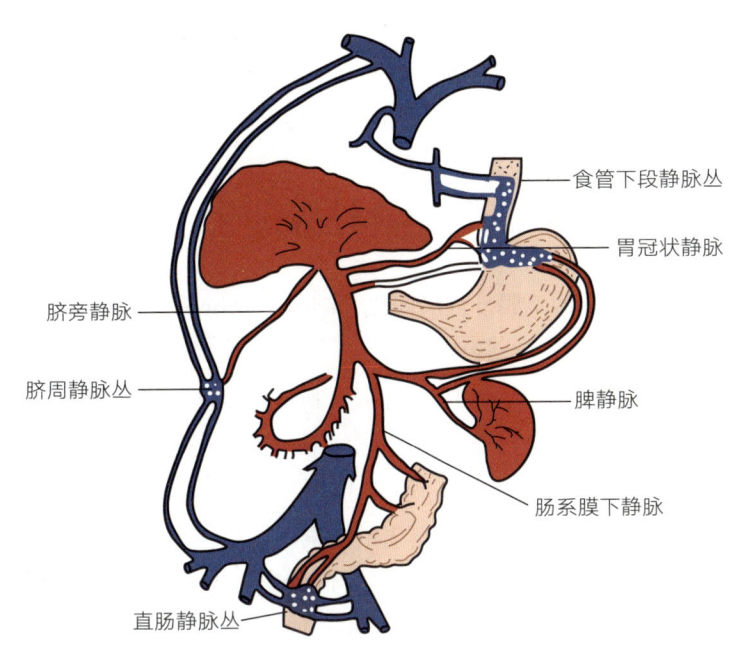

图 15-5 门静脉高压侧支循环形成（模式图）

脐旁静脉
脐周静脉丛
直肠静脉丛
食管下段静脉丛
胃冠状静脉
脾静脉
肠系膜下静脉

2. 肝功能不全

（1）蛋白质合成障碍：肝细胞受损后，合成白蛋白减少，而免疫系统合成球蛋白增多。因此，血浆白蛋白减少，球蛋白增高，白蛋白与球蛋白比值下降，甚至倒置。

（2）出血倾向：患者出现鼻出血、牙龈及皮下出血等，这是由于肝合成凝血酶原、凝血因子、纤维蛋白原减少，以及脾功能亢进、血小板破坏增多所致。

（3）激素灭活功能减弱：血清中雌激素水平升高，可引起小动脉末梢扩张，患者常在颈、面部、前臂及手掌等处出现蜘蛛痣，手掌潮红（肝掌）；男性患者有乳房发育、睾丸萎缩；女性患者有月经失调、不孕等。

（4）黄疸：肝硬化晚期，由于肝细胞坏死及肝内胆管的不同程度阻塞，胆红素代谢障碍，患者出现黄疸。

（5）肝性脑病：是肝硬化患者死亡的重要原因。

（四）结局

肝硬化早期，如能及时消除病因，病变可相对静止，甚至减轻，肝功能有所改善；当肝硬化发展到晚期，可能发生食管静脉曲张破裂大出血、肝性脑病、合并严重感染等，预后不良。

二、坏死后肝硬化

坏死后肝硬化（postnecrotic cirrhosis）相当于大结节型肝硬化和大小结节混合型肝硬化。

1. 病因及发病机制 ① 病毒性肝炎：多由亚急性重型肝炎转变而来，慢性重型肝炎反复发作也可发展为本型肝硬化。② 药物或化学毒物中毒：某些药物或化学物质可引起肝细胞弥漫性中毒性肝坏死，继而出现结节状再生而发展为坏死后肝硬化。

2. 病理变化 肉眼观，肝体积缩小，重量减轻，质地变硬。表面呈结节状，且结节大小不等，直径多为 1~3 cm，大结节直径可达 6 cm，使肝变形。切面可见结节由较宽大的纤维（灰白色）包绕，结节呈黄褐色（脂肪变性）或黄绿色（淤胆）。镜下观，可见大小不等、形状不一的假小叶。假小叶内有不同程度的肝细胞变性、坏死和胆色素沉着。假小叶间的纤维间隔较宽，厚薄不均，其中有大量炎症细胞浸润，小胆管增生较显著。

3. 结局 肝细胞坏死较严重，故肝功能障碍比门脉性肝硬化所致者重且出现较早，而门静脉高压症出现较晚，其癌变率较门脉性肝硬化高。

三、胆汁性肝硬化

胆汁性肝硬化（biliary cirrhosis）是由于肝内、外胆道系统阻塞，长期胆汁淤积而引起的肝硬化，较少见。

1. 病因及发病机制 根据病因分为原发性和继发性两种。原发性胆汁性肝硬化少见，可能与自身免疫有关，由肝内胆小管的慢性非化脓性胆管炎引起。继发性胆汁性肝硬化是因长期的胆管阻塞，胆道上行性感染等使肝细胞变性、坏死，继发结缔组织增生导致肝硬化。

2. 病理变化 肉眼观，早期肝大，表面光滑或呈细颗粒状，颜色呈深绿色或绿褐色。镜下观，原发性胆汁性肝硬化表现为小叶间胆管上皮细胞水肿、坏死，周围有淋巴细胞浸润，小胆管破坏而致结缔组织增生，并伸入肝小叶内，呈不完全分割性假小叶。继发性胆汁性肝硬化可见胆汁溢出成"胆汁湖"，纤维组织增生，肝细胞肿大，胞质疏松，核消失，呈网状或羽毛状坏死。患者除肝硬化的表现外，还有明显黄疸、皮肤瘙痒等。继发性胆汁性肝硬化胆管阻塞解除后，患者预后较好。

门脉性肝硬化、坏死后肝硬化、胆汁性肝硬化的区别见表 15-2。

表 15-2 门脉性肝硬化、坏死后肝硬化、胆汁性肝硬化的区别

区别项目	门脉性肝硬化	坏死后肝硬化	胆汁性肝硬化
病因	慢性病毒性肝炎，尤其是乙型和丙型	亚急性重型肝炎或药物、化学物质中毒	各种原因引起的胆道阻塞
肉眼观	属于小结节型肝硬化	属于大小结节混合型肝硬化	不完全分割型
镜下观	假小叶大小较一致	假小叶形态各异，大小不等	淤胆明显
表现	门静脉高压	肝功能障碍	阻塞性黄疸
癌变率	低	高	低
病程	较长	较短	较短

四、肝硬化的预防原则

积极采取预防措施，预防肝炎和治疗慢性肝炎，禁酒等。对患者进行生活指导，养成良好的生活习惯，生活有规律。给予高热量、高蛋白质、高维生素、适量脂肪饮食。保持愉快的心情，合理治疗。

第五节 消化系统常见肿瘤

一、食管癌

食管癌（esophageal carcinoma）是发生在食管黏膜上皮或腺上皮的恶性肿瘤。我国以太行山区（河南林州）附近、大别山区、川北等地为高发区。食管癌的发病年龄多为 40 岁以上，男性多于女性。

1. 病因　食管癌的病因与多种因素有关。

（1）饮食习惯：长期食用过热、过硬或粗糙的食物，以及饮酒、吸烟等，对食管黏膜形成慢性理化刺激。自制酸菜中含较多的亚硝酸盐，在胃内合成亚硝胺，有强烈致癌作用。

（2）环境因素：食管癌高发区，某些粮食及食品中含亚硝胺，其检出率比非高发区高；土壤中钼、锌、硒等微量元素含量比非高发区低，特别是钼的含量显著偏低；当地成人体内某些种类的维生素（维生素 A、维生素 C、维生素 B_2 等）水平较低。

（3）遗传因素：食管癌有家族聚集现象，提示其发病可能与遗传易感性有关。

2. 病理变化及类型　食管癌主要发生在三个生理狭窄部位，中段约占 50%，下段约占 30%，上段约占 20%，可分为早期和中晚期两类。

（1）早期食管癌：是指癌组织仅局限于黏膜层或黏膜下层，未侵犯肌层，无淋巴结转移，多数是鳞状细胞癌。X 线检查显示食管壁基本正常或呈轻度局限性僵硬，发现率较低。

（2）中晚期食管癌：肉眼分四型。① 髓质型：肿瘤侵袭食管壁各层及周围组织，使管壁均匀增厚，管腔狭窄。切面呈灰白色，质地较软，似脑髓，此型多见，恶性程度高。② 蕈伞型：肿瘤呈蘑菇状凸入食管腔内，表面有浅溃疡，累及管壁的一部分或大部分，较少侵犯肌层，此型很少见。③ 溃疡型：肿瘤表面形成溃疡，边缘隆起，底部凹凸不平，深达食管肌层及食管周围组织和器官，多累及管周的大部。④ 缩窄型：癌组织在食管壁内浸润性生长，伴有纤维组织增生，累及食管全周，形成环形狭窄，狭窄上端管腔扩张，此型较少见（图 15-6）。

组织学类型，90% 是鳞状细胞癌，腺癌和腺鳞癌各占 3%~5%，未分化癌、腺棘癌少见。

3. 病理临床联系　早期食管癌患者临床上多无明显症状，常易忽略；随着病变发展，临床表现为胸骨后疼痛、烧灼感、噎梗感等；中晚期患者可出现进行性加重的吞咽困难，甚至不能进食，出现恶病质，最后死于全身衰竭。

4. 扩散方式　① 直接蔓延：食管上段癌可侵及喉、气管及颈部软组织；中段癌可侵入支

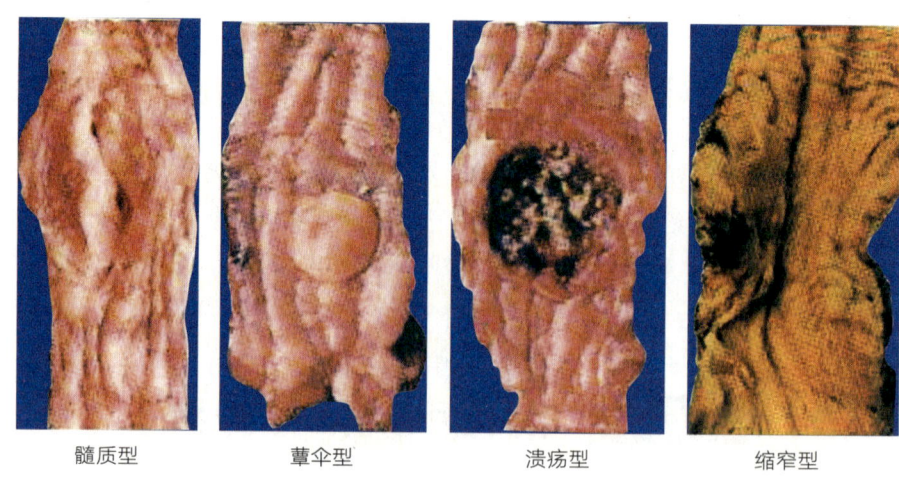

| 髓质型 | 蕈伞型 | 溃疡型 | 缩窄型 |

图 15-6   食管癌肉眼类型

气管，形成食管支气管瘘，或蔓延到胸膜、肺、主动脉等；下段癌常侵入贲门、心包、膈肌等处。② 淋巴转移：上段癌多转移到颈部及上纵隔淋巴结，中段癌转移到食管旁及肺门淋巴结，下段癌转移至食管旁、贲门旁及腹腔淋巴结，晚期可转移至锁骨上淋巴结。③ 血行转移：晚期常转移至肝、肺等。

5. 预后   早期食管癌术后 5 年存活率可达 90% 以上，中晚期食管癌术后 5 年存活率仅为10%~30%。

二、胃癌

胃癌（gastric cancer）是由胃黏膜上皮或腺上皮发生的恶性肿瘤。胃癌以 40~60 岁多发，男性多于女性。

1. 病因及发病机制   胃癌的发生与以下因素有关。

（1）饮食和环境因素：可能与饮食习惯，如大量摄取熏制的鱼、肉类食品，经滑石粉处理的大米，高盐腌制品，或食物保存调制过程中加入亚硝酸盐等有关，改变饮食习惯可降低胃癌的发生率。

（2）幽门螺杆菌感染：幽门螺杆菌可增加细胞的增殖活性，促进癌基因激活及抑癌基因失活，诱发胃黏膜上皮细胞癌变。

（3）某些慢性胃疾病：慢性萎缩性胃炎（B 型）、胃息肉、慢性胃溃疡病及伴有胃黏膜异型增生和肠上皮化生等与胃癌的发生有关。

2. 病理变化及类型   胃癌好发于胃窦部小弯侧，其他部位少见。按程度分早期胃癌与中晚期胃癌两大类。

（1）早期胃癌：癌组织浸润仅限于黏膜层及黏膜下层，未达肌层，又称为黏膜内癌，病灶直径在 5 mm 以下者称为微小癌，直径在 6~10 mm 者称为小胃癌。需要指出的是，判断早期胃癌不能忽略癌组织浸润深度。胃镜活检发现癌，但手术切除标本反复切片均未发现癌，称为一点癌。早期胃癌若及时治疗，预后良好，5 年存活率可达 80%~90%。

肉眼观，分为三种类型。① 隆起型（Ⅰ型）：肿瘤组织明显隆起于胃黏膜表面，呈息肉状，较少见。② 表浅型（Ⅱ型）：肿瘤表面较平坦，没有明显的隆起，又根据形态分为表浅隆起型、表浅平坦型及表浅凹陷型。③ 凹陷型（Ⅲ型）：肿瘤组织较周围黏膜明显凹陷，常形成溃疡，其深度局限于黏膜下层，最常见。组织学类型为腺癌。

（2）中晚期胃癌：癌组织浸润超过黏膜层，到达黏膜下层或肌层甚至胃壁全层，常有扩散和转移，又称为进展期胃癌。肉眼观，分三种类型。① 息肉型或蕈伞型：癌组织向黏膜表面生长，呈息肉状或蕈状凸入胃腔，表面有深浅不一的溃疡（图 15-7）。② 溃疡型：癌组织部分坏死脱落，形成溃疡，溃疡一般较大，边缘不整齐，呈皿状或火山口状（图 15-8）。胃溃疡与溃疡型胃癌的肉眼形态区别见表 15-3。③ 浸润型：癌组织向胃壁呈局限性或弥漫性浸润，与周围正常组织分界不清，当伴有大量纤维组织增生时，导致胃壁增厚、变硬，胃腔缩小，皱襞大部分消失，胃似皮革制成的囊袋，称为"皮革样胃"。癌组织产生大量黏液，呈胶冻状外观时，称为胶样癌。镜下观，主要是腺癌，少数是未分化癌、腺鳞癌及神经内分泌癌等。

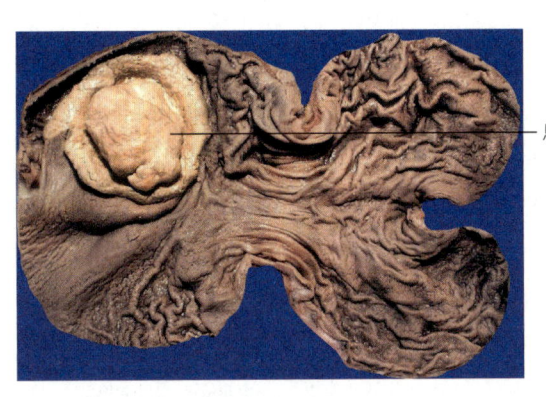

图 15-7　息肉型胃癌（肉眼观）

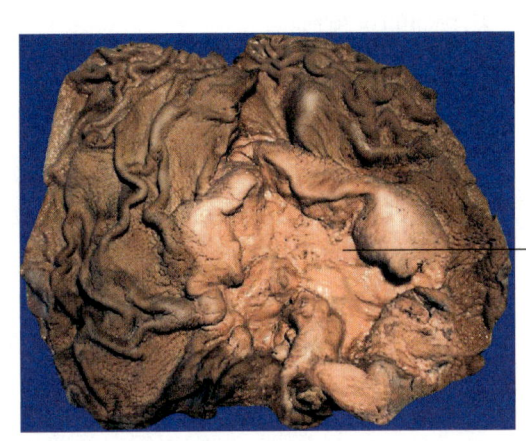

图 15-8　溃疡型胃癌（肉眼观）

表 15-3　胃溃疡与溃疡型胃癌的肉眼形态区别

区别项目	胃溃疡	溃疡型胃癌
外形	圆形或椭圆形	不规则形，皿状或火山口状
大小	溃疡直径一般小于 2 cm	溃疡直径一般大于 2 cm
深度	较深	较浅
边缘	整齐，不隆起	不规则，常隆起
底部	较平坦	凹凸不平，污秽，有坏死、出血
周围黏膜	黏膜皱襞向溃疡集中	黏膜皱襞中断，呈结节状肥厚

3. 病理临床联系　早期胃癌患者无明显症状。随着病变进展，患者出现上腹部不适、疼痛、呕血、消瘦、贫血、上腹部肿块等。癌组织侵蚀大血管，可引起上消化道大出血；癌细胞种植于腹膜时，可出现血性腹水。晚期出现恶病质及转移等症状和体征。

4. 扩散方式

（1）直接蔓延：癌组织可直接扩散至相邻器官和组织，如肝、胰腺、大网膜等。

（2）淋巴转移：首先转移到小弯侧的胃冠状静脉旁淋巴结及幽门下淋巴结；进一步可扩散到腹主动脉旁淋巴结、肝门处或肠系膜根部淋巴结；晚期，癌细胞经胸导管转移至左锁骨上淋巴结。

（3）血行转移：晚期，经门静脉转移至肝，其次是肺、骨及脑等器官。

（4）种植性转移：胃癌细胞浸润至浆膜面时，癌细胞脱落、种植于腹壁及盆腔器官的腹膜上。常在双侧卵巢形成转移性黏液癌，称为库肯伯格（Krukenberg）瘤。

5. 预后   早期胃癌术后5年存活率可达80%~90%，小胃癌及微小胃癌术后5年存活率可达100%，中晚期胃癌预后较差，术后5年存活率为10%~20%。

三、大肠癌

大肠癌（colorectal carcinoma）是大肠黏膜上皮和腺体发生的恶性肿瘤。大肠癌的发病年龄多见于40~50岁，男性多于女性。

1. 病因及发病机制

（1）饮食因素：高营养低纤维饮食不利于规律排便，延长了肠黏膜与饮食中可能含有的致癌物质的接触时间。

（2）遗传因素：特别是家族性多发性息肉病，有很高的癌变倾向，属于单基因遗传病，对息肉的癌变有易感性。

（3）慢性肠道疾病：如大肠息肉或腺瘤、慢性溃疡性结肠炎、肠道慢性血吸虫病等，由于长期慢性刺激使肠黏膜上皮异型增生而癌变（图15-9）。

2. 病理变化及类型   直肠是大肠癌的好发部位，其次为乙状结肠，再次为盲肠、升结肠、降结肠和横结肠。肉眼观，分四种类型。① 隆起型：多发生在右侧大肠，肿瘤凸向肠腔内，形成结节状、息肉状或菜花状，表面常有感染、坏死、出血及溃疡形成（图15-10）。② 溃疡型：此型多见。肿瘤表面形成较深溃疡，边缘隆起，呈火山口状，癌组织向深层组织侵袭，边界清楚。③ 浸润型：肿瘤组织向肠壁各层弥漫性浸润，累及肠壁全层，使肠壁局部增厚、变硬，当伴有纤维组织增生时，使肠管增厚、变硬，周径缩小，形成狭窄。④ 胶样型：肿瘤表面及切面呈半透明、胶冻状，预后较差。镜下观，以腺癌多见，其次为未分化癌和鳞状细胞癌等。

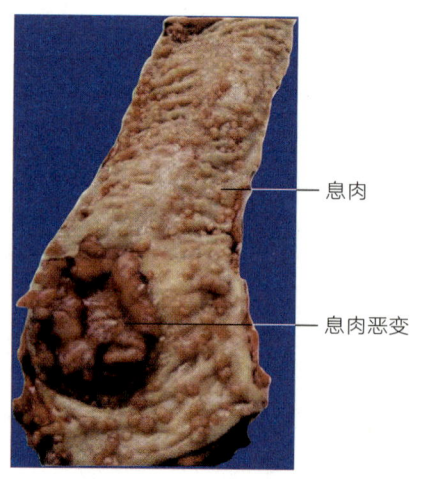

图15-9   结肠多发性息肉恶变（肉眼观）

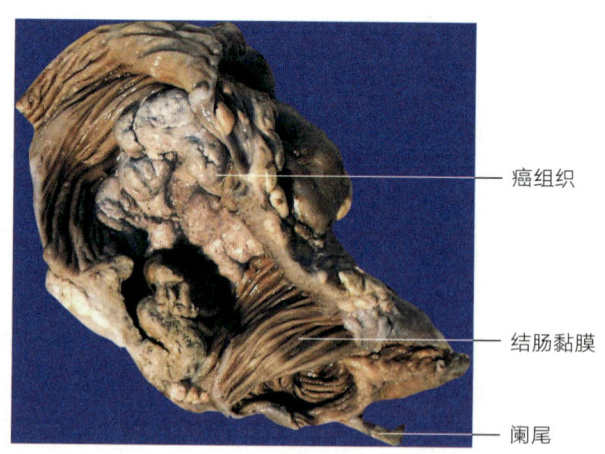

图15-10   结肠癌（隆起型）（肉眼观）

3. 病理临床联系   腹部可触及肿块，可发生急性或慢性肠梗阻，临床出现腹痛、腹胀、便秘、大便变细等，肿瘤破溃出血时，大便可带血。

4. 扩散方式

（1）直接蔓延：癌组织侵及浆膜后，可直接蔓延至邻近器官，如前列腺、膀胱、子宫及阴道、腹膜等。

（2）**淋巴转移**：如结肠癌首先转移到结肠上、旁、中间和终末淋巴结；直肠癌首先转移到直肠旁淋巴结，晚期可扩散到远处淋巴结，甚至经胸导管转移到锁骨上淋巴结。

（3）**血行转移**：晚期癌组织经血管可转移到全身，其中最常见的是肝转移。此外，还可转移到肺、肾、骨及脑等处。

四、原发性肝癌

原发性肝癌（primary hepatic carcinoma）是指由肝细胞或肝内胆管上皮细胞发生的恶性肿瘤，简称肝癌。我国肝癌的发病率较高，发病多在中年以上，男性多于女性。

1. **病因及发病机制** 肝癌的发生可能与下列因素有关。

（1）**病毒性肝炎**：乙型肝炎和丙型肝炎与肝癌的发生密切相关。肝癌患者 HBsAg 阳性率高达 81.82%。据报道，HBV 阳性肝癌患者占 60%~90%，HBV 基因整合到肝癌细胞 DNA 中，激活宿主肝细胞的癌基因，抑制破坏抑癌基因，诱发肝癌。

（2）**肝硬化**：肝硬化与肝癌之间有较密切的关系。据统计，两者合并存在者约占 84%，由肝硬化发展为肝癌需 7 年左右，其中以坏死后肝硬化常见，其次为门脉性肝硬化。故认为病毒性肝炎、肝硬化、肝癌三者之间有密切关系。

（3）**真菌及其毒素**：黄曲霉菌、青霉菌、杂色曲霉菌等都可引起实验性肝癌。在肝癌高发区，食物被黄曲霉菌污染的情况较严重。

（4）**其他因素**：亚硝胺类化合物可诱发肝癌，华支睾吸虫寄生在肝内胆管分支，能刺激胆管上皮增生发展为胆管细胞癌。

2. **病理变化及类型** 肉眼观，可分为早期和中晚期肝癌。早期肝癌是指癌结节数目不超过 2 个，其直径总和在 3 cm 以下，又称为小肝癌。癌结节常呈球形或分叶状，与周围组织界限清楚，质较软，灰白色，切面无出血、坏死。

中晚期肝癌，肝明显增大，重量增加，可因淤胆而呈黄绿色或棕绿色。癌肿可居于肝的一叶，也可弥漫于全肝，并多有肝硬化背景。肉眼观，分为三型。① 巨块型：肿瘤体积巨大，直径常大于 10 cm，圆形，多位于肝右叶。切面癌组织中心常有坏死、出血。瘤体周边常有多少不等的卫星状癌结节（图 15-11）。② 结节型：最多见，常合并肝硬化。癌结节多个散在，圆形或椭圆形，大小不等，结节直径多不超过 5 cm，可相互融合形成较大的结节。③ 弥漫型：较为少见，癌组织在肝内弥散分布，多为极小结节，可与肝硬化的结节区别。镜下观，分为三型。① 肝细胞性肝癌，最多见。② 胆管细胞性肝癌，较少见。③ 混合细胞性肝癌，癌组织中具有肝细胞癌和胆管细胞癌两种结构，最少见。

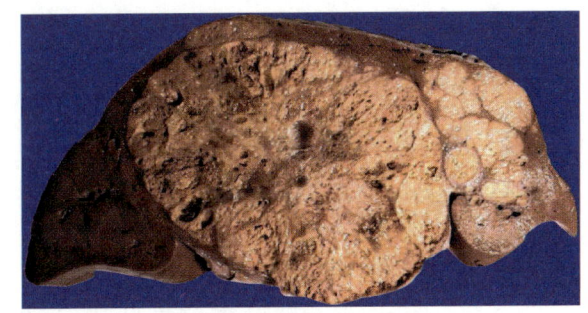

图 15-11 肝癌（巨块型）

3. **病理临床联系** 早期肝癌无明显表现。中晚期肝癌随着病变的发展，肝进行性增大，患者表现为进行性消瘦、肝区肿块、肝区疼痛、黄疸、腹水等。位于肝表面的癌结节自发破裂或癌组织侵蚀大血管，可引起腹腔出血。

4. **扩散方式**

（1）**肝内蔓延及转移**：肝癌相当长时间局限在肝内蔓延和转移，使癌肿范围不断扩展及沿门静脉分支在肝内形成多个转移性癌结节，还可逆行蔓延至肝门静脉主干形成癌栓，堵塞管腔引起门静脉高压。

（2）肝外转移：主要经淋巴转移至肝门、上腹部及腹膜后淋巴结。晚期，可经血行转移至肺、肾上腺、脑及骨等处，其中以肺转移最多见。侵犯肝表面的肿瘤细胞脱落后可形成种植性转移。

5. 预后　患者预后差，临床进展快，尤其是中晚期肝癌，多数半年内死于肝衰竭、恶病质等。

五、消化系统常见肿瘤的预防原则

积极采取预防措施，提倡不食霉变食物，少食咸菜和腌制食物。预防乙型肝炎和丙型肝炎等。对患者进行健康教育，加强心理疏导，给予高热量、高蛋白质、高维生素饮食，增强机体抵抗力。

第六节　肝性脑病

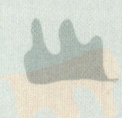

案例导入　患者，女，56 岁。既往有乙型肝炎病史，出现腹胀、水肿、皮肤黏膜出血 2 年，1 周前出现昼夜颠倒，1 日前食用鸡蛋后出现答非所问。体格检查：体温 36℃，脉搏 80 次/分，呼吸 18 次/分，血压 100/70 mmHg，体形消瘦，面色萎黄，巩膜黄染，扑翼样震颤（＋），腹壁静脉曲张，脾肋下 2 cm，腹部移动性浊音（＋），双下肢见瘀斑。

问题：患者可能患什么疾病？临床表现产生的机制是什么？

肝性脑病（hepatic encephalopathy）是严重肝病（肝衰竭）引起的神经精神综合征，是肝衰竭的最终临床表现。

一、原因和分类

（一）根据毒性物质进入体循环的途径不同分类

1. 内源性肝性脑病　多见于伴有广泛肝细胞坏死的重症肝病，如重型病毒性肝炎、严重中毒性或药物性肝炎等。由于肝功能严重障碍，毒性物质通过肝时未能完全被解毒即进入体循环。临床上常呈急性病程经过，无明显诱因，血氨大于正常。

2. 外源性肝性脑病　多见于各种慢性肝病，如门脉性肝硬化、晚期肝癌、门-体静脉分流术后等。因门静脉高压有侧支循环建立或行门-体静脉分流术，由肠道吸收入门静脉系统的毒性物质绕过肝未经解毒即进入体循环。临床上一般呈慢性经过，常有明显的诱因，血氨往往增高。

（二）根据起病缓急分类

1. 急性肝性脑病　患者起病急骤，病情凶险，迅速发生昏迷，常在数日内死亡。此型相当于内源性肝性脑病，多见于重型病毒性肝炎或严重急性肝中毒。

2. 慢性肝性脑病　患者起病缓慢，病程长，常先有较长时间神经精神症状。有诱因存在时，病情往往急剧加重而发生昏迷。此型相当于外源性肝性脑病，多见于慢性肝硬化。

二、分期

肝性脑病在临床上按神经精神症状的轻重分为四期。

一期（前驱期）：有轻微的神经精神症状，可表现出欣快、反应迟缓、睡眠节律的变化，有轻度的扑击样震颤等，脑电图多数正常。

二期（昏迷前期）：症状加重，可出现行为异常、嗜睡、定向理解力减退及精神错乱，经常出现扑击样震颤等，脑电图有特征性改变。

三期（昏睡期）：有明显的精神错乱、昏睡等症状，可唤醒，脑电图出现异常波形。

四期（昏迷期）：意识丧失，不能唤醒，没有扑击样震颤，脑电图明显异常。

三、发生机制

肝性脑病发生时，从病理形态学观察，脑组织并无明显的特异性改变。认为肝性脑病的发生是脑组织的代谢和功能障碍所致。

1. 氨中毒学说　肝功能严重受损时，尿素合成发生障碍，血氨水平升高。血氨通过血-脑屏障进入脑组织，引起脑功能障碍。患者 80%~90% 伴有血和脑脊液中氨含量增高。临床观察证实，肝硬化患者口服铵盐、尿素等含氮物质或摄入高蛋白质饮食后血氨水平升高，可诱发与肝性脑病相同的症状与脑电图改变。相反，如果能有效地降低血氨，病情则好转。

（1）血氨水平升高的原因：① 氨清除不足。当肝严重受损时，鸟氨酸循环不能正常运行，尿素合成明显减少。② 氨的产生过多。肝衰竭时，上消化道出血，食物消化、吸收和排空障碍，肠道细菌繁殖，氨的生成显著增多；肝硬化晚期，合并肾功能障碍，血中尿素弥散至肠道，在肠内细菌尿素酶作用下，分解产生大量氨等。

（2）氨对脑组织的毒性作用：① 氨进入脑组织后，与脑内的 α-酮戊二酸结合生成谷氨酸，消耗大量 α-酮戊二酸，使三羧酸循环受阻，使 ATP 产生不足。② 消耗还原型辅酶Ⅰ（NADH），妨碍呼吸链中的递氢过程，使 ATP 产生不足。③ 谷氨酸再与氨结合生成谷氨酰胺，消耗 ATP。④ 氨抑制丙酮酸脱氢酶的活性，影响丙酮酸的氧化过程，使乙酰辅酶 A 生成减少。⑤ 脑组织内氨增多，导致脑内兴奋性神经递质（如乙酰胆碱）减少。⑥ 抑制性神经递质（如 γ-氨基丁酸、谷氨酰胺等）增多。上述无论是能量产生不足还是神经递质之间失去平衡，均可导致中枢神经系统功能紊乱（图 15-12）。

2. 假性神经递质学说　① 假性神经递质的形

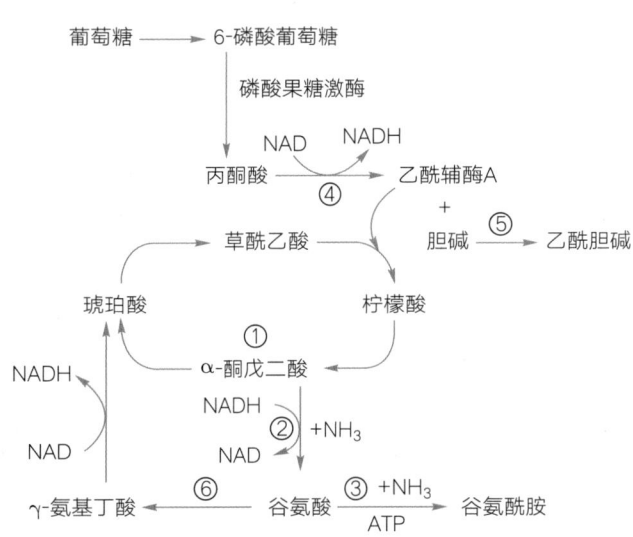

图 15-12　氨对脑细胞的能量代谢及脑内神经递质的影响（示意图）

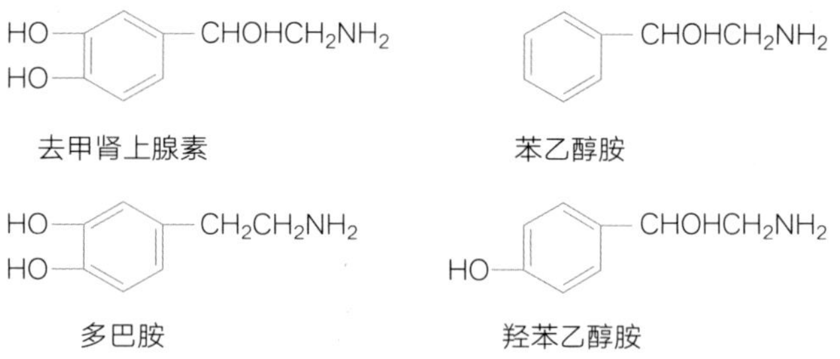

HO—◯—CHOHCH₂NH₂
HO

去甲肾上腺素

◯—CHOHCH₂NH₂

苯乙醇胺

HO—◯—CH₂CH₂NH₂
HO

多巴胺

HO—◯—CHOHCH₂NH₂

羟苯乙醇胺

图 15-13　正常及假性神经递质的结构（示意图）

成：肝功能障碍或门-体侧支循环时，胺类随体循环进入中枢神经系统，在脑细胞非特异性 β-羟化酶作用下羟化，形成苯乙醇胺和羟苯乙醇胺。其化学结构与正常神经递质（去甲肾上腺素、多巴胺）极相似，但传递信息效应却远比去甲肾上腺素差，故称假性神经递质（图 15-13）。② 假性神经递质效应：当脑干网状结构中假性神经递质增多时，则可竞争性替代正常的神经递质，因假性神经递质传递信息的效应远不及正常神经递质强，致使网状结构上行激动系统功能失常，传至大脑皮质的兴奋冲动受阻，以致大脑功能发生抑制，出现意识障碍、昏迷等。

3. 血浆氨基酸失衡学说　① 血浆氨基酸失衡的原因：由于肝功能障碍或门-体侧支循环形成，胰岛素在肝内灭活减少，进入体循环形成高胰岛素血症，增强骨骼肌和脂肪组织对支链氨基酸（BCAA）的摄取和分解，使血浆的 BCAA 水平下降，血浆芳香族氨基酸（AAA）水平明显升高。② 血浆氨基酸失衡的后果：当脑内酪氨酸、苯丙氨酸、色氨酸和假性神经递质增多时，可抑制酪氨酸羟化酶或多巴脱羧酶，使多巴胺和去甲肾上腺素合成减少，同时，在芳香族氨基酸脱羧酶作用下，分解成羟苯乙醇胺和苯乙醇胺。色氨酸在脑内通过芳香族氨基酸脱羧酶生成 5-羟色胺（5-HT）。5-羟色胺是中枢神经系统上行投射神经元的抑制性递质，同时5-羟色胺可被儿茶酚胺神经元摄取，并替代储存的去甲肾上腺素，因此它又是一种假性神经递质。

4. γ-氨基丁酸学说　肝功能严重障碍时，肝细胞对来自肠腔的 γ-氨基丁酸（GABA）的摄取和清除减少，使血内的 GABA 升高，GABA 经过通透性增强的血-脑屏障进入中枢神经系统，中枢神经系统的 GABA 增加。当突触前神经元兴奋时，GABA 从囊泡中释放，通过突触间隙与突触后神经元胞膜上的 GABA 受体结合，使细胞膜对 Cl⁻ 通透性增高，由于细胞外的 Cl⁻ 浓度比细胞内高，因而 Cl⁻ 由细胞外进入细胞内，产生超极化从而发挥突触后抑制作用。GABA 也具有突触前抑制作用，当 GABA 作用于突触前的轴突末梢时，也可使轴突膜对 Cl⁻ 通透性增高，但由于轴浆内的 Cl⁻ 浓度比轴突外高，因而 Cl⁻ 反由轴突内流向轴突外，进而产生去极化，使末梢在冲动到来时，释放神经递质的量减少，从而产生突触前抑制作用。

四、诱发因素

凡能增加毒性物质来源，提高脑对毒性物质的敏感性及使血-脑屏障通透性增高的因素，均可成为肝性脑病的诱因。

1. 氮的负荷增加　是诱发肝性脑病的最常见原因。肝硬化患者的上消化道出血、摄入过量的蛋白质、输血等可由于血氨增高而诱发肝性脑病。感染、碱中毒、氮质血症、便秘等内源性氮负荷过重，也可以诱发肝性脑病。

2. 血-脑屏障通透性增强　正常时一些神经毒性物质不能通过血-脑屏障，而严重肝功能障碍患者合并的高碳酸血症，饮酒等可使血-脑屏障通透性增高而诱发肝性脑病。

3. 脑敏感性增高　严重肝疾病时，由于体内毒性物质的作用，脑对药物或氨等毒性物质的敏感性增高。因此，使用麻醉剂、镇静剂不当，以及感染、缺氧等均可诱发肝性脑病。

临床上，严重肝病患者要尽量避免以上诱发因素，以防止肝性脑病的发生。

五、防治原则

肝性脑病是严重肝病或门-体静脉分流时复杂代谢紊乱的结果，治疗需在多环节采取综合性的措施，主要包括以下几个方面。

1. 防止诱因　① 严格控制蛋白质摄入量，减少组织蛋白质的分解，减少氮负荷。② 防止上消化道大出血。③ 防止便秘，以减少肠道有毒物质进入体内。④ 注意预防因利尿、放腹水、低钾血症等情况诱发肝性脑病。⑤ 由于患者血-脑屏障通透性增强，脑敏感性增高，因此肝性脑病患者用药要慎重，特别是要慎用镇痛、镇静、麻醉等药物，防止诱发肝性脑病。

2. 降低血氨　① 口服乳果糖等使肠道 pH 降低，减少肠道产氨和利于氨的排出。② 应用门冬氨酸鸟氨酸制剂降血氨。③ 纠正水、电解质和酸碱平衡紊乱，特别是要注意纠正碱中毒。④ 口服新霉素等抑制肠道细菌产氨。

3. 其他治疗措施　可口服或静脉注射以支链氨基酸为主的氨基酸混合液，纠正氨基酸的不平衡。可给予左旋多巴，促进患者清醒。此外，临床上也配合采取保护脑细胞功能、维持呼吸道通畅、防止脑水肿等措施。

总之，由于肝性脑病的发病机制复杂，故应结合患者的具体情况，采取一些综合性治疗措施进行防治，这样才能获得满意的疗效。

人物故事
"中国肝胆外科之父"
吴孟超

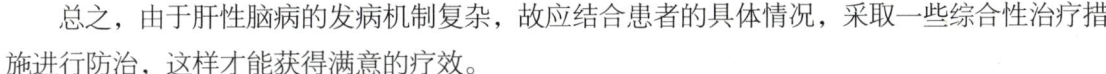

自 测 题

一、名词解释

1. 慢性胃炎　2. 消化性溃疡病　3. 肝硬化　4. 假小叶　5. 早期胃癌　6. 小肝癌　7. 大肠癌　8. 肝性脑病　9. 内源性肝性脑病　10. 外源性肝性脑病　11. 假性神经递质

二、简答题

1. 简述消化性溃疡病的病理变化和常见并发症。
2. 简述肝硬化的基本病理变化、临床病理类型及病变特点。
3. 简述氨对脑组织的毒性作用机制，假性神经递质学说的基本特点。
4. 简述可诱发肝性脑病的因素。

在线测试
消化系统疾病

思维导图
消化系统疾病

（张利蕊　牛春红）

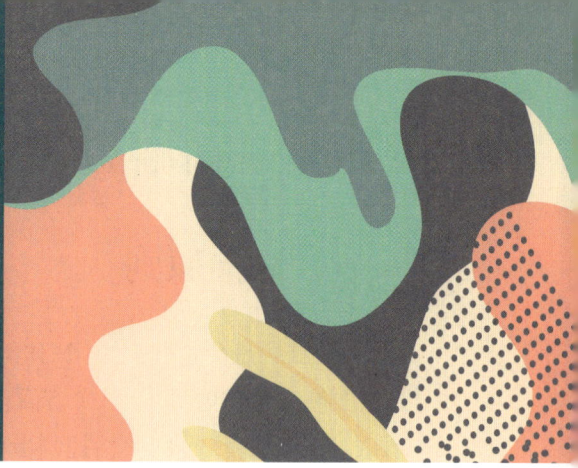

第十六章　泌尿系统疾病

学习目标

知识目标：能正确复述急性弥漫性增生性肾小球肾炎、慢性硬化性肾小球肾炎、急性肾盂肾炎的病理变化及病理临床联系。理解新月体性肾小球肾炎的病理变化，肾盂肾炎的病因和发病机制，肾功能不全的概念、分类、原因、发生机制及机体代谢和功能的变化。

能力目标：能运用所学的肾病综合征及相关肾炎类型的病理变化等知识，解释慢性肾盂肾炎、慢性肾小球肾炎的临床表现。

素质目标：培养厚德精医的职业素养，以及全心全意为人民健康服务的职业精神。

案例导入

患者，女，9岁。1周前上呼吸道感染，近2日咽部红肿，眼睑水肿，尿量300 ml/24 h。体格检查：血压140/95 mmHg。尿常规：红细胞（++），尿蛋白（+++）。B超检查：双肾弥漫性增大。

问题：患者可能患什么疾病？其临床表现的发生机制是怎样的？

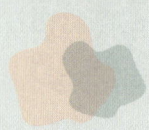

PPT
泌尿系统疾病

泌尿系统包括肾、输尿管、膀胱和尿道，其功能是将机体代谢产物通过尿液排出体外，维持体内水、电解质和酸碱的平衡。此外，肾还可分泌肾素、促红细胞生成素和前列腺素等激素。肾的基本单位是肾单位，由肾小球和肾小管组成。内皮细胞、基膜和脏层上皮细胞共同构成肾小球的滤过膜（图16-1）。

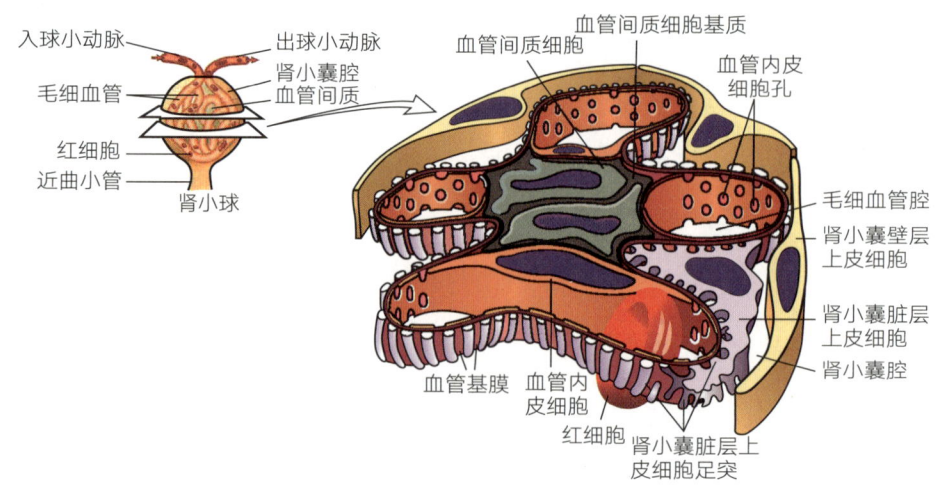

图16-1　肾小球超微结构（模式图）

泌尿系统疾病种类多，本章主要介绍肾小球肾炎、肾盂肾炎、尿石症、泌尿系统常见肿瘤等。

第一节　肾小球肾炎

肾小球肾炎（glomerulonephritis）是以肾小球病变为主的变态反应性炎症。肾小球肾炎可分为原发性和继发性两种类型。原发性肾小球肾炎是指原发于肾的独立性疾病；继发性肾小球肾炎是由其他疾病引起的肾小球病变，如系统性红斑狼疮、过敏性紫癜、糖尿病等。本节仅介绍原发性肾小球肾炎。

一、病因及发病机制

1. 病因　引起肾小球肾炎的抗原分为内源性和外源性两大类。①内源性抗原有肾小球性抗原，如肾小球基膜抗原、足突细胞的足突抗原、内皮细胞和系膜细胞的细胞膜抗原，以及非肾小球性抗原，如核抗原、DNA、免疫球蛋白、肿瘤抗原等。②外源性抗原有生物性抗原，如细菌、病毒、真菌、螺旋体、寄生虫等，以及非生物性抗原，如药物、外源性凝集素和异种血清等。

2. 发病机制　不同的抗原形成不同的抗原抗体复合物，沉积的部位不同，引起不同类型肾炎。

（1）循环抗原抗体复合物沉积在肾小球：非肾小球性抗原刺激机体产生相应抗体，这些抗体与抗原在血液循环内结合成抗原抗体复合物，随血液流经肾时，沉积于肾小球内，引起肾小球病变，称为循环免疫复合物性肾炎（图16-2）。抗原抗体复合物根据其分子大小和带电荷不同，可沉积在内皮细胞与基膜之间、基膜与足突细胞之间、系膜区等处。

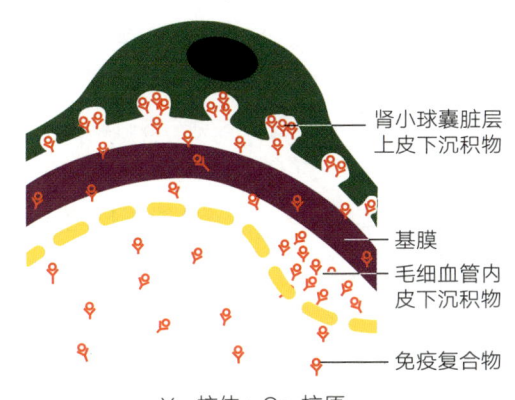

Y：抗体；O：抗原。

图16-2　肾小球肾炎循环免疫复合物沉积（示意图）

肾小球囊脏层上皮下沉积物

基膜

毛细血管内皮下沉积物

免疫复合物

（2）肾小球内原位抗原抗体复合物形成：抗体与肾小球内抗原结合，形成肾小球原位抗原抗体复合物，造成肾小球损伤，称为原位免疫复合物性肾炎。①肾小球基膜抗原：由感染等因素导致肾小球基膜的结构发生改变而具有抗原性，并刺激机体产生抗肾小球基膜抗体；或感染的病原微生物与肾小球基膜成分具有共同抗原性，刺激机体产生的抗体与肾小球基膜发生交叉免疫反应，引起肾小球肾炎，又称为抗肾小球基膜性肾炎（图16-3）。②植入性抗原：非肾小球性抗原与肾小球内的某些成分结合，形成植入性抗原，使机体产生相应抗体。抗体与植入性抗原在肾小球原位结合，形成抗原抗体复合物，又称抗植入性抗原肾炎。③肾小球其他抗原：肾小管上皮细胞刷状缘抗原（Heymann抗原）与肾小球足突细胞抗原具有共同抗原性，前者刺激机体产生的抗体与后者发生交叉免疫反应形成抗原抗体复合物引起肾炎，又称Heymann肾炎（图16-3）。

抗原抗体复合物在肾小球内形成或沉积后，可激活各种炎症介质引起肾小球损伤，其中补体系统起着重要作用。补体激活后，肥大细胞释放组胺，中性粒细胞和单核细胞浸润，释放溶酶体酶，损伤内皮细胞和基膜，引起毛细血管微血栓形成和血管通透性进一步增高，导致渗出

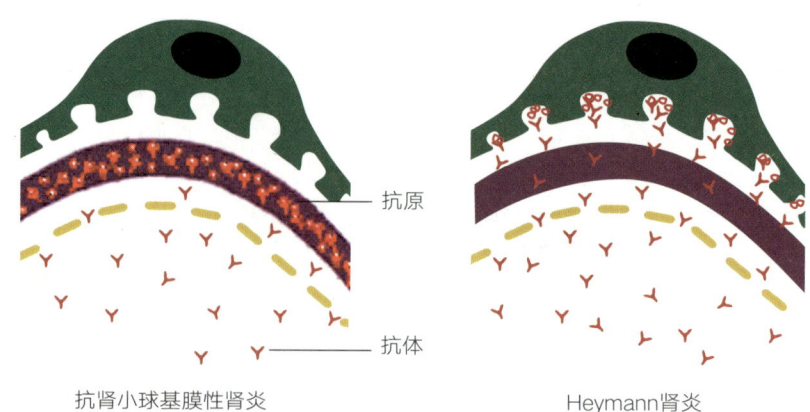

抗肾小球基膜性肾炎　　　　　　　Heymann肾炎

图 16-3　肾小球肾炎原位抗原抗体复合物形成（示意图）

性病变和内皮细胞、系膜细胞及上皮细胞增生等炎症病变。

二、原发性肾小球肾炎的病理类型

肾小球肾炎的分类多采用 WHO 病理学分类：急性弥漫性增生性肾小球肾炎和急进性肾小球肾炎（相当于临床上急性肾小球肾炎）；膜性肾小球肾炎、微小病变性肾小球病、局灶性节段性肾小球硬化、膜增生性肾小球肾炎、系膜增生性肾小球肾炎、IgA 肾病（相当于临床上慢性肾小球肾炎的早期）；慢性肾小球肾炎（相当于临床上慢性肾小球肾炎的晚期）。

（一）急性弥漫性增生性肾小球肾炎

急性弥漫性增生性肾小球肾炎（acute diffuse proliferative glomerulonephritis）是临床常见的肾炎类型，多见于 5~14 岁儿童，成人较少见。

视频
急性弥漫性增
生性肾小球
肾炎

1. 病理变化　肉眼观，双侧肾对称性轻度至中度增大，被膜紧张，表面充血、光滑，色较红，称为大红肾。肾表面和切面有散在的出血点，如蚤咬状，称为蚤咬肾（图 16-4）。切面皮质增厚，皮髓质分界清楚。镜下观，病变累及双侧肾绝大多数肾小球，呈弥漫分布。肾小球内皮细胞和系膜细胞明显增生、肿胀，使毛细血管腔狭窄或闭塞，中性粒细胞和巨噬细胞浸润，肾小球体积增大。肾小管上皮细胞变性，管腔内可见蛋白管型、红细胞管型、白细胞管型和颗粒管型。肾间质充血、水肿和少量炎症细胞浸润（图 16-5）。

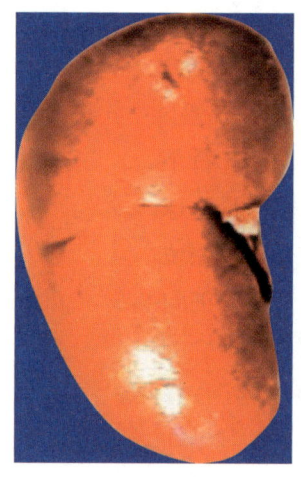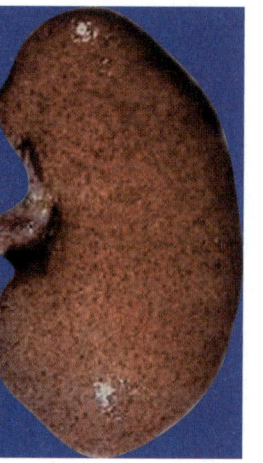

大红肾　　　　　　蚤咬肾

图 16-4　急性弥漫性增生性肾小球肾炎（肉眼观）

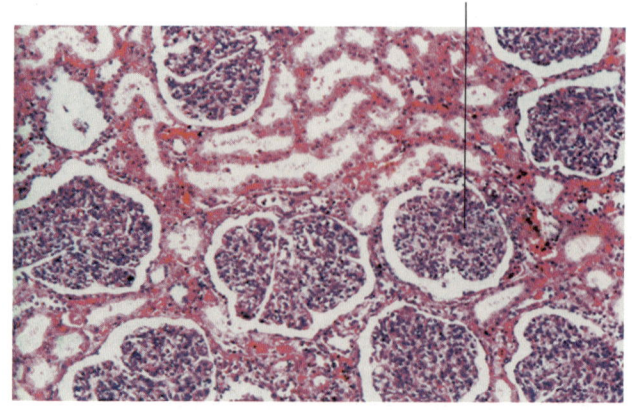

肾小球内细胞数量明显增多，毛细血管腔狭窄

图 16-5　急性弥漫性增生性肾小球肾炎（镜下观）

免疫荧光检查显示：肾小球基膜和系膜区有 IgG 和补体 C3 沉积，呈颗粒状荧光。

2. 病理临床联系 临床主要表现为急性肾炎综合征。

（1）尿的变化：① 血尿、蛋白尿和管型尿。肾小球毛细血管损伤，管壁通透性增高，引起血尿、蛋白尿；蛋白、细胞及其碎片在肾小管腔内凝集成管状随尿液排出，可见蛋白管型、细胞管型和颗粒管型等。② 少尿或无尿。肾小球内皮细胞和系膜细胞增生、肿胀，阻塞和压迫毛细血管，使其管腔狭窄，甚至闭塞，血流量减少，肾小球滤过率降低，而肾小管重吸收功能无明显障碍，故出现少尿或无尿。严重者含氮代谢产物在体内潴留，引起氮质血症。

（2）水肿：主要是肾小球滤过率下降，引起水、钠潴留；变态反应引起全身毛细血管通透性增高及蛋白尿使血浆胶体渗透压降低等引起水肿。水肿首先出现于组织疏松的部位，如眼睑和面部，严重者波及全身。

（3）高血压：主要原因是水、钠潴留引起血容量增加。血压升高多为轻度或中度，少数严重者可导致心力衰竭及高血压脑病。

3. 结局 儿童链球菌感染后的肾小球肾炎预后较好，绝大多数患儿在数周或数月内痊愈；不到 1% 的患儿症状无改善，并发展为急进性肾小球肾炎；另有少数患儿迁延不愈，转为慢性肾小球肾炎。成人患者预后较差，转为慢性肾小球肾炎的比例较高。

（二）急进性肾小球肾炎

急进性肾小球肾炎（rapidly progressive glomerulonephritis）较为少见，多为成人。病变特点为肾小囊的壁层上皮增生，形成新月体，又称为新月体性肾小球肾炎。

1. 病理变化 肉眼观，双侧肾体积增大，表面光滑，颜色灰白，皮质表面有点状出血。切面见皮质增厚，可有散在出血点。镜下观，大部分肾小囊内有新月体或环状体形成，实际充满肾小囊而包绕肾小球周围的球形体，是肾小囊壁层上皮细胞明显增生，在毛细血管球外侧堆集成新月形小体、环状球形体结构。其内含有渗出的单核细胞、中性粒细胞和纤维蛋白等成分。早期新月体以细胞成分为主，称为细胞性新月体；随后纤维成分增多，称为纤维-细胞性新月体；最后新月体被纤维化，形成纤维性新月体（图 16-6）。肾小管上皮细胞水变性、脂肪变性。肾间质有淋巴细胞、单核细胞等炎症细胞浸润。

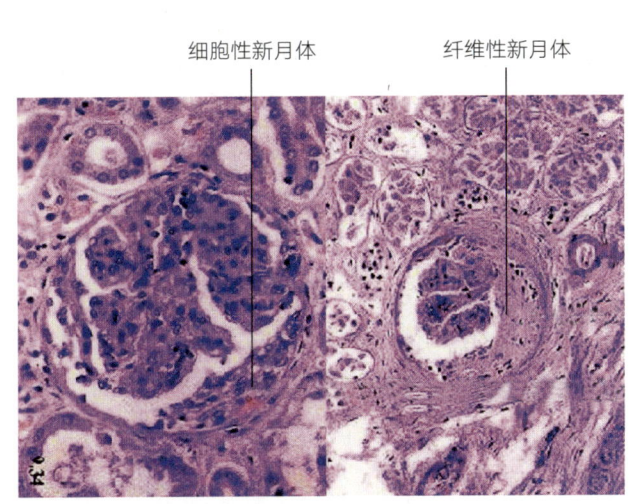

图 16-6 急进性肾小球肾炎（镜下观）

免疫荧光检查可见肾小球内有线性荧光或颗粒状荧光。

2. 病理临床联系 临床主要表现起病急，进展快，病情重。① 血尿：由于肾小球毛细血管坏死、基膜缺损引起出血，患者出现明显血尿。② 少尿、无尿、氮质血症：大量新月体或环形体的形成，使肾小囊腔变窄或闭塞，影响滤过功能，患者迅速出现少尿、无尿；血浆中含氮代谢废物不能滤过排出，在体内潴留引起氮质血症。③ 高血压：由于肾小球广泛纤维化、玻璃样变性导致肾小球缺血，肾素-血管紧张素系统活性增强及水、钠潴留，引起血容量增加，患者血压升高。

3. 结局 本型肾炎由于病变严重，发展迅速，预后极差。如不及时救治，患者常在数周至数月内死于尿毒症。

（三）肾病综合征及相关的肾小球肾炎类型

1. **膜性肾小球肾炎**（membranous glomerulonephritis）　多见于 30~50 岁，典型病变特点为弥漫性毛细血管基膜增厚，因早期肾小球炎症反应不明显，故又称为膜性肾病。

（1）**病理变化**：肉眼观，双肾肿大，色苍白，称为"大白肾"。切面肾皮质增厚。晚期，肾的体积缩小，重量减轻，质地变硬，表面呈细颗粒状。镜下观，早期肾小球病变不明显，肾小球毛细血管基膜弥漫性增厚，毛细血管基膜外侧有许多钉状突起，状如梳齿。晚期，基膜高度增厚，以致毛细血管腔狭窄，肾小球缺血而纤维化、玻璃样变性，所属肾小管萎缩、消失。

免疫荧光检查可见毛细血管基膜外侧不连续颗粒状荧光。

（2）**病理临床联系**：膜性肾小球肾炎是引起肾病综合征（高蛋白尿、高度水肿、高脂血症、低蛋白血症，即"三高一低"）的常见肾病类型。①高蛋白尿：由于肾小球基膜严重损伤，通透性显著增加，大量血浆蛋白从肾小球滤过，引起蛋白尿。②低蛋白血症：大量血浆蛋白从尿中排出，引起血浆蛋白降低。③高度水肿：低蛋白血症使血浆胶体渗透压降低，肾小球血流量下降和滤过减少，醛固酮、抗利尿激素分泌增多，引起水、钠潴留，导致水肿。因此，患者水肿较严重，常为全身性，以眼睑和身体下垂部位最明显，严重者出现胸腔积液和腹水。④高脂血症：低蛋白血症刺激肝合成各种血浆蛋白（脂蛋白）增多。

（3）**结局**：本型肾炎起病缓慢，病程长，部分患者早期治疗预后较好，症状可消退或缓解。但多数患者反复发作，病情进行性加重，晚期发展为肾衰竭。

2. **微小病变性肾小球病**（minimal change glomerulopathy）　本病较为常见，好发于儿童。临床主要表现为肾病综合征或大量蛋白尿，肾功能无损害。病变特点是光镜下肾小球无明显变化，电镜下肾小球上皮细胞足突消失，故称为微小病变性肾小球病；由于肾小管上皮细胞内有脂质沉积，故又称为脂性肾病。本型肾炎预后好，糖皮质激素对其有良好疗效，大多数儿童患者可在数周内痊愈，少数患者可反复发病，甚至发展为慢性肾衰竭。

3. **局灶性节段性肾小球硬化**（focal segmental glomerulosclerosis）　多见于儿童和青年，临床表现为肾病综合征，常伴血尿和高血压，病变特点为部分肾小球的部分小叶或毛细血管襻硬化。预后较差，常进行性发展为慢性肾小球肾炎，小儿患者预后较好。

4. **膜增生性肾小球肾炎**（membranoproliferative glomerulonephritis）　多见于青少年，临床表现为肾病综合征。病变特点为肾小球基膜增厚、系膜细胞增生和系膜基质增多。可分为 I 型和 II 型两种亚型。I 型：多见（占 90%），又称为系膜毛细血管性肾小球肾炎。其主要病变是弥漫性基膜增厚、系膜细胞增生和系膜基质增多，系膜区增宽，使肾小球呈明显分叶状，镀银染色或 PAS 染色基膜呈双轨状（图 16-7）。II 型：少见（占 10%），又称致密物沉积病。其主要病变与 I 型相似，但系膜增生较轻，肾小球分叶状不明显。本型肾炎预后差，常为慢性进展性，多数患者在 10 年内出现慢性肾衰竭。

5. **系膜增生性肾小球肾炎**（mesangial proliferative glomerulonephritis）　较常见，好发于青少年，临床表现为肾病综合征。病变特点为弥漫性系膜细胞增

增厚的基膜呈双轨状

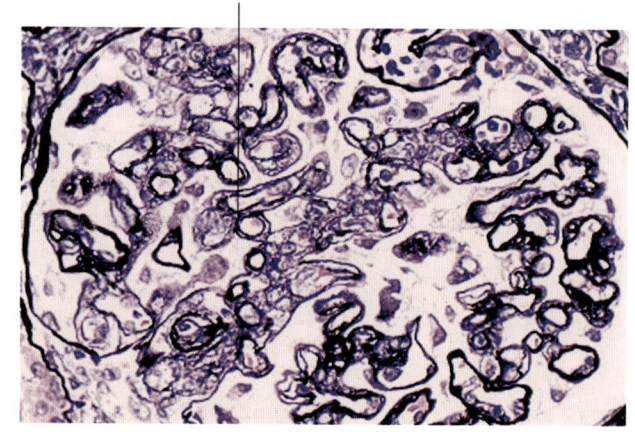

图 16-7　膜增生性肾小球肾炎（银染）

生和系膜基质增多，晚期可发生系膜硬化和肾小球硬化。轻者预后较好，晚期发展为硬化性肾小球肾炎和慢性肾衰竭。

（四）IgA 肾病

IgA 肾病（IgA nephropathy）是世界范围内常见的肾炎类型。本病多发生于儿童和青年，临床表现为反复发作性血尿，轻度蛋白尿，少数患者表现为急性肾炎综合征或肾病综合征。病变特点主要为肾小球系膜区大量 IgA 沉积、系膜细胞增生和系膜基质增多（图 16-8）。本型肾炎儿童患者预后较好，成人患者预后较差，部分患者可发展为慢性肾衰竭。

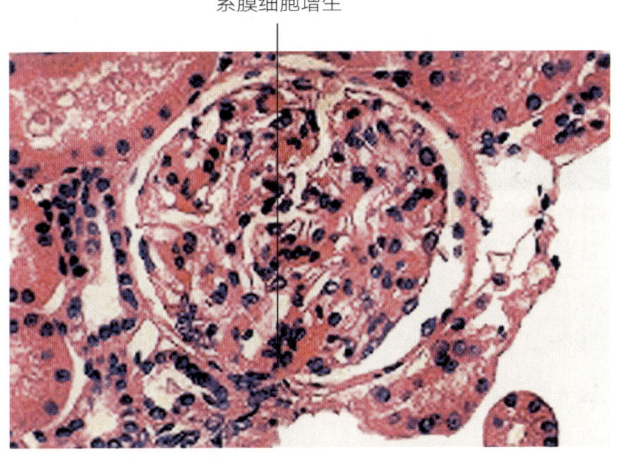

系膜细胞增生

图 16-8 IgA 肾病（镜下观）

（五）慢性肾小球肾炎

慢性肾小球肾炎（chronic glomerulonephritis）是各种不同类型肾炎发展的终末阶段，多见于成人，预后差。临床表现较为复杂、多样，常出现慢性肾炎综合征。

1. 病理变化　肉眼观，双肾对称性缩小，变硬，表面呈弥漫性细颗粒状，又称继发性颗粒性固缩肾（图 16-9）。切面皮质变薄，皮质与髓质分界不清，小动脉壁增厚、变硬。镜下观，大量肾小球萎缩、纤维化、玻璃样变性，其所属肾小管萎缩或消失。间质纤维组织增生，细小动脉硬化，并有大量淋巴细胞、浆细胞浸润（图 16-9）。由于间质纤维化、肾小管萎缩和消失，使玻璃样变性和硬化的肾小球相互靠拢，形成所谓"肾小球集中现象"。残存的肾小球代偿性肥大，所属肾小管扩张。

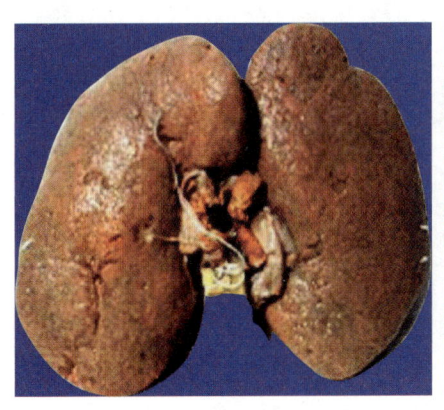

肉眼观

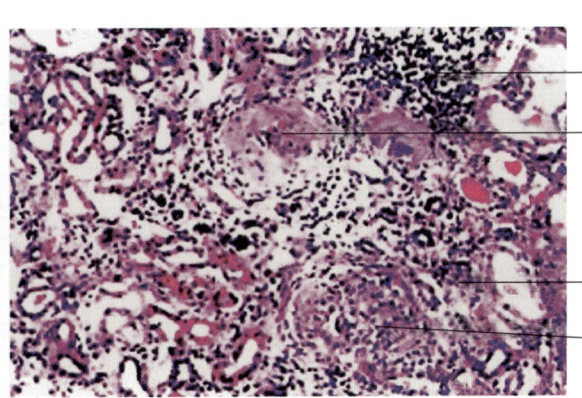

慢性炎症细胞浸润
肾小球玻璃样变性
间质纤维组织增生
肾小球纤维化

镜下观

视频
慢性肾小球肾炎

图 16-9 慢性肾小球肾炎

2. 病理临床联系　① 尿的变化：因多数肾单位破坏，功能丧失，血液只能通过少数代偿肥大的肾单位，滤过量显著增加，原尿通过肾小管的速度加快，而肾小管的重吸收功能有限，球-管失平衡，大量水分不能重吸收，出现多尿、低比重尿（尿比重常固定在 1.010 左右）。夜间休息时，下肢静脉回流增加使回心血量增多，流经肾的血液增加，出现夜尿。② 高血压：由于肾小球玻璃样变性、硬化和肾内动脉硬化，肾组织严重缺血，肾素分泌增加，导致高血压。③ 贫血：肾组织的大量破坏导致促红细胞生成素分泌减少，大量代谢产物在体内堆积，可抑制骨髓造血功能，促进溶血，患者常有贫血。④ 氮质血症，水、电解质和酸碱平衡紊乱：

肾功能障碍，体内代谢产物不能有效地排出，导致血中非蛋白氮含量增高，患者相继出现酸中毒及水、电解质紊乱等表现。

3. 结局 预后差。病程可达数年至数十年，经积极合理的治疗可控制或延缓病程的发展。晚期患者常因尿毒症或高血压引起的心力衰竭、脑出血而死亡。

各型肾小球肾炎的比较见表16-1。

表 16-1 各型肾小球肾炎的比较

类型	肉眼	光镜	电镜	免疫荧光	临床表现	预后
急性弥漫性增生性肾小球肾炎	大红肾、蚤咬肾	内皮细胞和系膜细胞明显增生	上皮下驼峰状	基膜、系膜区颗粒状荧光	急性肾炎综合征，儿童多见	绝大多数痊愈
急进性肾小球肾炎	大白肾	壁层上皮增生，新月体形成	无沉积物	线性或颗粒状荧光	急进性肾炎综合征	极差，引起急性肾衰竭
膜性肾小球肾炎	大白肾	基膜增厚，上皮下沉积物	足突消失	基膜颗粒状荧光	肾病综合征	常反复发作，易发展为慢性肾衰竭
微小病变性肾小球病	双肾大	肾小管上皮细胞脂质沉积	足突消失，无沉积物	无	肾病综合征	大多数儿童可痊愈
局灶性节段性肾小球硬化	肾大、苍白色	局灶性节段性肾小球玻璃样变性、硬化	足突消失，上皮剥脱	灶性颗粒状荧光	肾病综合征，儿童、青年多见	常发展为慢性肾炎
膜增生性肾小球肾炎	Ⅰ型：内皮下沉积物 Ⅱ型：基膜致密	系膜增生，基膜增厚、双轨状	IgG、C3荧光	肾病综合征，血尿、蛋白尿	预后差，多发展为慢性肾炎
系膜增生性肾小球肾炎		系膜细胞增生、系膜基质增多	系膜区粗颗粒	IgG、C3荧光	肾病综合征，血尿、蛋白尿	重者可发展为慢性肾炎，青少年多见
IgA 肾病		系膜节段性增生	系膜区沉积物	系膜区团块、颗粒状荧光	蛋白尿、血尿反复发作	大多预后较差，常发展为慢性肾炎
慢性肾小球肾炎	颗粒性固缩肾	肾小球纤维化、玻璃样变性	依起始类型变化	依起始类型变化	慢性肾炎综合征	预后差，引起慢性肾衰竭，成人多见

三、肾小球肾炎的预防原则

积极采取预防措施，如有上呼吸道感染（扁桃体炎），及时应用抗生素。指导患者注意劳逸结合，饮食要易消化和富含维生素，按时测量血压，定期复查尿常规和肾功能，积极配合临床治疗等。

第二节 肾 盂 肾 炎

肾盂肾炎（pyelonephritis）是由细菌感染引起的肾盂、肾间质和肾小管的炎症性疾病。可发生在任何年龄，男、女发病率之比为 1∶10。根据病程及病变特点分为急性肾盂肾炎和慢性肾盂肾炎两类。

一、急性肾盂肾炎

急性肾盂肾炎（acute pyelonephritis）是化脓菌感染引起的肾盂、肾间质和肾小管的急性化脓性炎症。

1. 病因及发病机制　肾盂肾炎的病原菌大多数为革兰氏阴性菌，其中约85%是大肠埃希菌，其次为变形杆菌、产气杆菌、肠杆菌和葡萄球菌等。其感染途径主要有两种。① 血源性感染：病原菌从身体某处感染灶侵入血流，到达肾引起急性肾盂肾炎。血源性感染以葡萄球菌多见，双侧肾常同时受累。② 上行性感染：尿道、膀胱等下尿道炎症时，细菌沿输尿管或输尿管周围的淋巴管上行到达肾盂，引起肾盂、肾小管和肾间质的炎症。大多数肾盂肾炎是通过上行性感染引起的。

2. 病理变化　肉眼观，肾体积增大、充血，表面散在多数大小不等的黄白色脓肿，严重病例多个小脓肿可融合成较大脓肿，脓肿周围有暗红色充血带（图16-10）。切面可见脓肿不规则分布于肾皮质和髓质，并见黄色条纹状病灶从髓质往皮质延伸。肾盂黏膜充血、水肿，表面有脓性渗出物覆盖。

上行性感染者，病变始于肾盂，随后沿肾小管及其周围组织扩散；血源性感染者，病变首先累及肾小球及其周围的间质，并逐渐向邻近组织扩散、蔓延至肾盂。

镜下观，肾盂黏膜和肾间质充血、水肿，大量中性粒细胞浸润，肾间质可见大小不等的脓肿或条索状化脓性病灶。脓肿和化脓性病灶可破入肾小管，故肾小管腔内充满中性粒细胞和脓细胞，上皮细胞变性、坏死（图16-10）。肾小球病变一般不明显。

视频
急性肾盂肾炎

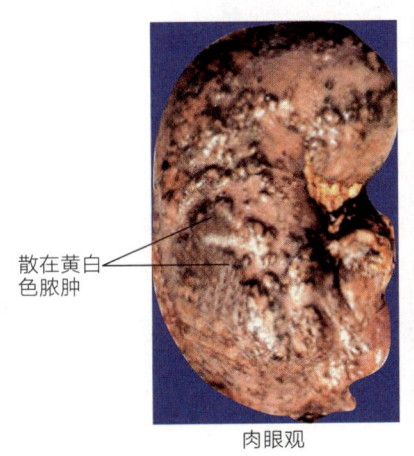
散在黄白色脓肿

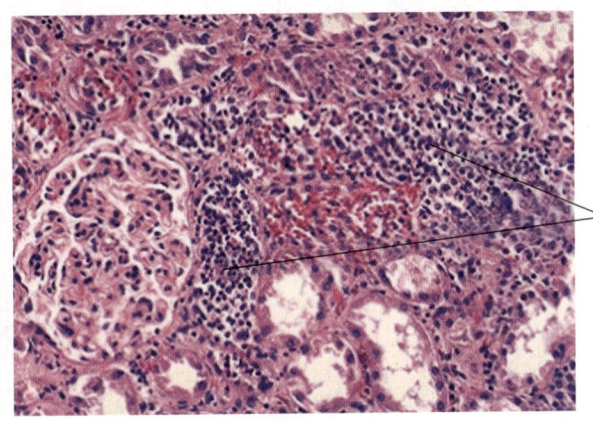
肾间质大量中性粒细胞浸润并破坏肾小管

肉眼观　　　　　　　　镜下观

图16-10　急性肾盂肾炎

3. 病理临床联系　急性肾盂肾炎起病急，症状明显，表现为发热、寒战、白细胞数增多等。由于肾体积增大使被膜紧张，以及炎症波及肾周围组织等，故患者常有腰部酸痛和肾区叩击痛。患者还可出现脓尿、菌尿、蛋白尿、管型尿和血尿等。由于膀胱和尿道急性炎症的刺激，可引起尿频、尿急、尿痛等膀胱刺激症状。

4. 结局及并发症　急性肾盂肾炎经合理、彻底的治疗，大多数可痊愈，如治疗不彻底或尿路阻塞未解除，则易反复发作转为慢性。部分病变严重者可出现并发症，常见的有肾乳头坏死、肾盂积脓、肾周围脓肿等。

二、慢性肾盂肾炎

慢性肾盂肾炎（chronic pyelonephritis）大多数由急性肾盂肾炎反复发作迁延不愈转变而来，也有少部分患者急性肾盂肾炎的表现不明显，隐匿发展至慢性肾盂肾炎。

1. **病理变化**　肉眼观，双侧肾不对称，大小不等，病变肾体积缩小，变硬，表面高低不平，有不规则的凹陷性瘢痕。切面可见皮质与髓质界限不清，肾乳头部萎缩，肾盂黏膜增厚、粗糙，因瘢痕收缩致肾盂、肾盏变形（图 16-11）。镜下观，病变不规则分布，肾间质和肾盂黏膜纤维组织增生，大量淋巴细胞、浆细胞和单核细胞浸润，肾间质细小动脉管壁增厚，管腔狭窄，肾小球球囊周围纤维化。部分肾小管萎缩、坏死或消失，部分肾小管扩张，管腔内充满管型，状似甲状腺滤泡。晚期，肾小球发生萎缩、纤维化或玻璃样变性（图 16-11）。急性发作时，有大量中性粒细胞浸润及小脓肿形成。

视频
慢性肾盂肾炎

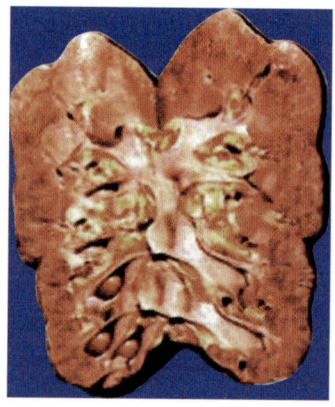

肉眼观　　　　　　　镜下观

肾小球球囊
壁纤维化

肾小球玻璃样变性

间质纤维增生，
慢性炎症细胞浸润

肾小管腔内
胶样管型

图 16-11　慢性肾盂肾炎

2. **病理临床联系**　慢性肾盂肾炎病程长，常反复发作，静止期间症状不明显或仅表现为菌尿，发作期间症状与急性肾盂肾炎相似。临床上出现多尿、夜尿，并可因电解质丢失过多而引起低钠血症、低钾血症和代谢性酸中毒等。晚期，肾小球广泛硬化和小动脉硬化，肾素分泌增加，导致高血压。

3. **结局**　慢性肾盂肾炎如能积极治疗，去除诱因，可控制病情的发展。若病变广泛并累及双肾，可引起高血压和肾衰竭等，预后较差。

三、预防原则

积极采取预防措施，注意个人卫生，尤其是会阴部和肛周清洁；多饮水、勤排尿是预防尿路感染最简单而有效的措施。开展健康教育，使患者了解肾盂肾炎的预防和治疗方法。

肾小球肾炎与肾盂肾炎的比较见表 16-2。

表 16-2　肾小球肾炎与肾盂肾炎的比较

比较项目	肾小球肾炎	肾盂肾炎
病因及发病机制	与溶血性链球菌感染等因素有关的变态反应性炎	大肠埃希菌等化脓菌直接感染引起
炎症性质	增生性病变为主	化脓性炎
病变部位	主要在肾小球	主要在肾盂和肾间质
临床表现及尿的变化	水肿、高血压、血尿、蛋白尿、管型尿	发热、腰部酸痛、脓尿、菌尿、蛋白尿
膀胱尿道刺激症状	无	有
尿细菌培养	阴性	阳性

知识拓展

肾 移 植

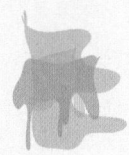

　　肾移植是将供肾者的一个肾植入受肾者体内的肾替代疗法，是目前终末期肾病患者最有效的治疗方法。由于肾移植是将外来的肾植入自身体内，故易产生排异反应，导致外来的肾毁损。因此，肾移植成功的关键是供肾者和受肾者的血型等相匹配。最匹配的肾通常来自受肾者的兄弟姐妹，其基因最有可能匹配，移植的成功率高。

第三节　尿 石 症

　　尿石症（urolithiasis）是由尿液内的盐类物质沉积形成的固体石块（尿结石），刺激尿路黏膜，导致出血、炎症甚至尿路阻塞的疾病，是泌尿系统的常见病，多见于 20~40 岁的青壮年，男性发病率高于女性。尿结石可发生于肾盏、肾盂、输尿管、膀胱等处。

一、病因及发生机制

　　尿结石形成的原因包括尿中晶体浓度过高和尿液理化性质改变等。

　　1. 尿中晶体浓度过高　脱水时尿浓缩，尿中晶体盐类浓度增高，尿结石的发生率增加；甲状旁腺功能亢进时，可动员骨钙入血；大量肾上腺皮质激素引起溶骨，可使尿钙增高；长期服用大量含钙抗酸药物或过量维生素 D，使钙吸收增多，尿钙增多等，钙盐析出沉淀可形成结石。

　　2. 尿液理化性质改变　碱性尿有利于磷酸钙、磷酸镁铵、草酸钙结石形成；酸性尿内易形成尿酸结石和胱氨酸结石。

　　3. 其他　尿内异物，如脱落的上皮细胞、血凝块、炎性渗出物和细菌等可构成结石的核心，尿中晶体盐类沉积形成结石。

二、结石类型

　　结石的类型取决于其晶体成分，主要有以下几种。

1. 草酸盐结石　棕褐色，质坚硬，表面粗糙有刺，呈桑椹形，切面呈环形层状。在碱性尿内形成单纯的草酸钙结石，也可形成草酸钙和磷酸钙混合性结石。

2. 磷酸镁铵结石　灰白色，表面光滑或有颗粒，质硬或松脆易碎。在肾盂、肾盏内可形成鹿角形结石。切面见核心（细菌或脱落上皮等），呈同心圆性层状结构。在碱性尿中形成，常与碳酸盐混合。

3. 尿酸盐结石　黄色或褐色，表面光滑，质硬，圆形或卵圆形，常形成多数小结石，在酸性尿中形成。尿酸结石可为单纯性或与草酸钙、磷酸钙等形成混合结石，单纯尿酸结石 X 线常不显影，混合结石可显影。

4. 胱氨酸结石　黄白色、光滑，外观呈蜡样。X 线检查不易显影，形成于酸性尿中。

三、病理变化及对机体的影响

约 80% 的患者为单侧性。尿结石大者直径可达数厘米，小者如砂粒，数量不等，少者只有一个，多者可有数十个甚至数百个（泥沙样）。尿结石的形状可为圆形、椭圆形或不规则形（如肾盂内的鹿角形结石）。表面有的光滑，有的粗糙。结石可损伤肾盂、输尿管和膀胱黏膜引起血尿。比较小的结石进入输尿管，可致剧烈蠕动和痉挛，引起剧烈的绞痛。嵌顿在输尿管的结石常损伤输尿管黏膜，引起溃疡形成，可造成输尿管瘢痕狭窄。尿结石造成阻塞和损伤，常并发尿路感染、肾盂肾炎、肾盂积水和输尿管积水（肾压迫性萎缩）。

第四节　泌尿系统常见肿瘤

一、肾细胞癌

肾细胞癌（renal cell carcinoma）是起源于肾小管上皮细胞的恶性肿瘤，是最常见的肾肿瘤，又称为肾癌，占肾肿瘤的 70%~80%，占肾恶性肿瘤的 90%。以 60 岁左右人群多见，男性多于女性。

1. 病理变化　肉眼观，肾细胞癌多发生于一侧肾，以肾的上下两极多见，尤以上极为多。肿瘤一般为单个、圆形，常有假包膜，与周围组织分界明显。切面见肿瘤多为实性，少数为囊性，可呈灰黄、灰白或红褐色等多彩状。镜下观，根据癌细胞不同的形态特点可分为三种：① 透明细胞癌，最常见，癌细胞呈圆形或多角形，胞质丰富，呈透明或颗粒状，核小而深染（图 16-12）；② 乳头状癌，癌细胞呈立方形，乳头状排列；③ 嫌色细胞癌，较少见，癌细胞大小不一，胞质淡染或略嗜酸性，核周常有空晕。本病预后较好。

2. 病理临床联系　早期症状不明显，不易早期诊断，部分患者可有发热、乏力、消瘦等全身症状；血尿、腰痛和肾区肿块是三个典型症状。

3. 扩散及转移　可向肾盂、肾盏和输尿管直接蔓延扩散，也可穿破肾被膜向周围组织和器官蔓延扩散。肾细胞癌间质血管丰富，早期通过血行转移，最常转移至肺，其次是骨、肝、肾上腺和脑等器官。可经淋巴转移到肾门和主动脉旁淋巴结。

4. 预后　早期手术切除、无转移者，预后较好。如果有转移，则患者预后较差。

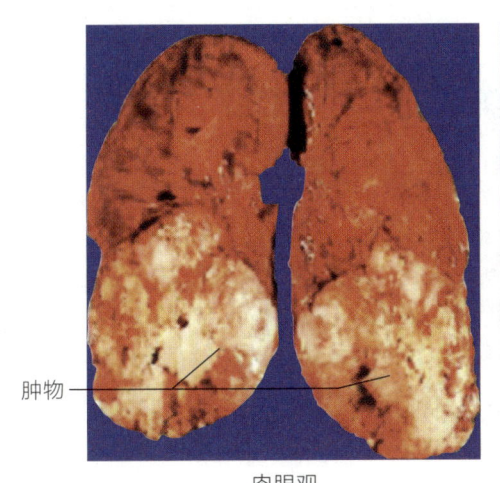

癌细胞呈多角形或立方状，胞质透明

肉眼观　　　　　　　　镜下观

图 16-12　肾细胞癌

二、肾母细胞瘤

肾母细胞瘤（nephroblastoma）起源于肾胚基组织，又称 Wilms 瘤，多发生于儿童，2~4 岁多见，成人罕见，男女发病率无明显差别。

1. 病理变化　肉眼观，多呈单个、圆形，体积较大，常有假包膜，境界清楚。切面呈实性或囊性，灰白或灰红色，并可见钙化、出血和坏死，有时可见少量骨或软骨组织。镜下观，可见未发育成熟的幼稚肾小球或肾小管结构。成分有上皮样细胞、间叶组织细胞和幼稚细胞三种。间叶细胞多为纤维性或黏液性细胞，可见不同分化程度的横纹肌、软骨、骨和脂肪等；幼稚细胞为小圆形或卵圆形的原始细胞，胞质少。

2. 病理临床联系　主要症状是腹部肿块，部分患者出现血尿、贫血、高血压。较大的肿块可压迫腹腔组织器官，引起腹痛、呕吐，甚至肠梗阻等。临床治疗效果较好。

3. 扩散及转移　肾母细胞瘤以局部生长为主，也可直接蔓延至邻近组织或器官，或经血行转移和淋巴转移到远处器官。

4. 预后　患者预后与肿瘤组织分化程度、发病年龄有关，年龄小、分化程度高者预后佳。临床手术、放疗等综合治疗效果较好。

三、膀胱移行细胞癌

膀胱移行细胞癌（transitional cell carcinoma of bladder）起源于膀胱黏膜移行上皮，是泌尿系统最常见的恶性肿瘤，多发生于 50~70 岁，男性发病率是女性的 2~3 倍。膀胱移行细胞癌的发生与接触化学致癌物（如苯胺染料）、吸烟、病毒感染和膀胱黏膜慢性炎症刺激等因素有关。

1. 病理变化　好发部位是膀胱侧壁和三角区近输尿管开口处。肿瘤可单发或多发，大小不等，呈乳头状、息肉状或扁平状突起，并向深层浸润。镜下观，根据肿瘤细胞的分化程度分为三级。移行细胞癌 I 级：呈乳头状，癌细胞多层，似移行上皮，具轻度异型性，核分裂少见；移行细胞癌 II 级：呈乳头状，癌细胞层次显著增多，排列紊乱，具较明显的异型性，核分裂多，癌组织可浸润达肌层（图 16-13）；移行细胞癌 III 级：呈菜花状或扁平斑块状，乳头结构不明显，癌细胞异型性明显，核大，深染，核分裂多。少数是鳞状细胞癌和腺癌。

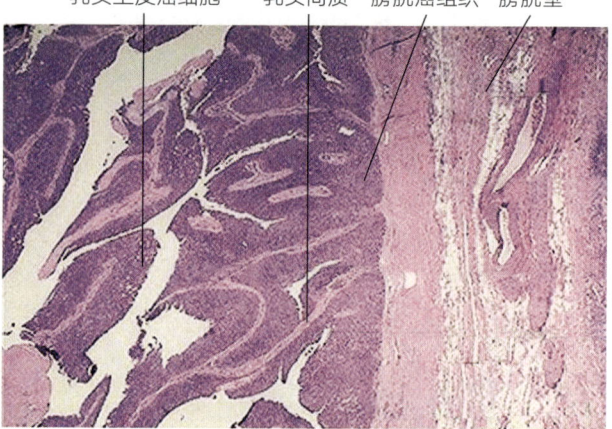

菜花样肿物 膀胱黏膜 膀胱壁

乳头上皮癌细胞 乳头间质 膀胱癌组织 膀胱壁

肉眼观　　　　　　　　　　　　　镜下观

图 16-13 膀胱癌（移行细胞癌）

视频
膀胱癌
（移行细胞癌）

2. 病理临床联系　最常见的症状是无痛性血尿。血尿是因乳头状癌的乳头断裂和癌组织坏死等因素引起。部分因癌组织侵犯膀胱壁或继发感染，患者出现尿频、尿急和尿痛等膀胱刺激症状。肿瘤阻塞输尿管开口可引起尿路阻塞，继发肾盂积水、肾盂肾炎等。

3. 扩散及转移　肿瘤常浸润至膀胱肌层，后期可侵犯邻近的前列腺、精囊、输尿管和后腹膜等。通过淋巴转移到髂动脉旁和主动脉旁淋巴结。晚期血行转移到肝、肺和骨髓等器官。

4. 预后　患者的预后与膀胱癌组织学类型、治疗、有无转移有关。

第五节　肾功能不全

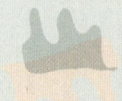

案例导入

患者，男，19 岁。因用白酒送服蛇胆中毒导致少尿入院。体格检查：眼睑轻微水肿，双侧踝关节凹陷性水肿。实验室检查：尿蛋白（++），透明管型（++），红细胞（++），白细胞（++）；血尿素氮增高，血肌酐增高，血钾增高，血钠降低。

问题：该患者的诊断是什么？诊断依据是什么？

肾功能不全（renal insufficiency）是指各种原因导致肾功能严重障碍，体内的代谢产物不能排出体外，产生水、电解质和酸碱平衡紊乱及肾内分泌功能障碍的综合征。

肾功能不全与肾衰竭（renal failure）的本质相同。肾功能不全包括肾功能障碍由轻到重的全过程，而肾衰竭则是肾功能不全的较重阶段。根据发病的急缓和病程长短，分为急性和慢性肾功能不全，发展到最严重阶段为尿毒症。

一、急性肾功能不全

急性肾功能不全（acute renal insufficiency，ARI）是指各种原因引起的肾功能急剧障碍，以致不能维持机体内环境的稳定，引起水、电解质和酸碱平衡紊乱及代谢产物蓄积的综合征。

ARI 分为少尿型和非少尿型。

（一）原因与分类

根据发病的原因，可将 ARI 分为肾前性、肾性、肾后性三种。

1. 肾前性 ARI　是指各种原因引起的有效循环血量减少，使肾血流急剧减少，肾小球滤过率显著降低而发生 ARI，常见于大失血、创伤、烧伤、休克、急性心力衰竭等。

2. 肾性 ARI　是指由肾实质的器质性病变所致的 ARI，最常见于急性肾小管坏死、急性肾小球肾炎等。外源性肾毒物如重金属（汞、铅、砷等）、药物（磺胺、庆大霉素、造影剂等）、有机毒物（有机磷、四氯化碳等）、生物毒素（蛇毒、蕈毒等），内源性肾毒物如肌红蛋白、血红蛋白等，可直接损害肾小管上皮细胞，导致 ARI。严重持续性肾缺血也可导致急性肾小管坏死。

3. 肾后性 ARI　是指由肾盂到尿道口任何部位尿路梗阻所致 ARI，常见于尿路结石、盆腔肿瘤、前列腺增生等引起的尿路梗阻。

（二）发生机制

1. 肾小球滤过率降低　多种因素引起肾血流量减少或肾小球病变均可使肾小球滤过率降低，导致少尿或无尿。

（1）肾血流量减少：① 肾灌注压降低，如大失血、休克及心力衰竭等，肾血流灌注严重不足，导致肾小球滤过率明显降低。② 肾血管收缩，如肾缺血，肾素分泌增多，肾素-血管紧张素系统活动加强，引起肾小球动脉收缩；肾缺血和肾毒物使肾组织损伤，髓质间质细胞合成前列腺素减少（前列腺素有舒张血管作用），导致肾入球小动脉收缩。③ 肾内微血栓形成，阻塞毛细血管，使肾小球内血流减少，多见于休克所致的 ARI。

（2）肾小球病变：如急性肾小球肾炎、红斑狼疮肾炎等，导致肾小球滤过率降低。

2. 肾小管损伤　① 肾小管阻塞：如肾小管上皮细胞坏死、脱落，异型输血和挤压综合征时，血红蛋白、肌红蛋白均可在肾小管内形成管型，既阻塞尿液排出，又使肾小囊内压力升高，肾小球滤过率降低。② 原尿回漏：如肾小管上皮细胞坏死，基膜断裂，管腔内尿液经断裂基膜扩散到肾间质，原尿回漏不仅引起尿量减少，而且引起肾间质水肿，内压增高，压迫肾小管及周围的小血管，使肾小囊内压升高，肾小球滤过率降低。

（三）机体代谢和功能变化

1. 少尿型 ARI　根据其发生、发展可分为少尿期、移行期、多尿期和恢复期 4 个阶段。

（1）少尿期：是病程中最危险的阶段，患者尿量明显减少，伴有体内严重的内环境紊乱，可持续数日至数周，持续的时间越长，预后越差。

1）尿的变化：通常表现为少尿（尿量少于 400 ml/24 h）、无尿（尿量少于 100 ml/24 h）。尿少与肾小球滤过率降低、肾小管原尿回漏和肾小管阻塞等因素有关。由于肾小球滤过功能障碍及肾小管坏死，致使尿比重降低，常固定于 1.010~1.020，尿钠含量高于 40 mmol/L。尿中含有蛋白、红细胞、上皮细胞及各种管型。

2）水中毒：主要因素有肾排水减少，分解代谢增强使机体内生水增多，摄入和输入液体过多等。严重时可出现肺水肿、脑水肿和心力衰竭。

3）高钾血症：是 ARI 患者最危险的并发症，少尿期 1 周内死亡病例多数是由高钾血症所致。高钾血症可引起心传导阻滞，严重时出现心室颤动或心脏停搏。主要原因有尿量减少，钾随尿排出减少，组织损伤和分解代谢增强，使钾大量释放到细胞外液，摄入含钾过多的药物和食物，输入库存血等。

4）代谢性酸中毒：由于肾小球滤过率降低，肾小管泌 H^+ 和产氨功能降低，引起代谢性酸中毒。酸中毒可使心肌收缩力减弱，心输出量下降，血管扩张，血压下降，中枢神经系统功能障碍等。

5）氮质血症：由于肾功能障碍，不能充分排出体内尿素、肌酐、尿酸等，使血中非蛋白氮（NPN）含量大幅度升高，称为氮质血症。患者表现为呕吐、腹泻，甚至昏迷。

（2）移行期：当尿量增加到每日大于 400 ml 时标志着患者已度过危险的少尿期进入移行期，提示肾小管上皮细胞已开始修复再生，是肾功能开始好转的信号。在移行期，由于肾功能尚处于刚开始修复阶段，肾排泄能力仍低于正常。因此，氮质血症、高钾血症和酸中毒等内环境紊乱还不能立即改善。

（3）多尿期：每日尿量可达 3 000 ml 或更多。一般而言，少尿期体内蓄积的水分和尿素氮等代谢产物越多，多尿期尿量也越多，偶尔可多达 10 000 ml/24 h。产生多尿的机制：① 肾血流量和肾小球滤过功能逐渐恢复。② 再生的肾小管上皮细胞尚未成熟，对水、钠的吸收功能不健全，原尿不能充分浓缩。③ 肾间质水肿消退，肾小管内管型被冲走，阻塞解除。④ 少尿期潴留在体内的尿素等代谢产物使原尿中渗透压升高，引起渗透性利尿等。

患者尿量增多，表明病情趋于好转，潴留在体内的代谢产物逐渐随尿排出，逐渐恢复正常。多尿期由于水、电解质大量排出，如不及时补充，可发生脱水和低钠、低钾血症。持续1~2 周便可进入恢复期。

（4）恢复期：此期患者尿量基本恢复正常，代谢产物潴留和水、电解质、酸碱平衡紊乱得到纠正，相应的症状消失。但肾小管功能需要数月甚至更长时间才能完全恢复正常。少数患者由于肾小管上皮细胞破坏严重，病变迁延而发展为慢性肾功能不全。

2. 非少尿型 ARI　患者临床表现一般较轻，病程相对短，并发症较少，预后较好。其主要特点是：① 尿量不减少（400~1 000 ml/24 h）。② 尿比重低，尿钠含量低。③ 存在有氮质血症，但多无高钾血症。此型 ARI 肾损害较轻，主要表现为尿液浓缩功能障碍，而肾小球滤过率降低的程度并不严重。

（四）防治原则

慎用对肾有损害的药物，积极治疗原发病，消除导致或加重 ARI 的因素，是防治 ARI 的重要原则。

1. 预防措施　① 控制原发病或致病因素：对伴发功能性肾衰竭的休克患者，快速准确地补充血容量，维持足够的有效循环血量，解除血管痉挛，尽早恢复肾血液灌注；解除肾中毒和尿路梗阻；纠正代谢紊乱等。② 合理用药：避免使用对肾有损害作用的药物。③ 利尿：可以降低肾小管内压以增加肾小球滤过率。

2. 治疗措施　① 对于发生肾小管坏死者，少尿期要严格控制水、钠的摄入量，坚持"量出为入"的原则。② 预防和处理高钾血症，如静脉滴注葡萄糖和胰岛素，促进细胞外钾进入细胞内，或静脉内注入葡萄糖酸钙，对抗高钾血症对心脏的毒性作用等。③ 纠正酸中毒。④ 控制氮质血症。⑤ 防治感染。⑥ 合理提供营养。⑦ 透析疗法，是抢救急性肾小管坏死最有效的措施。血液透析疗法是通过选择合适的透析技术，将血液中各种可透析物质进行交换和排出，从而使机体内环境接近正常，达到治疗目的。ARI 一旦确立，有透析指征者应尽快予以早期透析治疗。这样不但可以减少 ARI 的致命并发症如心力衰竭、消化道出血、感染等，使患者顺利度过少尿期，降低死亡率，而且有利于原发病的恢复和治疗。

二、慢性肾功能不全

慢性肾功能不全（chronic renal insufficiency，CRI）是指各种慢性肾疾病不断进展恶化，肾单位进行性破坏，以致残存的肾单位不能充分排出代谢产物和维持内环境稳定，导致体内代谢产物蓄积，水、电解质和酸碱平衡紊乱及肾内分泌功能障碍的病理过程。

（一）原因和发生机制

1. 原因　常见原因有：① 肾疾病，如慢性肾小球肾炎、慢性肾盂肾炎、肾结核、肾肿瘤、狼疮性肾炎、先天性多囊肾等。其中 50%~60% 由慢性肾小球肾炎引起。② 肾血管疾病，如高血压性肾小动脉硬化、结节性动脉周围炎等。③ 尿路慢性梗阻，如尿路结石、前列腺增生等。④ 全身代谢性疾病，如糖尿病等。

2. 发生机制　一般用三种学说进行解释。

（1）健存肾单位学说：健存肾单位是指正常或未受损的肾单位。CRI 时，肾单位不断遭受破坏而丧失其功能，肾功能则由健存肾单位代偿完成。随着疾病进展，健存肾单位日益减少，不足以维持正常的泌尿功能时，内环境就发生紊乱。

（2）矫枉失衡学说：当肾功能障碍时，某一溶质（磷）滤过减少，使血液中含量增高（血磷升高）。机体通过分泌一种相应体液因子（甲状旁腺素）来影响肾小管上皮细胞对该溶质的重吸收，使之随尿排出增加，起到"矫枉"作用。

（3）肾小球过度滤过学说：由于多数肾单位被破坏，健存肾单位因长期过度滤过而使肾小球发生纤维化、硬化，促进肾功能不全。

（二）发展过程

1. 肾储备功能降低期　即肾功能代偿期。肾实质的破坏尚不严重，未受损的肾单位可以代偿已受损的肾单位功能，泌尿功能基本维持正常，机体内环境相对稳定，无临床症状。血液生化检查无明显变化，内生肌酐清除率在正常值的 30% 以上。

2. CRI 早期　肾实质的损害已不能维持机体内环境稳定，可出现多尿、夜尿，轻度氮质血症和贫血等，但症状一般较轻。内生肌酐清除率降至正常的 25%~30%。

3. CRI 中期　即肾衰竭。机体内环境严重紊乱，临床表现为多尿、夜尿，酸中毒，氮质血症较重，伴有中毒症状，严重贫血，出现低钙血症、高磷血症等。内生肌酐清除率降至正常的 20%~25%。

4. CRI 晚期　即尿毒症。由于代谢产物在体内明显蓄积，中毒症状明显加重，有严重水、电解质和酸碱平衡紊乱，以及各系统功能障碍。内生肌酐清除率降至正常的 20% 以下。

（三）机体代谢和功能变化

1. 尿的变化　① 多尿：尿量超过 2 000 ml/24 h 为多尿，产生多尿的机制是健存肾单位血流量增多，原尿生成增多，吸收减少，渗透性利尿，尿浓缩能力降低等。② 夜尿：正常成人白天尿量占总尿量的 2/3，夜间尿量占 1/3。CRI 患者，夜间尿量与白天尿量相近，甚至超过白天，其机制尚不清楚。③ 少尿：健存肾单位极度减少时，尿量可少于 400 ml/24 h。④ 低渗尿：早期因肾浓缩功能降低，水重吸收减少。随着病情加重，到 CRI 晚期，肾浓缩和稀释功能均降低甚至丧失，尿渗透压接近血浆渗透压，尿比重固定在 1.008~1.012，称为等渗尿。⑤ 轻、中度的蛋白尿，尿内含红细胞、白细胞和管型等。

2. 水、电解质和酸碱平衡紊乱

（1）水代谢障碍：由于肾浓缩和稀释功能障碍，对水的代谢调节功能降低，当水摄入增加时，可发生水潴留，甚至水中毒。当严格限制水摄入时，可发生脱水。

（2）电解质紊乱

1）钠代谢障碍：CRI 时，出现低钠血症。发生机制：① 钠的吸收减少，大量钠随尿排出。② 长期限制钠盐摄入。③ 呕吐、腹泻及使用利尿药而丢失过多的钠盐。患者出现软弱无力，血压下降，严重者肌肉痉挛、嗜睡或昏迷。如摄钠过多，可造成水、钠潴留。

2）钾代谢障碍：持续多尿，反复使用排钾利尿药，呕吐、腹泻等，可导致低钾血症。CRI 晚期，由于少尿，长期使用保钾利尿药、酸中毒、感染及溶血等，导致高钾血症。

3）钙、磷代谢障碍：CRI 患者常有高磷血症、低钙血症。① 高磷血症：CRI 早期，肾小球滤过率下降，血磷暂时上升；CRI 晚期，肾小球滤过率极度下降，继发性甲状旁腺素过多，溶骨活动加强，使骨磷释放增多，加重了高磷血症。② 低钙血症：血浆钙、磷乘积（$Ca \times P = K$）为一常数，血磷升高则血钙降低；血磷升高时，肠道分泌的磷酸根增多，与钙结合形成不易溶解的磷酸钙，妨碍钙的吸收；肾病变时，1α-羟化酶缺乏，$1,25$-二羟维生素 D_3 生成减少，肠道吸收钙减少；血磷升高刺激甲状腺滤泡旁细胞分泌降钙素，抑制肠道对钙的吸收。

（3）代谢性酸中毒：其发生机制如下。① 肾小球滤过率下降，体内酸性产物排出减少。② 肾小管上皮细胞产氨和泌 H^+ 减少。③ 肾小管上皮细胞重吸收 HCO_3^- 减少。④ 继发性甲状旁腺素分泌增多，抑制近曲小管上皮细胞碳酸酐酶的活性。

3. 氮质血症 CRI 晚期，肾单位大量破坏，肾小球滤过率降低，血中非蛋白氮明显升高，出现氮质血症。内生肌酐清除率（尿中肌酐浓度×每分钟尿量/血浆肌酐浓度）是判断病情严重程度的重要指标。

4. 肾性高血压 肾实质病变引起的血压升高，称为肾性高血压。发生机制：① 水、钠潴留，引起血容量增多，血压升高，称为钠依赖性高血压。② 肾缺血，激活肾素-血管紧张素系统，使血管紧张素 II 增多，血管紧张素 II 可直接收缩小动脉使外周动脉阻力升高，引起血压升高，称为肾素依赖性高血压。③ 肾降压物质减少，肾实质受损时，肾降压物质生成减少，如前列腺素 E_2 和前列腺素 A_2、缓激肽，导致血压升高。

5. 肾性骨营养不良 是 CRI 的严重并发症，包括骨囊性纤维化、骨软化症和骨质疏松症等，其发生机制与高磷血症、低钙血症、甲状旁腺素分泌增多、$1,25$-二羟维生素 D_3 生成减少、酸中毒等因素有关。

6. 肾性贫血 患者表现为贫血。发生机制：① 肾实质破坏，使促红细胞生成素减少，导致骨髓红细胞生成障碍。② 体内蓄积的毒性物质，抑制骨髓造血功能。③ 毒性物质蓄积，引起溶血及出血，造成红细胞的破坏与丢失。

7. 出血 患者表现为皮下瘀斑、黏膜出血、鼻出血、胃肠道出血等，主要是由于体内蓄积的毒性物质，抑制血小板释放因子Ⅲ，使血小板黏附性降低、功能异常引起出血。

（四）防治原则

对于早期和中期 CRI 患者的主要治疗原则是针对病因和加重因素进行治疗，合理营养，治疗并发症等。

1. 治疗原发病和去除加重因素 及时有效地治疗原发病，防止健存肾单位继续受到破坏，可终止或延缓 CRI 的病程。去除加重因素包括：控制感染，降低高血压，避免使用血管收缩药和肾毒性药物等，及时纠正水、电解质和酸碱平衡紊乱，提高 CRI 病人的生活质量和生存率。

2. 合理营养　应根据患者的肾功能、代谢水平、肥胖程度和营养状态等，及时制订个体化营养方案，保证足够能量供给，减少蛋白质分解。限制蛋白质摄入，但要摄入足够的必需氨基酸和维生素。

3. 治疗并发症　① 有效控制 CRI 患者的高血压：可延缓肾功能恶化，降低心力衰竭和脑血管意外的发生率。降压应适度，保证肾灌注量。② 治疗心力衰竭：根据心力衰竭的发生原因进行治疗，如限制水、钠摄入及使用利尿药以降低心脏前负荷；应用血管扩张剂降低心脏后负荷。纠正电解质和酸碱平衡紊乱，有利于控制心律失常和增强心肌收缩力。③ 纠正贫血：正确使用重组人促红细胞生成素，适当补充铁剂和叶酸。④ 预防和治疗肾性骨营养不良：限制食物中磷的摄入，控制钙、磷代谢失调，应用维生素 D，还可根据患者情况进行甲状旁腺次全切除术。

三、尿毒症

尿毒症（uremia）是指 ARI 和 CRI 发展到严重阶段，代谢终末产物和内源性的毒物在体内蓄积，水、电解质及酸碱平衡发生紊乱，以及某些内分泌功能失调，从而引起一系列自身中毒症状。

（一）尿毒症毒素

尿毒症时，机体内蓄积的代谢产物产生毒性作用，引起尿毒症症状，称为尿毒症毒素，主要是蛋白质代谢生成的终末产物。① 胍类：胍类化合物是体内精氨酸代谢产物，其中甲基胍毒性最强，可引起呕吐、腹泻、肌肉痉挛、嗜睡、红细胞寿命缩短、溶血、心室传导阻滞等。② 尿素：血中尿素增多，可引起头痛、厌食、恶心、呕吐、糖耐量降低和出血倾向等。③ 多胺：血中多胺升高，引起厌食、恶心、呕吐，使红细胞溶解，抑制 Na^+-K^+-ATP 酶活性，增加微血管通透性，促进肺水肿和脑水肿的发生。此外，血中肌酐、尿酸、酚类及甲状旁腺素等多种物质的蓄积，均对机体有一定的毒性作用。

（二）机体代谢和功能变化

尿毒症时，除水、电解质和酸碱平衡紊乱，高血压，贫血，出血倾向等进一步加重外，还出现各系统功能障碍和代谢紊乱，以及相应的临床表现。

1. 神经系统功能变化　患者表现为头痛、头昏、乏力、记忆力减退、烦躁不安、肌肉抽搐、表情淡漠、嗜睡，甚至昏迷。发生机制：① 毒性物质蓄积引起神经细胞变性。② 肾性高血压导致脑血管痉挛，引起脑水肿。③ 电解质和酸碱平衡紊乱引起神经细胞功能障碍。

2. 消化系统功能变化　消化系统症状是患者出现最早、最突出的症状。患者表现为食欲缺乏、恶心、呕吐、腹泻、胃肠出血，主要是尿素经肠道排出增多，在肠道细菌尿素酶的作用下，生成大量氨，刺激肠黏膜，导致假膜性小肠结肠炎和溃疡。

3. 心血管系统功能变化　表现为充血性心力衰竭和心律失常等，与肾性高血压、酸中毒、高钾血症、贫血及毒性物质作用有关。晚期可出现纤维蛋白性心包炎。

4. 呼吸系统功能变化　酸中毒导致呼吸加深加快，严重者出现潮式呼吸或深而慢的呼吸。由于细菌分解唾液酶中的尿素，生成氨，患者呼出气体带有氨味。

5. 皮肤变化　患者出现皮肤瘙痒，与毒性物质对皮肤感受器的刺激有关。尿素随汗液排出，在汗腺开口处可有尿素白色结晶沉着，称为尿素霜。

6. 代谢障碍

（1）糖代谢障碍：主要原因如下。① 毒性物质作用使胰岛素分泌减少。② 生长激素增多，致使拮抗胰岛素作用增强。③ 胰岛素与靶细胞受体结合障碍，使胰岛素的作用减弱。

（2）蛋白质代谢障碍：表现为负氮平衡，主要原因如下。① 食欲减退和限制蛋白的摄入。② 感染和毒性物质使组织分解加强。③ 出血和蛋白尿使蛋白丢失。

（3）脂肪代谢障碍：表现为高脂血症，与脂蛋白酶活性降低，甘油三酯清除减少，以及胰岛素拮抗物质使合成甘油三酯增多有关。

（三）防治原则

1. 积极防治原发疾病以防止肾实质的继续破坏。

2. CRI 患者的肾功能主要依靠残存的完整肾单位来维持。任何加重肾负荷的因素均可加重肾功能损伤，因此应积极消除诱发肾功能恶化的有害因素，例如控制感染、减轻高血压等。此外，还应纠正水、电解质紊乱，纠正酸中毒等，以维持内环境的稳定。

3. 肾功能不全患者出现尿毒症时，应采取抢救措施以维持内环境的稳定。常用的措施有腹膜透析、血液透析（人工肾）等，也可进行同种肾移植以取代患病的肾。

知识拓展

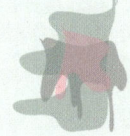

透　析

透析是指通过小分子经半透膜扩散到水（或缓冲液）中的原理，将小分子与生物大分子分开的一种分离纯化技术。运用此种技术可使体液内的成分（溶质或水分）通过半透膜排出体外，以达到治疗目标。

自　测　题

在线测试
泌尿系统疾病

思维导图
泌尿系统疾病

一、名词解释

1. 肾小球肾炎　2. 急性肾盂肾炎　3. 急性肾功能不全　4. 少尿　5. 慢性肾功能不全　6. 健存肾单位　7. 肌酐清除率　8. 尿毒症

二、简答题

1. 简述急性弥漫性增生性肾小球肾炎的病理变化。

2. 简述急性肾盂肾炎的病理变化和病理临床联系。

3. 简述慢性肾小球肾炎的病理变化。

4. 简述急性肾功能不全的常见原因，少尿期最危险的并发症。

5. 简述多尿期发生多尿、肾性高血压、肾性贫血的机制。

6. 简述尿毒症时机体各系统的主要表现。

（季　丹　牛春红）

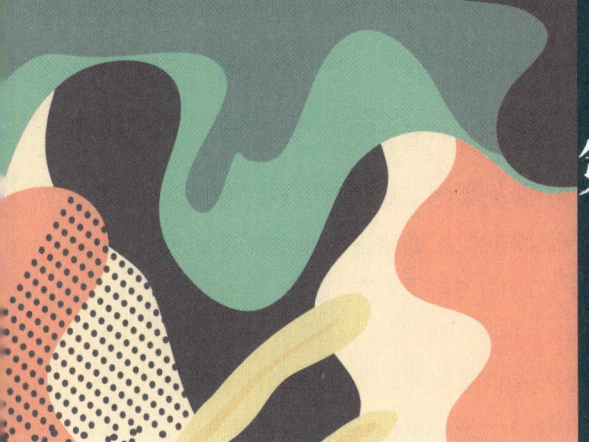

第十七章　女性生殖系统疾病及乳腺疾病

第一节　子宫颈疾病

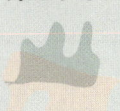

PPT
女性生殖系统
疾病及乳腺
疾病

一、慢性子宫颈炎

慢性子宫颈炎（chronic cervicitis）是育龄妇女最常见的疾病，多由急性子宫颈炎未及时治愈反复发作演变而来，主要累及子宫颈外口及宫颈阴道部，少数累及子宫颈管。

1. 病因　常见病因是病原微生物（链球菌、葡萄球菌、肠球菌等）感染，分娩、流产等机械因素引起损伤，阴道内酸性环境改变等。

2. 病理变化　依据病理变化分以下类型。

（1）子宫颈糜烂：包括真性子宫颈糜烂和假性子宫颈糜烂。真性子宫颈糜烂：较少见，指覆盖在子宫颈阴道部的鳞状上皮坏死、脱落，形成表浅的缺损。其间质有单核细胞、淋巴细胞、浆细胞等浸润。假性子宫颈糜烂：最常见，指子宫颈管黏膜的柱状上皮外移取代子宫颈阴道部损伤的鳞状上皮。因柱状上皮很薄，上皮下血管显而易见，呈红色，使病变区黏膜呈鲜红色糜烂样，边界清楚。

早期糜烂区表面平坦，仅覆盖单层柱状上皮，称单纯型子宫颈糜烂。随炎症进展，糜烂面凹凸不平呈颗粒状，有腺上皮和间质过度增生，称颗粒型子宫颈糜烂。临床上根据糜烂面积将子宫颈糜烂分为轻、中、重三度。轻度指糜烂面小于整个子宫颈阴道部面积的 1/3；重度指糜烂面大于整个子宫颈阴道部面积的 2/3；介于轻度和重度糜烂之间为中度糜烂（图 17-1）。

（2）子宫颈腺囊肿：指子宫颈阴道部表面突出的多个含黏液的白色或淡黄色小囊，又称为纳博特囊肿（Naboth cyst），主要是由增生的鳞状上皮、纤维组织压迫和阻塞子宫颈腺管开口，引起分泌物潴留，腺体逐渐扩大呈囊状，又称潴留囊肿。妇科检查，宫颈外口有单个或多个大小不一的灰白色、透明的囊泡，内含清澈的黏液。

（3）子宫颈息肉（cervical polyp）：是指子宫颈管黏膜呈局限性增生，形成单个或多个带蒂的结节状小肿物，下垂于子宫颈管或子宫颈外口（图 17-1）。在单发或多发，直径在数毫米至 2 cm 之间，外观呈粉白色或粉红色，由局限性增生的子宫颈黏膜、腺体和固有膜结缔组织构成。表面被覆单层柱状上皮或鳞状上皮，间质充血、水肿，慢性炎症细胞浸润。

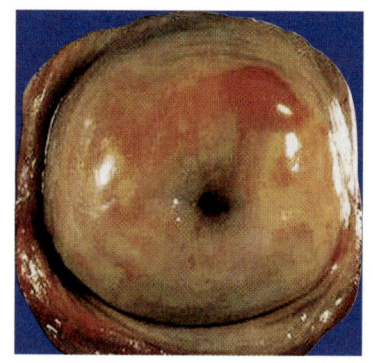
正常子宫颈表面光滑

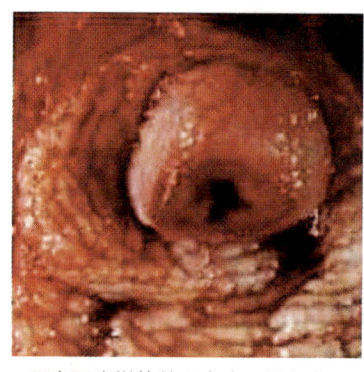
子宫颈糜烂的外口充血、呈红色

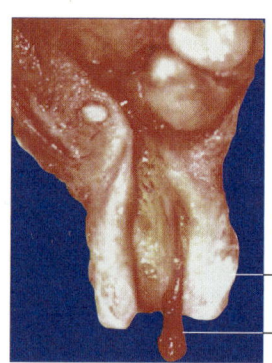
子宫颈
息肉

子宫颈息肉(带蒂肿物)

图 17-1　子宫颈糜烂与正常子宫颈比较（肉眼观）

（4）子宫颈肥大：子宫颈充血、水肿和增生的腺体、间质、纤维组织引起子宫颈肥大，可比正常子宫颈大 2~3 倍，黏膜表面光滑，呈乳白色。子宫颈硬度增加，表面光滑。

（5）子宫颈黏膜炎：指子宫颈管黏膜及黏膜下组织充血、水肿，炎症细胞浸润，结缔组织增生，又称子宫颈管炎。

3. 病理临床联系及结局　主要表现为白带过多，白带为乳白色黏液状或淡黄色脓性等，其量、色、味取决于病原微生物及炎症特性。炎症播散引起盆腔炎，经久不愈，可引起癌变。

二、子宫颈癌

子宫颈癌（cervical carcinoma）是来源于子宫颈鳞状上皮与柱状上皮交界处的储备细胞恶性肿瘤。子宫颈癌是女性最常见的恶性肿瘤之一，发病年龄以 40~60 岁最多，45 岁左右为高峰期。近年来随着阴道细胞学检查的广泛应用，治愈率显著提高，如 I 期子宫颈癌 5 年生存率已达 95% 以上。

1. 病因及发病机制　一般认为与人乳头状瘤病毒（HPV）和单纯疱疹病毒 II 型（HSV-II）感染，早婚、早育、多产，分娩时子宫颈撕裂伤、子宫颈糜烂及包皮垢、雌激素等长期慢性刺激有关。

2. **病理变化**　子宫颈癌易发生在子宫颈阴道部鳞状上皮与柱状上皮交界部位。肉眼观，分为四型。① 糜烂型：病变区黏膜鲜红，粗糙或呈颗粒状，质脆，触之易出血。临床上注意与慢性子宫颈炎、子宫颈糜烂相鉴别。② 外生菜花型：癌组织呈外生性生长，突向子宫颈表面，呈乳头状或菜花状，其表面常有溃疡，易早发现，预后较好。③ 内生浸润型：癌组织呈浸润性生长，长入子宫颈深部，表面光滑，病变区子宫颈增厚变硬，易漏诊，预后较差。④ 溃疡型：癌组织浸润性生长的同时，表面癌组织严重坏死，脱落形成深的溃疡。镜下观，约90% 为鳞状细胞癌，按其病变发展过程可分为原位癌、早期浸润癌及浸润癌。腺癌少见。

3. **病理临床联系**　早期子宫颈癌症状不明显，中晚期表现为接触性出血，若癌组织坏死继发感染，可使白带增多，有特殊腥臭味。癌组织浸润、压迫盆腔内神经，可出现下腹部及腰骶部疼痛。

4. **扩散及转移**　① 直接蔓延：子宫颈癌向下可侵犯阴道，向上可至整个子宫颈，向两侧可及子宫旁及盆壁组织，肿瘤压迫输尿管可引起肾盂积水。晚期当癌组织侵犯膀胱和直肠时，可引起子宫膀胱瘘、子宫直肠瘘。② 淋巴转移：通过子宫颈旁淋巴管转移至闭孔、髂内、髂外、髂总、腹股沟及骶前淋巴结。晚期可转移至锁骨上淋巴结。③ 血行转移：少见，晚期转移至肺、骨、肝等处。

第二节　子宫体疾病

一、子宫内膜异位症

子宫内膜异位症（endometriosis）是指子宫内膜以外部位出现子宫内膜腺体和间质。本病以育龄期女性多见。本病的发生可能为子宫内膜经输卵管反流至腹腔器官种植所致，或可能与异位的子宫内膜由体腔上皮化生有关。本病可分为子宫内和子宫外子宫内膜异位症。

1. **子宫内子宫内膜异位症**　较常见，分弥漫型及局灶型。弥漫型是子宫内膜弥漫异位在子宫平滑肌中（子宫腺肌病），引起平滑肌明显增生。局灶型是子宫内膜局限异位在子宫平滑肌中（子宫腺肌瘤），引起部分平滑肌增生显著。肉眼观，子宫呈不规则增大，切面见增厚的子宫壁中有形态各异的小腔，大囊腔少见，腔隙周围呈旋涡状排列。镜下观，子宫肌层中出现岛状分布的子宫内膜腺体及间质，周围有肥大的平滑肌纤维（图 17-2）。

2. **子宫外子宫内膜异位症**　80% 在卵巢，其他部位有直肠子宫陷凹、输卵管、子宫浆

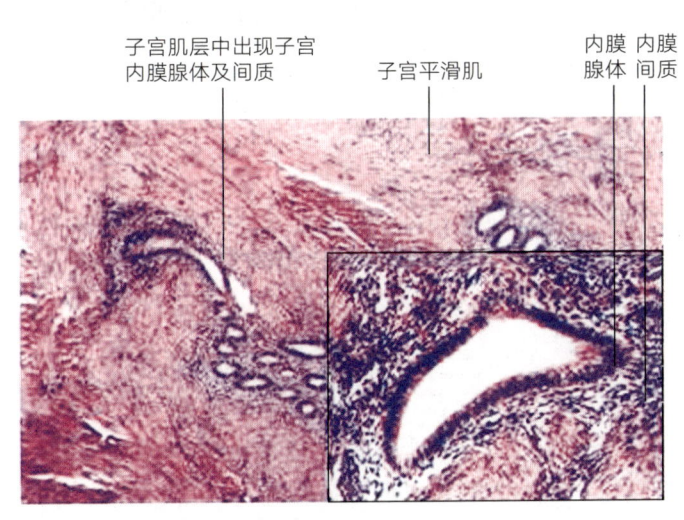

图 17-2　子宫腺肌病（镜下观）

膜、子宫韧带、子宫颈、阴道、直肠、腹部手术瘢痕等。异位的子宫内膜随卵巢激素发生周期性出血变化，在局部形成充满"血液"的囊性肿物，囊内含棕红色黏稠的血性液体，似巧克力糊，又称巧克力囊肿。囊肿破裂可引起腹腔出血和周围组织粘连。

二、子宫内膜增生症

子宫内膜增生症（endometrial hyperplasia）是指由于卵巢雌激素分泌过多、黄体酮缺乏导致子宫内膜过度增生性疾病。临床表现为无排卵性功能失调性子宫不规则出血，称为功能失调性子宫出血，是妇科的常见病之一，多发生于青春期或绝经期女性。

1. **病因及发病机制**　由于青春期卵巢尚未发育成熟，绝经期卵巢逐渐衰退，卵巢-垂体-下丘脑之间功能失调，腺垂体分泌的促卵泡激素及黄体生成素的比例失调，卵巢不排卵，无黄体生成，孕激素分泌缺乏，体内雌激素水平升高而使内膜过度增生。

2. **病理变化**　肉眼观，子宫内膜普遍增厚，厚度可达 1 cm，表面光滑，质软，表面有皱襞，甚至呈息肉状。镜下观，分四型。① 单纯型增生：腺体密集规则，呈小圆形，有的增生腺体呈不规则囊性扩张，间质增生，细胞排列紧密。② 复杂型增生：腺体增生明显，形态多样，呈"背靠背"状（图 17-3），间质增生活跃，又称为中度增生或腺瘤型增生。③ 非典型增生：根据腺体及上皮异型程度，又可称低、高级别上皮内瘤变。腺体上皮出现异型增生，复层排列，失去极性，细胞核大，染色质粗，核仁明显，核分裂多见，间质稀少，需与高分化子宫内膜腺癌相鉴别。癌变率约为 1/3。

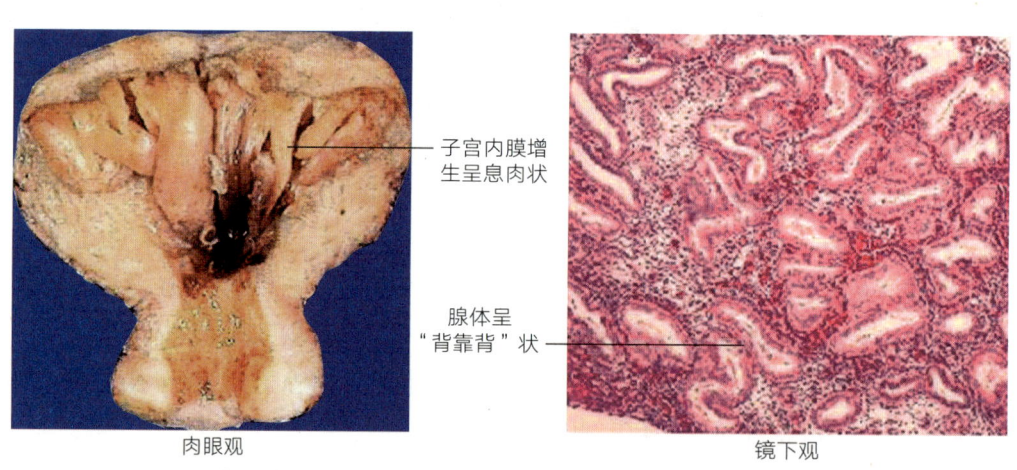

子宫内膜增生呈息肉状

腺体呈"背靠背"状

肉眼观　　　　　　　　　　　　　　　镜下观

图 17-3　子宫内膜增生症

3. **病理临床联系**　临床表现为不规则子宫出血，以月经不规则、经期延长和月经量过多等症状为主，患者常因失血过多引起贫血，身体虚弱，精神不佳，易患其他感染性疾病。由于无排卵，患者在患病期间不能受孕。

三、子宫平滑肌瘤

子宫平滑肌瘤（uterine leiomyoma）来源于子宫平滑肌组织，是女性生殖器官中最常见的一种良性肿瘤，30~50 岁多见。本病的发生可能与遗传有关，过度的雌激素刺激其生长，绝经后可逐渐萎缩。

1. 病理变化　肉眼观，肿瘤可发生在子宫任何部位，子宫肌层多见，少部分可位于黏膜下、肌间或浆膜下（图17-4）。肿瘤数量、大小不等，形态多呈球形，或融合成不规则形，表面光滑，界限清楚，但无明显包膜，质较硬，切面呈灰白色，编织状或旋涡状。镜下观，瘤细胞似正常子宫平滑肌细胞，梭形，密集排列，呈束状或编织状，瘤细胞核大，多为长杆状，两端钝圆或呈圆锥形，染色质纤细，当瘤体供血不足时，可发生玻璃样变性、囊性变、出血、坏死等。

2. 病理临床联系　最主要的症状是月经量过多，由黏膜下平滑肌瘤引起的出血所致。肿块很大时，压迫膀胱可造成尿频。

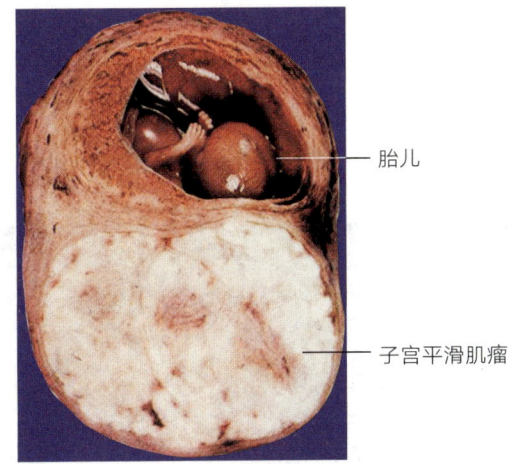

胎儿

子宫平滑肌瘤

图 17-4　子宫平滑肌瘤合并妊娠（肉眼观）

视频
子宫平滑肌瘤
合并妊娠

四、子宫内膜癌

子宫内膜癌（endometrial carcinoma）是来源于子宫内膜腺体的恶性肿瘤，又称子宫体癌。本病以 50 岁以上绝经期和绝经期后女性多见。本病与各种因素引起雌激素水平增高有关。

1. 病理变化　肉眼观，癌组织弥漫性累及大部分或整个宫腔，内膜增厚，表面不平，呈灰白色，质脆，常见出血、坏死，也可局限性累及子宫底、子宫角，呈息肉状向宫腔或肌层浸润生长。镜下观，多数为分化较好的腺癌，腺体排列紧密，不规则，间质少，核分裂少。伴良性化生的鳞状上皮细胞团，称为腺棘癌。腺癌内混有鳞状细胞癌，称为腺鳞癌。

2. 病理临床联系　表现阴道不规则出血，继发感染时分泌物呈脓性，有腥臭味。晚期癌组织侵犯盆腔神经，可有下腹部及腰骶部疼痛等症状。可通过早期刮诊组织学检查，达到早诊断、早治疗和提高患者的生存率的目的。

3. 扩散及转移　可直接蔓延，向上经子宫角蔓延至输卵管，向下至子宫颈管、阴道，向外经肌层浸润至浆膜面进而蔓延至输卵管、卵巢，种植于腹膜、大网膜、直肠子宫陷凹等处。淋巴转移多转移至腹主动脉旁淋巴结；子宫角的癌组织可沿圆韧带的淋巴管转移至腹股沟淋巴结；子宫下段及子宫颈管的癌灶可转移至子宫旁、髂内外和髂总淋巴结。晚期经血行转移至肺、肝等处。

第三节　滋养层细胞疾病

一、葡萄胎

葡萄胎（hydatidiform mole）是一种胎盘绒毛的良性病变，又称水泡状胎块。葡萄胎可能与卵巢功能不足或衰退有关，经产妇多于初产妇。本病在 20 岁以下和 40 岁以上女性多发。

1. 病因及发病机制　葡萄胎的发生与精子或卵子的异常受精有关。完全性葡萄胎的染色体组型多数为 46 XX，这可能是精子与完全丧失了染色体的卵子受精后，复制而成 46 XX 核型。由于缺乏卵细胞的染色体，故胚胎不能发育。部分性葡萄胎核型大多为三倍体，常由一个正常卵子和两个精子或一个没有发生减数分裂的双倍体精子结合所致。

2. **病理变化**　肉眼观，宫腔内充满有蒂相连的薄壁、透明、囊性、内含清液的葡萄样物质，大小不一，直径 0.5~3 cm。镜下观，绒毛间质高度水肿，绒毛间质血管稀少或消失，滋养层细胞呈不同程度增生（图 17-5）。

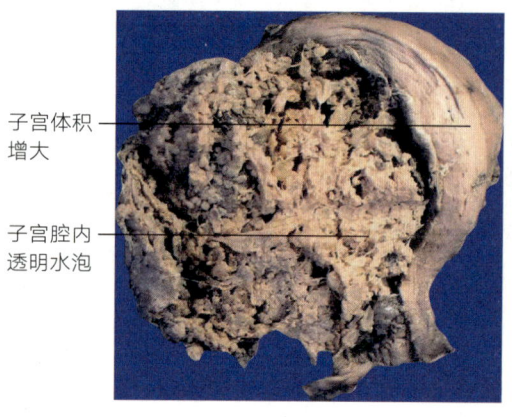

子宫体积增大

子宫腔内透明水泡

滋养层细胞明显增生

绒毛间质水肿,血管消失

肉眼观　　　　镜下观

图 17-5　葡萄胎

视频
葡萄胎

3. **病理临床联系**　胎儿早期死亡，无胎动，子宫超出相应正常妊娠子宫体积。早孕症状明显，绒毛膜促性腺激素（HCG）增高，可协助诊断。子宫反复不规则出血。

4. **结局**　葡萄胎经刮宫或流产后，绝大多数能痊愈，10% 的患者可转变为侵蚀性葡萄胎，3% 恶变为绒毛膜癌。

二、侵蚀性葡萄胎

侵蚀性葡萄胎（invasive mole）又称恶性葡萄胎，多继发于葡萄胎之后，也可开始即为侵蚀性葡萄胎。肉眼观，水泡状绒毛局限性侵犯子宫肌层，造成出血、结节性坏死。镜下观，子宫肌层内可见完整的水泡状绒毛（区别于葡萄胎），滋养层细胞增生程度及异型性均较葡萄胎明显。临床上多次清宫后，患者血、尿妊娠试验持续阳性，阴道持续性或间断性不规则流血，有时阴道可出现紫蓝色结节，破溃时可发生反复大出血。多数侵蚀性葡萄胎化疗效果好，即使已有转移，经综合治疗也多能治愈，仅少数有复发。

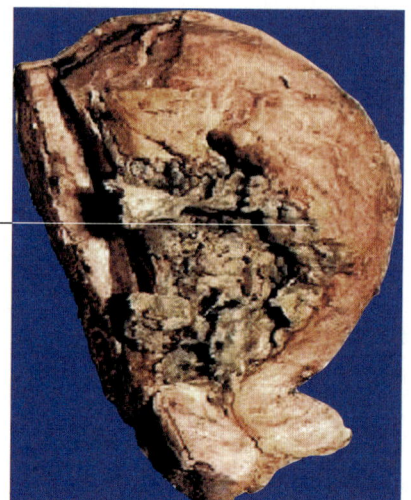

暗红色癌组织浸润肌层

图 17-6　绒毛膜上皮癌（肉眼观）

三、绒毛膜癌

绒毛膜癌（choriocarcinoma）是滋养层细胞发生的高度恶性肿瘤，简称绒癌。绝大多数与妊娠关系密切。本病发病年龄以 30 岁左右最多，发病原因不清。

1. **病理变化**　肉眼观，子宫不规则增大，子宫底有一个或多个紫蓝色息肉状、出血性软结节，质脆，突向宫腔，破溃时形成溃疡。切面呈暗红色血腔（图 17-6）。镜下观，癌组织中无绒毛结构（可鉴别侵蚀性葡萄胎），癌组织由细胞滋养层和合体细胞滋养层两种癌细胞组成，两种癌细胞分化差，异型性明显，排列紊乱，核分裂常见。

2. **病理临床联系** 子宫增大，阴道持续不规则流血，血及尿中绒毛膜促性腺激素显著升高。侵蚀血管能力强，造成癌组织出血、坏死，引起贫血，甚至休克。当转移至其他器官时，出现相应的转移症状，如咯血、头痛、呕吐等。

3. **扩散及转移** 可直接浸润至子宫颈、子宫体及阔韧带。血行转移是绒毛膜癌最常见的转移方式，以阴道壁和肺转移最常见，其次为脑、肝转移等。淋巴转移者极少见。

4. **预后** 绒毛膜癌恶性度高，手术疗效差，化疗效果好，可明显降低死亡率。

视频
绒毛膜上皮癌
（肉眼观）

第四节 卵巢肿瘤

卵巢肿瘤是常见的女性生殖系统肿瘤之一，良性与恶性之比约为 9∶1，可发生于任何年龄，多见于 20~50 岁。

根据组织发生，卵巢肿瘤可分为三大类。①上皮性肿瘤：浆液性肿瘤、黏液性肿瘤等。②性索间质肿瘤：纤维瘤、颗粒细胞瘤、卵泡膜细胞瘤等。③生殖细胞肿瘤：畸胎瘤、无性细胞瘤、内胚窦瘤、胚胎性癌等。本节主要介绍浆液性肿瘤、黏液性肿瘤、畸胎瘤等常见肿瘤。

一、上皮性肿瘤

1. **浆液性囊腺瘤**（serous cystadenoma） 是一种由类似输卵管或卵巢表面上皮被覆囊壁的肿瘤。本病多发生于育龄妇女，多为单侧。

肉眼观，肿瘤直径一般为 5~10 cm，表面光滑，包膜薄，呈圆形或卵圆形，切面为单房或多房，囊壁内面光滑或有乳头，囊内为清亮透明的浆液，稀薄如水（图 17-7）。镜下观，囊壁被覆单层立方上皮，上皮细胞排列整齐规则。有时瘤细胞增生形成单纯乳头，间质多少不等，在囊壁或乳头内可见钙盐沉着，形成圆形钙化小体，称为砂粒体。临床表现为下腹部肿块，比

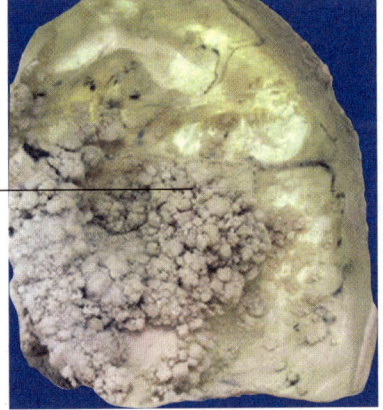
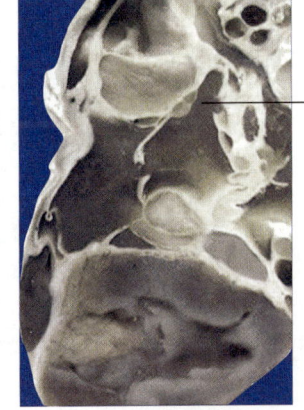

单房性，
乳头状
生长

多房性，
充满黏液

浆液性囊腺瘤

黏液性囊腺瘤

图 17-7 卵巢肿瘤（肉眼观）

视频
卵巢肿瘤
（肉眼观）

黏液性囊腺瘤癌变率高，特别是呈现乳头状生长时，癌变率可达 25%~50%。

2. 交界型浆液性囊腺瘤　是低度恶性的肿瘤。肉眼观，与浆液性囊腺瘤相似，但有较多乳头突起。镜下观，上皮复层化达 2~3 层或更多，伴有乳头形成。上皮有轻度或中度不典型增生。核分裂少见，无包膜、肿瘤间质及卵巢浸润。本病预后较好，10 年生存率为 75%~95%。有腹腔转移者预后差。

3. 浆液性囊腺癌　是卵巢恶性肿瘤中最常见的类型，约占 40%，多发生于 40~60 岁女性，由交界型浆液性囊腺瘤发展而来。

肉眼观，肿瘤直径为 5~30 cm，表面光滑或有乳头，部分肿瘤有包膜或有粘连，切面半囊半实或实性。囊壁有密集的乳头，呈大片实性区，灰白色，较匀细，质软，易伴出血、坏死。镜下观，瘤细胞多为复层，排列紊乱，失去极性，呈筛状或片块状。瘤细胞为柱状、立方或不规整形，核大小不一，病理性核分裂多见，间质多少不一，有钙盐沉着，形成砂粒体。

临床上早期可无自觉症状，因其生长较快，短期内下腹部可触及肿块。晚期癌组织蔓延至阔韧带、输卵管、子宫、直肠与膀胱，并常有腹腔转移。

4. 黏液性囊腺瘤（mucinous cystadenoma）　是一种囊壁被覆分泌黏液上皮细胞的肿瘤。肉眼观，常为单侧，表面光滑，灰白，切面多呈多房性，囊壁光滑，很少有乳头，囊腔内充以灰白色半透明浓稠黏液（图 17-8）。镜下观，囊壁被覆单层高柱状上皮，核位于基底部，上皮细胞无纤毛，胞质透明，酸性黏多糖染色阳性，类似子宫颈管黏液上皮。

临床表现为腹胀或在下腹部触到肿块，发展较慢。较大的肿瘤常有蒂（卵巢系膜），易发生蒂扭转而致出血、坏死，出现急性下腹痛症状。肿瘤破裂，瘤细胞可种植在腹膜，形成腹腔内继发性黏液瘤。

5. 交界型黏液性囊腺瘤　属于低度恶性肿瘤，约占黏液性肿瘤的 14%。肉眼观，与良性黏液性囊腺瘤相似。镜下观，囊内壁和乳头上皮复层化达 2~3 层，不超过 3 层。上皮细胞轻度或中度不典型增生。核分裂少见。预后较好，10 年生存率可达 68%。

6. 黏液性囊腺癌　年龄多见于 40~60 岁。肉眼观，呈结节状或分叶状，表面光滑，包膜薄，呈灰白色。切面多为多囊性或囊实性，囊性部分呈蜂巢状，囊内含有黏液，囊壁有大小不等的乳头或形成实性结节突入囊腔。镜下观，瘤细胞多为复层，极向紊乱，呈囊状、腺状、乳头状、筛状或片块状排列。瘤细胞核大小不等，形状不一，核仁大，可见病理性核分裂，细胞质多少不一，有的透明或有分泌，形成空泡，间质少。可发生腹腔转移，预后较无转移者差。

二、生殖细胞肿瘤

1. 成熟性畸胎瘤（mature teratoma）　占卵巢畸胎瘤的 95% 以上，多数为囊性，称囊性畸胎瘤，属良性，大多数为单侧性。肉眼观，肿瘤中等大小，表面光滑，囊内含毛发团及皮脂样物，混有毛发、牙或骨质等。镜下观，可见三个胚层各种类型的成熟组织，其中以皮肤、皮脂腺、汗腺、毛囊及脂肪最常见（图 17-8）。本病预后较好。

2. 未成熟性畸胎瘤（immature teratoma）　较少见，多见于 25 岁以下的年轻患者。肉眼观，肿瘤多为单侧性，体积一般较大，呈结节状。切面多为实性，夹杂有单个或多个大小不等的囊性部分。肿瘤常为灰白色、棕色或黄色，质软而脆，常有出血、坏死。镜下观，可见由三个胚层分化而来的未成熟和成熟组织混合组成。常见原始神经上皮和室管膜等结构及各种胚胎性组

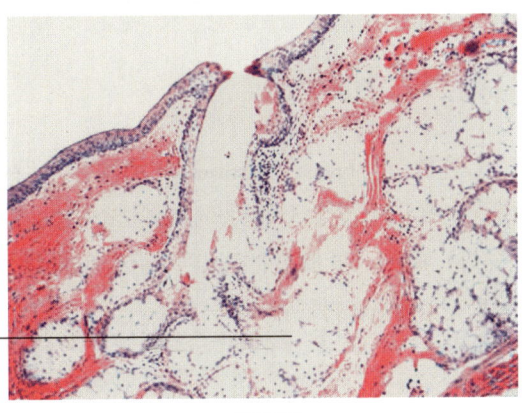

囊腔内充满皮脂样物，混有毛发等

皮脂腺组织

肉眼观　　　　　　　　　　　　　　　　镜下观

图 17-8　畸胎瘤

织（胚胎性骨、软骨及肌肉）等。其中可混杂一些各胚层的成熟组织。未成熟组织的多少与肿瘤的恶性程度有关。

第五节　乳腺疾病

一、乳腺增生性病变

乳腺增生性病变是一种与内分泌功能紊乱密切相关的，以乳腺组织增生为主的瘤样病变，非炎症亦非肿瘤，中年妇女最常见。病变复杂，命名繁多，此处仅介绍常见的两种类型。

1. **乳腺纤维囊性变**　病变以小叶末梢导管和腺泡轻度增生或伴有不典型增生为主要特征，伴有纤维囊肿性改变，囊壁上皮萎缩或不同程度增生，可在导管内形成乳头，又称乳腺囊性增生病。肉眼观，常呈多发性，囊腔大小不等，多少不一。当囊肿病伴有不典型增生性病变时，易癌变，视为癌前病变。

2. **硬化性腺病**　病变以小导管、腺泡增生，以及小叶内明显纤维化为特征。肉眼观，病灶坚实，质如橡皮，与癌十分相似。镜下观，小叶内纤维组织增多，形成间隔，将增生的小导管和末梢导管分割成腺上皮团块，部分增生的小管可因纤维化而受压、拉长，并逐渐萎缩成细条索状，形成假浸润现象，易与乳腺硬癌混淆，一般认为与癌关系不大。

二、乳腺纤维腺瘤

纤维腺瘤（fibroadenoma）在乳腺良性肿瘤中最为常见，多为单发，边界清楚。发病年龄多为 20~30 岁，与雌激素的刺激密切相关。肉眼观，呈实体性，质较硬，有完整包膜，一般直径在 3 cm 以下，切面呈灰白色，有时可见散在的细小裂隙。镜下观，间质纤维组织增生较明显，将管腔压扁，有时呈裂隙状，称为管内型；另一种表现为增生的纤维组织围绕上皮生长，使腺管呈圆形或椭圆形，称为管周型。

三、乳腺癌

乳腺癌（breast carcinoma）是源自乳腺导管和腺泡的恶性肿瘤，常发生于 50 岁左右的女性，50% 以上发生于乳房外上象限；男性乳腺癌罕见，约占 1%。

1. 病因　乳腺癌的发生可能与雌激素水平过高、家族遗传因素、病毒、环境因素及长时间大量接触放射线等因素有关。

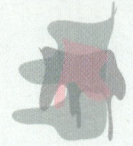

知识拓展

乳腺癌雌激素受体和孕激素受体检测

正常乳腺上皮具有雌激素受体（ER）及孕激素受体（PR）。癌细胞可有或无上述两种受体，临床上常对此两种受体进行检测，其意义是评估乳腺癌的预后，受体阳性者（受体依赖型）可采用受体拮抗药治疗，预后好。

2. 病理变化及类型　组织学分类复杂，大致分为非浸润性癌和浸润性癌两大类。

（1）非浸润性癌：① 导管内原位癌，癌细胞局限于乳腺小叶终末导管，终末导管明显扩张，导管基膜完整。肉眼观，肿块小，呈灰白色或黄灰色的条索或小结节，界限清，质较硬，因可从扩张的导管内挤出灰黄色软膏样坏死物质，似皮肤粉刺，故又称粉刺癌。镜下观，癌细胞在扩张的导管内排列成实性团块，其中央常出现坏死，是导管内原位癌的特征性变化。② 小叶原位癌常不形成明显的肿块，应与乳腺小叶增生相鉴别。镜下观，癌细胞局限于导管和腺泡内，排列成实性团块，核分裂少，基膜完整，小叶结构存在。③ 佩吉特病（Paget disease），其发病年龄较大，发生于近乳头的大导管上皮，癌细胞沿大导管向乳头及乳晕表皮内浸润，乳头及乳晕部可见渗出和浅表溃疡，呈湿疹样外观，故又称湿疹样癌。癌细胞特点是体积大，圆形，胞质丰富、透明（含黏多糖），核大而异型，核膜清楚。此型预后差。

（2）浸润性癌：① 浸润型导管癌，最常见，由导管内癌发展而来。肉眼观，肿块呈单发蟹足状，灰白或灰黄色，质硬，切面有砂粒感，无包膜，边界不清，活动度差。镜下观，癌细胞形态多样，不规则排列，呈条索或团块状，核分裂多见（图 17-9）。根据实质和间质比例不

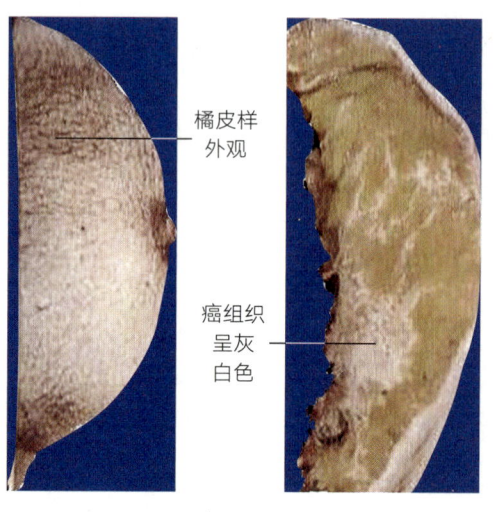

橘皮样外观

癌组织呈灰白色

肉眼观

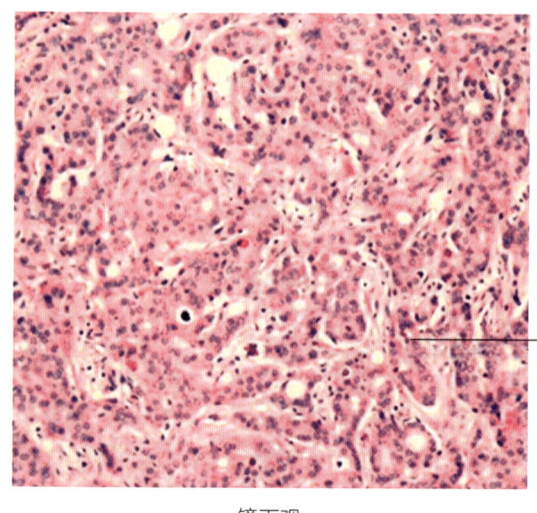

癌细胞呈条索状

镜下观

图 17-9　乳腺癌

同，将浸润型导管癌分为单纯癌（实质与间质比例大致相等）、硬癌（癌细胞少而间质多）和不典型髓样癌（实质多而间质少，癌细胞较大，异型性明显，核分裂常见，间质内一般无淋巴细胞浸润），统称浸润型导管癌。② 浸润型小叶癌，由小叶原位癌发展而来。肉眼观，色灰白，质韧，无包膜，边界不清。镜下观，癌细胞排列松散，呈条索状；可浸润于成束的纤维组织之间，或沿正常导管周围环状排列。此型预后较差。

视频
乳腺癌

3. 病理临床联系　癌细胞可阻塞乳房真皮内淋巴管，引起皮肤水肿，汗腺毛囊处皮肤相对下陷，导致"橘皮样"变（图17-9）；癌肿侵及乳头，因癌周围增生的纤维组织收缩，引起乳头下陷；有时肿瘤生长迅速，引起急性炎症反应，出现红、肿、触痛等，称为炎性癌，多见于妊娠妇女，须与急性乳腺炎鉴别，预后最差。

4. 扩散及转移　癌细胞可沿乳腺导管或导管周围直接蔓延，累及乳腺实质、乳头、皮肤、筋膜，甚至胸大肌、胸壁。乳腺癌最常见的为淋巴转移，首先转移至同侧腋窝淋巴结，随病变进展，渐转移至锁骨上、下淋巴结；乳房内上象限乳腺癌常转移至乳内动脉旁淋巴结、纵隔淋巴结；少数可转移到对侧腋窝淋巴结。晚期发生血行转移，转移至肺、肝、骨、脑等处。

自 测 题

一、名词解释

1. 子宫颈息肉　2. 子宫腺肌病　3. 葡萄胎　4. 侵蚀性葡萄胎　5. 绒毛膜癌　6. 畸胎瘤

二、简答题

1. 试述葡萄胎的基本病变要点。
2. 试述绒毛膜癌的基本病变要点。

在线测试
女性生殖系统
疾病及乳腺
疾病

（曾宪旭）

思维导图
女性生殖系统
疾病及乳腺
疾病

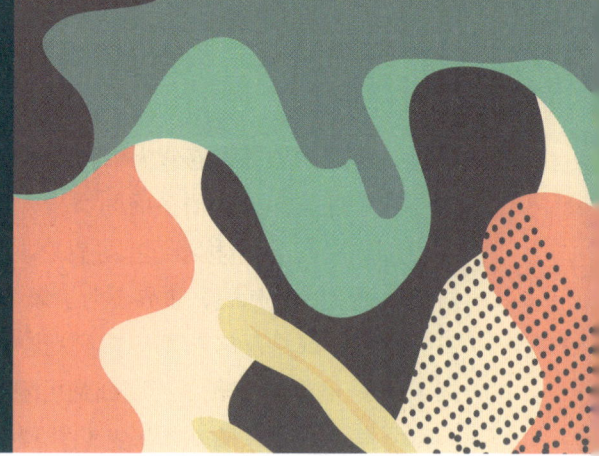

第十八章 男性生殖系统疾病

学习目标

知识目标：能正确叙述前列腺增生、前列腺癌、阴茎癌、精原细胞瘤的病理变化。理解前列腺增生、前列腺癌、阴茎癌、精原细胞瘤的病因和发病机制。

能力目标：能运用所学知识解释前列腺增生、前列腺癌、阴茎癌、精原细胞瘤的临床表现。

素质目标：感悟生命的奇妙，培养珍爱生命、敬畏生命的意识。

案例导入

患者，男，70岁。进行性排尿困难5年，加重1个月。直肠指诊检查：前列腺Ⅱ度增大，质硬，右侧叶可触及直径1.5 cm结节，无触痛，中央沟消失。超声检查：前列腺大小为62 mm×60 mm×58 mm，回声不均匀。病理活检：细胞排列成形态各异的腺样结构，腺体由单层细胞构成，外层的基底细胞缺如，核仁增大。

问题：患者是何种疾病？请解释其病理变化及临床表现。

PPT
男性生殖系统
疾病

一、前列腺增生

前列腺增生（hyperplasia of prostate）是前列腺腺体及间质增生性疾病，又称前列腺结节状增生。本病多见于50岁以上男性，发病率随着年龄增加而增高。

1. 病因及发病机制 一般认为与雄激素和雌激素失衡关系密切。老年时，增多的雄激素引起尿道周围的前列腺增生、肥大。

2. 病理变化 肉眼观，前列腺呈结节状增大，为正常的2~4倍，多为灰白色，质韧，有弹性。切面见大小不一的筛孔样腔隙，挤压有乳白色混浊分泌物溢出。镜下观，腺体、纤维组织及平滑肌均明显增生，三种成分所占的比例因人而异，纤维组织及平滑肌增生较多（图18-1）。

3. 病理临床联系及结局 前列腺增生使尿道受压梗阻，引起进行性排尿困难，早期夜尿增多，尿频，逐渐出现排尿迟缓，小便淋漓，严重时出现尿潴留、充盈性尿失禁，最后出现双侧输尿管和肾盂积水。尿潴留易引起膀胱、肾盂、输尿管的炎症。

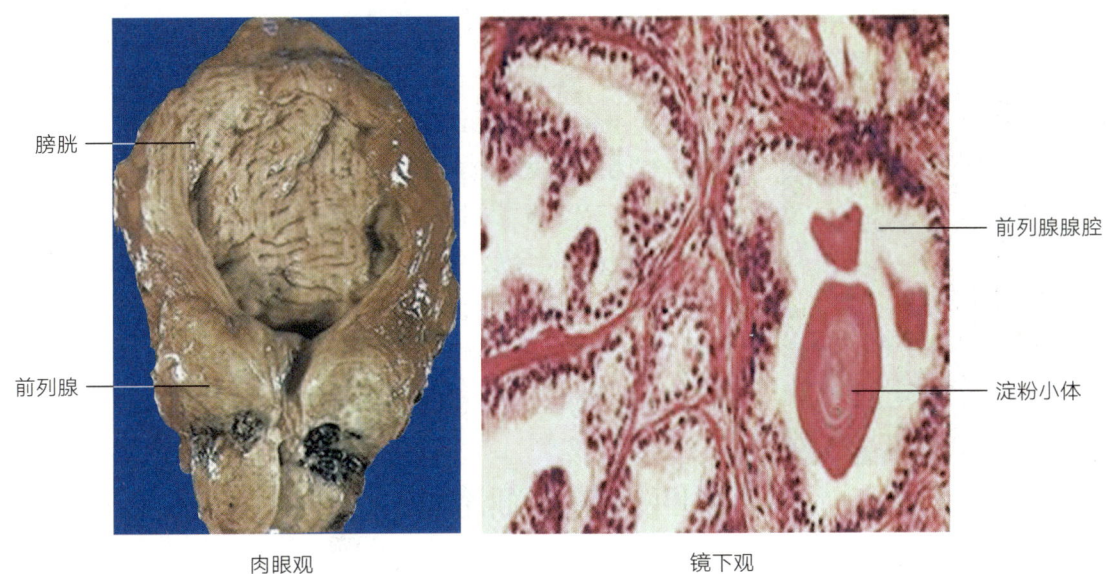

膀胱

前列腺

前列腺腺腔

淀粉小体

肉眼观　　　　　　　　　　　　镜下观

图 18-1　前列腺增生

视频
前列腺增生

二、前列腺癌

前列腺癌（carcinoma of prostate）是来源于前列腺上皮的恶性肿瘤。本病多见于 60 岁以上的老年人，病因与雄激素关系密切。

1. **病理变化**　肉眼观，早期为单个或多个硬结节，前列腺增大，大多数发生于后叶，切面呈灰白色，质硬，有多少不等的纤维性条纹或间隔，与周围前列腺组织分界不清。镜下观，高分化前列腺癌最多见，移行细胞癌和鳞状细胞癌仅为少数。癌细胞排列成形态各异的腺样结构，包膜、血管、神经等浸润常为确诊恶变的重要依据。

2. **病理临床联系**　排尿困难、尿潴留，可有血尿，发生远处转移引起相应临床表现。

3. **扩散及转移**　癌组织直接侵犯周围器官，如膀胱底、精囊腺、尿道等；常转移到髂内、髂外、腹主动脉旁、腹股沟等处淋巴结。癌组织可经血行转移至骨、肺、肝等处。

前列腺特异性抗原

前列腺特异性抗原（PSA）是前列腺癌的特异性肿瘤标志物。血清 PSA 升高一般提示前列腺存在病变（前列腺炎、良性增生或癌症）。血清 PSA 是检测和早期发现前列腺癌最重要的指标之一，定量的阳性临界值为大于 10 μg/L，对前列腺癌的诊断特异性达 90%~97%。PSA 也可用于高危人群前列腺癌的筛查与早期诊断。早期发现、早期治疗对于提高前列腺癌患者的生存率具有重要意义。

知识拓展

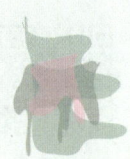

三、阴茎癌

阴茎癌（carcinoma of penis）是来源于阴茎鳞状上皮及基底细胞的恶性肿瘤，是常见的男性生殖系统肿瘤之一。本病中年男性多见，多数患者有包茎或包皮过长史、慢性炎症、尖锐湿

阴茎组织

切面观　　癌组织

图 18-2　阴茎癌（肉眼观）

疣等；不良性习惯及病毒感染与发病有关。

肉眼观，阴茎癌发生于阴茎鳞状上皮，龟头是最好发部位，其次是包皮内面和冠状沟等处，呈疣状、乳头状或菜花状，少数为向外突起的结节状。肿块体积较大，可穿破包皮，甚至可累及阴茎的大部分，龟头部膨大，肿块质地坚硬或松脆，表面粗糙、污秽，灰黄色，可有溃疡形成（图 18-2）。镜下观，多为鳞状细胞癌，基底细胞癌和其他组织学类型少见。

阴茎癌可较早发生转移，大多为淋巴转移，约 1/3 病例就诊时已有局部淋巴结转移，血行转移较少见。

四、精原细胞瘤

精原细胞瘤（seminoma）是起源于睾丸原始生殖细胞的恶性肿瘤，为睾丸最常见的肿瘤。常为单侧性，右侧略多于左侧。临床表现为睾丸无痛性增大，鞘膜积液。罕见的生殖腺外精原细胞瘤可发生于纵隔、腹膜后、垂体及松果体区等。隐睾患者易发病，可能与隐睾所处环境的温度较高，致生殖细胞发生异常、血液循环障碍和内分泌紊乱有关。

肉眼观，睾丸增大，可达正常体积的数倍。直径一般为 3~5 cm。切面肿物呈灰白、乳白或淡粉色，质软，均匀一致，界限清楚，可见局灶不规则的黄色坏死区。镜下观，可分为四类：① 典型精原细胞瘤，最多见。② 间变性精原细胞瘤，少见。③ 精母细胞性精原细胞瘤，罕见。④ 滋养叶型巨细胞性精原细胞瘤。患者血清中绒毛膜促性腺激素异常增高。

自 测 题

一、名词解释

1. 前列腺增生　　2. 精原细胞瘤

二、简答题

1. 前列腺增生的组织有哪几种？

2. 前列腺增生的临床表现及形成原因是什么？

3. 阴茎癌病变有何特点？

（张琳琳）

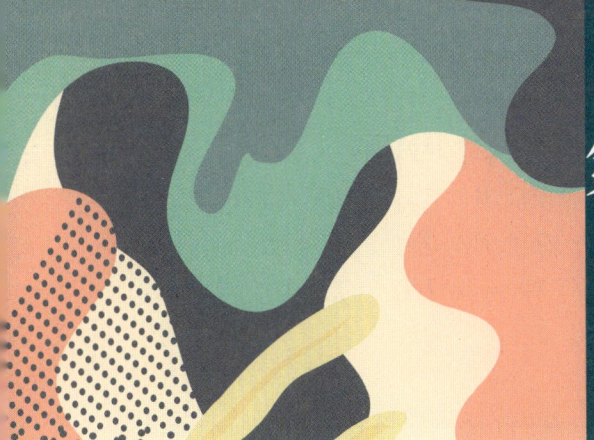

第十九章 内分泌系统疾病

学习目标

知识目标：能正确叙述弥漫性非毒性甲状腺肿、弥漫性毒性甲状腺肿、糖尿病的病理变化及病理临床联系。理解弥漫性毒性甲状腺肿、糖尿病的病因和发病机制。

能力目标：能运用所学知识指导公众预防弥漫性非毒性甲状腺肿。

素质目标：培养综合分析问题和解决问题的能力；关爱患者，与患者建立良好的医患关系。

案例导入

患者，女，35 岁。1 个月前，患者照镜子时发现自己的眼球有点突出，脖子有点变粗，有时还会有手抖、心悸的感觉，故到医院就诊。实验室检查：血清三碘甲腺原氨酸（T_3）、四碘甲腺原氨酸（T_4）升高。

问题：该患者最可能的诊断是什么？可能有哪些病理变化？

内分泌系统疾病是指内分泌腺发生病变时，出现激素分泌异常，临床上表现为相应器官激素功能紊乱性疾病。本章主要叙述最常见的甲状腺疾病及糖尿病。

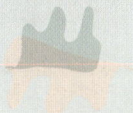

PPT
内分泌系统
疾病

第一节 甲状腺疾病

一、甲状腺炎

甲状腺炎种类较多，主要有急性、亚急性和慢性三种，其中以亚急性和慢性多见。急性甲状腺炎是由细菌感染引起的急性化脓性炎症。

（一）亚急性甲状腺炎

亚急性甲状腺炎（subacute thyroiditis）是一种与病毒感染有关的肉芽肿性炎，又称肉芽肿性甲状腺炎、巨细胞性甲状腺炎等。女性多于男性，患者常有上呼吸道感染，表现为发热，甲状腺部位疼痛及压痛等，体格检查可发现甲状腺轻至中度增大，质地较坚硬，有显著触痛，常伴有甲状腺功能亢进（简称甲亢），随病程进展甲状腺功能亢进自发缓解，或出现一过性甲状腺功能减退。病程一般为 6 周至半年，可自行缓解消失。肉眼观，甲状腺呈不均匀结节状，轻度至中度增大，质实，呈橡皮样，与周围组织有粘连，切面呈灰白色或淡黄色。镜下观，病灶处滤泡上皮变性、坏死，有的脱落至腔内，滤泡破坏，胶质溢出，其周围出现大量中性粒细胞、嗜酸性粒细胞、淋巴细胞和浆细胞浸润，最显著的病变是胶质外溢引起的异物巨细胞反应，引起类似结核结节的肉芽肿反应，但无干酪样坏死，故又称为假结核性甲状腺炎。病变可发生纤维化，导致甲状腺功能减退。

（二）慢性甲状腺炎

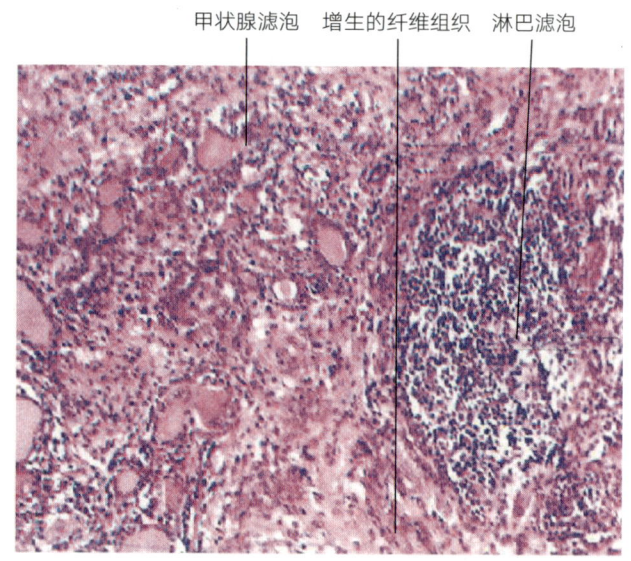

甲状腺滤泡　增生的纤维组织　淋巴滤泡

图 19-1　慢性淋巴细胞性甲状腺炎（镜下观）

1. 慢性淋巴细胞性甲状腺炎（chronic lymphocytic thyroiditis）是一种自身免疫病，患者血中可检出抗甲状腺抗体，又称为桥本甲状腺炎（Hashimoto thyroiditis），中年女性居多，可表现为甲状腺无痛性弥漫性增大，晚期常有甲状腺功能减退的表现。肉眼观，双侧甲状腺弥漫性对称性增大，呈结节状，质地较韧，与周围组织无粘连，切面呈分叶状，色灰白或灰黄。镜下观，甲状腺实质组织广泛破坏萎缩，大量淋巴细胞及嗜酸性粒细胞浸润，并形成淋巴滤泡，具有明显的生发中心，晚期可有明显的纤维组织增生（图 19-1）。

2. 纤维性甲状腺炎（fibrous thyroiditis）又称为里德尔（Riedel）甲状腺肿或慢性木样甲状腺炎，相当少见，主要见于中年女性，病因不清，临床上早期症状不明显，功能正常，晚期甲状腺功能减退，增生的纤维瘢痕组织压迫，可产生声音嘶哑、呼吸及吞咽困难等。肉眼观，病变可累及一侧甲状腺或甲状腺的一部分，表面呈结节状，质地坚韧，与周围组织紧密粘连，切面致密，呈灰白色，易误诊为甲状腺癌。镜下观，甲状腺滤泡萎缩消失，有淋巴细胞浸润，但无淋巴滤泡形成，间质大量纤维组织增生和玻璃样变性，血管壁增厚，可有瘢痕形成。

二、甲状腺肿

（一）弥漫性非毒性甲状腺肿

弥漫性非毒性甲状腺肿（diffuse nontoxic goiter）主要表现为甲状腺增大，一般不伴有甲状腺功能异常，也称为单纯性甲状腺肿。本病常呈地域性分布，在我国多见于内陆山区及半山区，故又称为地方性甲状腺肿，也可散发，女性多于男性。

1. 病因及发病机制　土壤、食物和水中缺碘是引起地方性甲状腺肿的主要因素，碘缺乏可使甲状腺素合成和分泌减少，血液中甲状腺素水平降低，通过反馈作用，腺垂体的促甲状腺素分泌增多，甲状腺滤泡上皮细胞增生肥大，甲状腺肿大，使血液中的甲状腺素水平恢复正常。长期持续缺碘，使甲状腺滤泡上皮持续增生，合成的甲状腺球蛋白不能充分碘化和吸收，作为胶质堆积在滤泡内，致使滤泡腔明显扩张，导致甲状腺肿大。

2. 病理变化　根据弥漫性非毒性甲状腺肿发生、发展过程，分为三个时期。

（1）增生期：又称为弥漫性增生性甲状腺肿。肉眼观，甲状腺呈弥漫性对称性中度增大，一般不超过 150 g（正常为 20~40 g），表面光滑，切面呈棕红色，质较软。镜下观，滤泡上皮细胞增生活跃，细胞呈立方形或柱状，伴有小滤泡形成，胶质较少，甲状腺功能无明显改变。

（2）胶质储存期：又称为弥漫性胶样甲状腺肿。因长期持续缺碘，胶质大量蓄积。甲状腺弥漫性对称性显著增大，可达200~300 g，表面光滑，无结节形成，切面呈淡褐色，半透明胶冻状。镜下观，滤泡大小不一，滤泡腔高度扩张，腔内充满胶质，大部分滤泡上皮细胞复旧变扁平，部分小滤泡上皮增生呈乳头状（图19-2）。

（3）结节期：又称为结节性甲状腺肿。甲状腺滤泡上皮的增生与复旧或萎缩不一致，反复交替，逐渐形成不规则的结节。肉眼观，甲状腺增大，表面呈不规则的结节状，大小不一，可有继发性出血、坏死、囊性变，也可伴有钙化。镜下观，滤泡大小差别很大，部分滤泡上皮呈柱状或乳头状增生，小滤泡形成；部分上皮复旧与萎缩，胶质贮积；间质纤维组织增生，间隔包绕形成大小不一的结节状病灶。

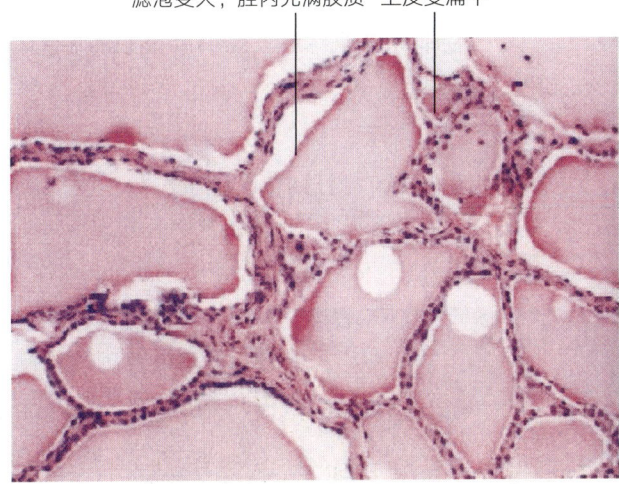

图 19-2 弥漫性胶样甲状腺肿（镜下观）

3. **病理临床联系** 患者主要症状是甲状腺增大，压迫器官、喉返神经等，可引起吞咽和呼吸困难、声音嘶哑，不伴有甲状腺功能亢进，少数（1%~3%）可有恶变。

（二）弥漫性毒性甲状腺肿

弥漫性毒性甲状腺肿（diffuse toxic goiter）是指甲状腺增大并伴有甲状腺功能亢进。约有1/3患者有眼球突出，故又称为突眼性甲状腺肿。多见于女性，男女比例为1：5，以20~40岁最多见。

1. **病因及发病机制** 本病与自身免疫有关，其根据是：①血中球蛋白增高，并有多种抗甲状腺的自身抗体，常与一些自身免疫病共存。②血中存在与促甲状腺素受体结合的抗体，具有类似促甲状腺素的作用。另外，本病可能与遗传和精神因素有关。

2. **病理变化** 肉眼观，双侧甲状腺呈弥漫性对称性增大，为正常的2~4倍，表面光滑，血管充血，质较软，切面灰红，呈分叶状，胶质少，质实如肌肉。镜下观，①滤泡增生，大小不等，以新生的小滤泡为主，其上皮细胞呈柱状，部分呈乳头状增生，突入腔内。②滤泡腔内胶质稀薄，靠近滤泡上皮处的胶质出现许多大小不等的吸收空泡。③间质血管丰富，充血，并有淋巴细胞浸润和生发中心形成（图19-3）。

除甲状腺病变外，全身可有淋巴组织增生，胸腺和脾增大，心脏肥大，心腔扩张，心肌发生灶性变性坏死和纤维化，少数可因心力衰竭而致死。

3. **病理临床联系** ①甲状腺呈弥漫性对称性增大（滤泡增生），颈部变粗，增大的甲状腺随吞咽活动上下移动，有血管杂音。②血中T_3、T_4分泌增多，基础代谢率增高，产热增多，故患者常有皮肤温暖、多汗，食欲亢进，消瘦无力，体重减轻

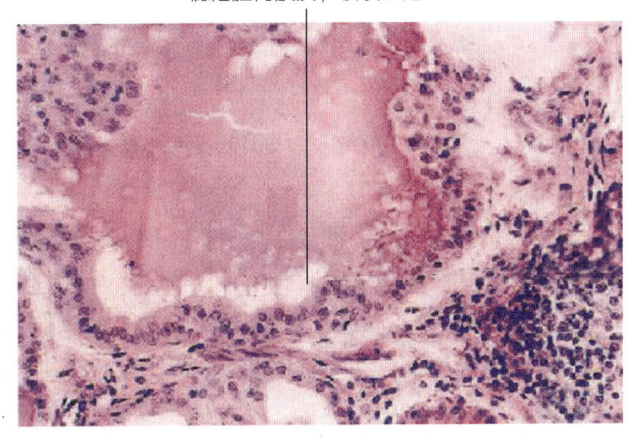

图 19-3 弥漫性毒性甲状腺肿（镜下观）

等。③出现交感神经兴奋的症状，如心搏加速、多虑、易激动、性情急躁、肌肉感应力强等。④眼球外肌水肿，球后纤维脂肪组织增生，淋巴细胞浸润及黏液水肿，将眼球推压向外引起突眼症。

三、甲状腺肿瘤

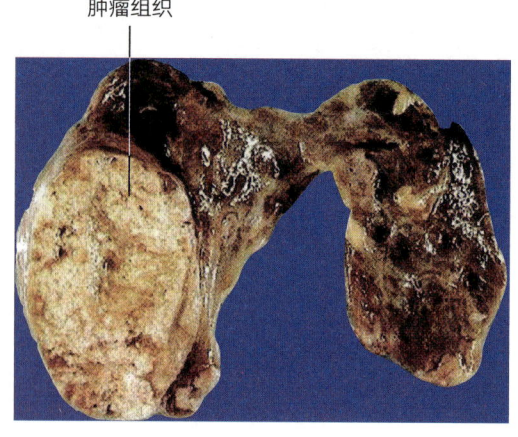

肿瘤组织

图 19-4　甲状腺腺瘤（肉眼观）

（一）甲状腺腺瘤

甲状腺腺瘤（thyroid adenoma）是甲状腺腺上皮来源的良性肿瘤，是甲状腺最常见的良性肿瘤，中青年女性多见。肿瘤生长缓慢，可随吞咽活动而上下移动。临床上表现为无痛性肿块，病程长，少数患者伴有甲状腺功能亢进。

肉眼观，肿瘤边界清楚，呈圆形或椭圆形，有完整包膜，肿瘤可为单个或多个，直径 3~5 cm。切面多为实性，色灰白或棕黄，可并发出血、坏死、囊性变、纤维化、钙化等（图 19-4）。

甲状腺腺瘤与结节性甲状腺肿的区别见表 19-1。

表 19-1　甲状腺腺瘤与结节性甲状腺肿的区别

区别项目	甲状腺腺瘤	结节性甲状腺肿
包膜	完整	不完整
滤泡	大小一致	大小不一，较正常大
结节数量	多为单个	多个结节
周围甲状腺组织	较正常	与结节内相似
边缘甲状腺组织	有挤压现象，滤泡萎缩变小	无挤压现象

根据组织学分型，介绍几种常见类型。①单纯型腺瘤：滤泡大小较一致，腔内有胶质贮积，间质少。②胎儿型腺瘤：滤泡小而一致，仅含少量胶质或由没有胶质的小滤泡构成，上皮细胞呈立方形，似胎儿甲状腺组织，称小滤泡型腺瘤。间质呈水肿、黏液样。③胚胎型腺瘤：瘤细胞小，大小较一致，分化好，呈片状和条索状排列，偶见不完整的小滤泡，无胶质，又称为梁状和实性腺瘤。间质疏松、水肿状。④胶样腺瘤：由大小不一的滤泡组成，滤泡内充满胶质，又称为巨滤泡型腺瘤，间质少。⑤嗜酸性细胞腺瘤：瘤细胞呈大多边形，胞质丰富，含有嗜酸性颗粒，不形成完整的滤泡结构。

（二）甲状腺癌

甲状腺癌（thyroid carcinoma）是甲状腺腺上皮或滤泡旁细胞来源的一种常见的恶性肿瘤，男女之比约为 2：3，以 40~50 岁多见。下面介绍几种常见的甲状腺癌。

1. **甲状腺乳头状癌**（papillary carcinoma of thyroid）　为最常见的类型，占甲状腺癌的 40%~60%，青少年、女性多见。肉眼观，肿瘤一般呈圆形，常为单个，直径为 2~3 cm，无完整包膜，与周围组织界限不清，切面呈灰白色或灰棕色，质地软硬不一，部分患者有囊腔形成，囊内可见乳头，又称为乳头状囊腺癌。镜下观，癌细胞呈立方形或柱状，排列成乳头状结构，也可有滤泡形成，乳头中心为纤维血管间质，间质中常见呈同心层状结构的钙化小体，称为砂粒体，此结构具有诊断意义。

甲状腺乳头状癌生长缓慢，但淋巴结转移率高，发生早。约50%的患者在发现原发灶时，已有颈部淋巴结转移。恶性程度低，预后较好。

2. 滤泡状甲状腺癌（follicular thyroid cancer） 多见于40岁以上的女性。肿瘤多为单个，结节状，包膜不完整，境界较清楚，切面呈灰白色，质软。镜下观，由不同分化程度的滤泡构成，少数病例由嗜酸性细胞构成，称为嗜酸性细胞腺癌。恶性程度高，预后差，早期即可发生血行转移，以骨、肺多见。原发病灶切除后，5年存活率可达30%~40%。

3. 甲状腺髓样癌（medullary thyroid carcinoma） 是由滤泡旁细胞（C细胞）发生的恶性肿瘤，又称C细胞癌，属于APUD瘤，占甲状腺癌的5%~10%。多发生于50岁以上，女性略高于男性。部分为家族性常染色体显性遗传。瘤细胞可产生多种激素，如前列腺素、血清素、降钙素和促肾上腺皮质激素等，并可引起异位激素综合征。肿物为实性，质硬，灰白色，直径一般为2~3 cm，与周围组织分界较清。瘤细胞呈圆形，小多边形或梭形，偶见小滤泡形成。间质内有大量淀粉样物质沉积，为本病的特征性病变。恶性程度一般比滤泡状甲状腺癌高。多由淋巴转移，也可经血行转移到肝、肺、肾上腺和骨髓等处。

4. 未分化甲状腺癌（undifferentiated thyroid carcinoma） 多发生于50岁以上，女性较多见，生长快，早期即可发生浸润和转移，恶性程度高，预后较差。肉眼观，肿块体积较大，呈灰白色，质较硬，与周围组织分界不清，常伴有出血、坏死，并浸润至周围组织或穿过峡部累及对侧甲状腺。镜下观，癌细胞形态多样化，核分裂多见，可分为小细胞型、梭形细胞型、巨细胞型及混合型。此类肿瘤由于恶性程度高，患者多在一两年内死亡。

第二节 糖尿病

糖尿病（diabetes mellitus）是由于体内胰岛素相对或绝对不足及靶细胞对胰岛素敏感性降低等引起的糖、脂肪和蛋白质代谢紊乱，以持续性血糖升高并出现糖尿为特征的一种慢性疾病。

一、分类、病因及发病机制

糖尿病一般分为原发性糖尿病和继发性糖尿病。继发性糖尿病是因胰腺病变（炎症、肿瘤）累及胰岛或其他内分泌腺病变（垂体嗜酸性细胞瘤）引起的。原发性糖尿病最常见，常简称为糖尿病，认为与多基因遗传有关。根据其遗传特征及对于胰岛素的反应不同又分为胰岛素依赖型糖尿病和非胰岛素依赖型糖尿病两种类型。

1. 胰岛素依赖型糖尿病 多见于青少年，又称1型糖尿病或幼年型糖尿病，约占糖尿病的10%。主要特点是起病急，病情重、发展快，胰岛B细胞明显减少，胰岛素分泌绝对不足，血中胰岛素降低，易出现酮症，治疗依赖胰岛素。目前认为此型是在遗传易感性的基础上，胰岛感染了病毒或受某些化学毒物的影响，使B细胞损伤，释放出致敏蛋白，引起自身免疫反应，导致胰岛的自身免疫性炎症，进一步引起胰岛B细胞的严重破坏而发病。90%患者患病后1年内血中可查出抗胰岛细胞自身抗体。

2. 非胰岛素依赖型糖尿病 多见于中老年人，又称2型糖尿病，约占糖尿病的90%。主要特点是起病缓慢，病情较长。胰岛数目正常或轻度减少，血中胰岛素正常、增多或降低，肥胖者多见，不易出现酮症，可不依赖胰岛素治疗。一般认为为胰岛素相对不足及组织对胰岛素不敏感所致。无抗胰岛细胞抗体，也无其他自身免疫反应。另外，缺乏运动、营养过剩、手术、感染、精神刺激等都可成为本病的诱因。

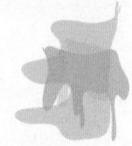

知识拓展

人工合成牛胰岛素

由中国科学院上海生物化学研究所、上海有机化学研究所，以及北京大学等单位的中国科学家协作攻关，经过不懈努力，于 1965 年 9 月 17 日，在全世界首次人工合成了牛胰岛素结晶，它是与天然牛胰岛素分子化学结构相同并具有完整生物活性的蛋白质。这标志着人类在揭示生命本质的征途上实现了里程碑式的飞跃，被誉为中国前沿研究的典范。

二、病理变化

1. 胰岛病变   不同类型、不同时期的病变不同。1 型糖尿病早期为非特异性胰岛炎，大量淋巴细胞浸润，继而胰岛 B 细胞变性、坏死，胰岛变小、数目减少，纤维组织增生、玻璃样变性。2 型糖尿病早期病变不明显，后期 B 细胞减少，常见胰岛淀粉样变性。

2. 血管病变   各型动脉均有不同程度的血管壁增厚、玻璃样变性、硬化，血管壁通透性增强，有的可继发血栓和管腔狭窄，引起组织或器官缺血、功能障碍和病变。大中动脉可发生动脉粥样硬化或中层钙化，引起冠心病、脑萎缩和四肢坏疽等。

3. 肾病变   是糖尿病的严重并发症和主要死亡原因，表现为肾小球硬化、肾动脉及细动脉硬化、肾小球上皮细胞内糖原沉积、急性或慢性肾盂肾炎等病变。

4. 视网膜病变   视网膜毛细血管基膜增厚、玻璃样变性，腔内可有血栓形成，伴有细小动脉瘤，可致血液成分漏出、出血及纤维化，甚至视网膜脱离导致失明。

5. 神经系统病变   以外周神经为主，可因血管病变引起缺血性损伤或症状，如肢体疼痛、麻木、感觉丧失、肌肉麻痹等，脑细胞也可发生变性。

三、病理临床联系

糖尿病患者典型症状为多饮、多食、多尿和消瘦（"三多一少"）。多尿是因血糖过高，尿糖引起渗透性利尿。多饮是由多尿造成水分丧失，血浆渗透压增高，刺激下丘脑口渴中枢引起。多食是因机体不能充分利用糖，加之血糖过高刺激胰岛素分泌，使患者产生饥饿感和食欲亢进。由于糖代谢障碍使 ATP 减少及蛋白质分解亢进致负氮平衡、脂肪减少导致消瘦。另外，患者的抗体生成减少，抵抗力降低，易发生感染性疾病。

胰岛素缺乏时，脂肪、蛋白质分解代谢增强，生成氨基酸和脂肪酸、酮体，患者可出现酮血症和酮尿症，导致酸中毒，发生昏迷。晚期患者常因心肌梗死、脑血管病变、肾衰竭导致死亡。

胰岛素泵

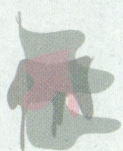

胰岛素泵是一种持续皮下注射胰岛素的装置，它通过一条细小的软管将胰岛素24小时不间断地输送到患者体内，模拟正常胰腺自然地分泌胰岛素。

自测题

在线测试
内分泌系统
疾病

一、名词解释

1. 弥漫性毒性甲状腺肿　　2. 糖尿病

二、简答题

1. 简述弥漫性毒性甲状腺肿的病理变化和病理临床联系。

2. 简述弥漫性非毒性甲状腺肿的病理变化分期及各期病变特点。

3. 简述糖尿病的胰岛和肾的病理变化。

思维导图
内分泌系统
疾病

（周　洁）

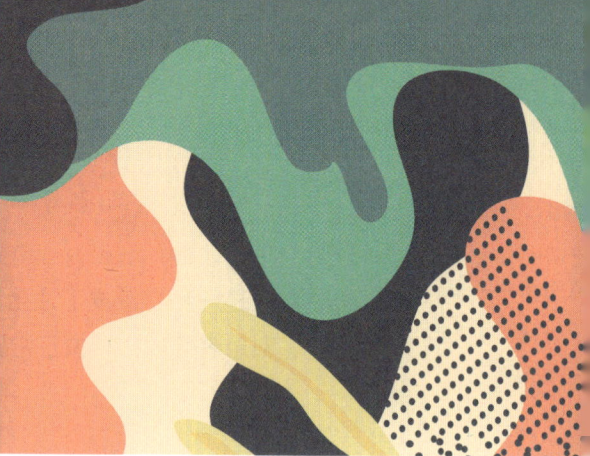

第二十章 传染病

学习目标

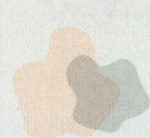

知识目标：能正确叙述结核病的基本病理变化，原发性和继发性肺结核、病毒性肝炎、流行性乙型脑炎、流行性脑脊髓膜炎、伤寒、细菌性痢疾的病理变化及病理临床联系，梅毒的病程发展及主要病理变化，艾滋病的概念及主要病理变化。理解传染病的基本特征及传染过程，结核病、病毒性肝炎的病因、发病机制，淋病、尖锐湿疣的病变特点。

能力目标：能运用所学传染病知识，通过消灭传染源，切断传播途径和增强易感人群抵抗力三个基本环节指导公众预防传染病。

素质目标：培养大健康意识和预防传染病的能力，坚持预防为主，提升社会责任感和担当精神。

案例导入

患者，男，41 岁。半年前出现咳嗽，少痰。因畏寒、低热、胸痛、咳嗽加剧 1 月余，咯血 2 天入院。体格检查：体温 38.5℃，慢性病容，右肺中上叶可闻及湿啰音。X 线检查：右肺上叶有大小不等的透亮区及结节状阴影。痰涂片检出抗酸杆菌。

问题：该患者的诊断是什么？请解释其病理变化与临床表现的关系。

PPT
传染病

传染病是由病原微生物经一定的传播途径进入易感机体所引起的炎症性疾病，在一定的条件下可引起广泛流行。其病原微生物有病毒、细菌、立克次体、衣原体、螺旋体和真菌等，传染病在人群中流行必须具备传染源、传播途径和易感人群三个基本环节，严重威胁着人类生命和健康。

本章主要介绍结核病、病毒性肝炎、伤寒、细菌性痢疾、流行性脑脊髓膜炎、流行性乙型脑炎、流行性出血热和性传播疾病等常见传染病。

第一节 结 核 病

一、概述

结核病（tuberculosis）是由结核分枝杆菌引起的一种常见慢性传染病。全身各器官、组织均可累及，但以肺结核最为多见。

（一）病因及发病机制

结核病的病原菌是结核分枝杆菌，对人体有致病作用的主要是人型和牛型。人型结核分枝杆菌感染的发病率最高，牛型次之。结核分枝杆菌无侵袭性酶，不产生内毒素和外毒素，其致病因素与菌体所含的成分有关。结核病主要经呼吸道传染，肺结核患者（主要是空洞性肺结核）从呼吸道排出大量带菌微滴，健康人吸入带菌微滴即可造成感染，也可经消化道感染，如食入含菌牛乳等食物。偶可经皮肤伤口感染。

由结核分枝杆菌引起的细胞免疫和IV型变态反应是导致组织破坏和机体抵抗细菌并进行修复的基础。在初次接触结核分枝杆菌时，产生非特异性炎症，巨噬细胞吞噬侵入的结核分枝杆菌。此时，未致敏的巨噬细胞不能杀灭细菌，可将抗原传递给周围的 T 细胞，使之致敏。细菌在巨噬细胞内繁殖，导致巨噬细胞死亡溶解，感染其他巨噬细胞，并可发生全身性血源性播散，成为肺外器官结核病的根源。3~6 周后，机体的细胞免疫开始发挥作用（临床上皮肤结核菌素试验阳性），致敏 T 细胞与巨噬细胞共同作用杀灭细菌。同时，发生的变态反应导致结核性肉芽肿形成（图 20-1）。

预防结核病的有效方法是接种卡介苗（一种经处理后无毒力的牛型结核分枝杆菌疫苗），未感染过结核分枝杆菌的人接种卡介苗后，能代替初次结核分枝杆菌感染，使机体获得免疫力。

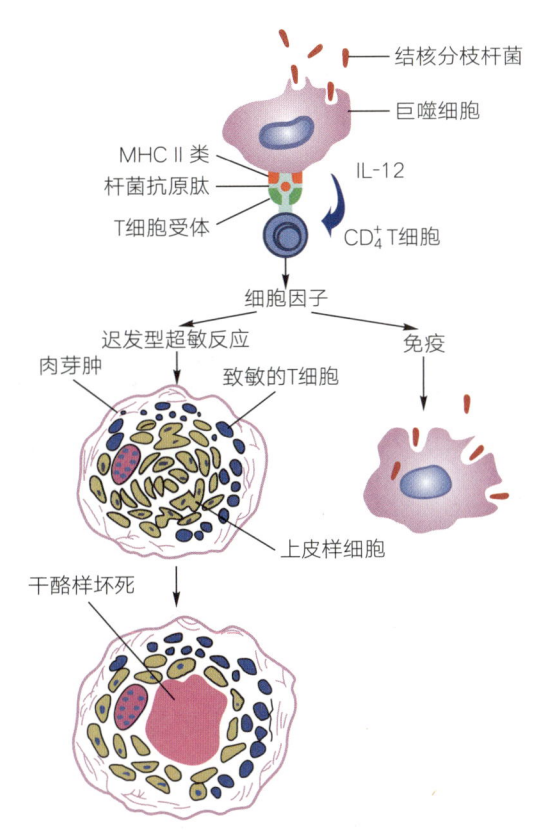

图 20-1 结核分枝杆菌引起的免疫反应和变态反应（模式图）

（二）基本病理变化

结核病是一种慢性炎症，具有渗出、增生、变质三种基本病理变化。

1. **以渗出为主的病理变化** 当细菌数量多、毒力强，机体的免疫力低和变态反应明显时，常出现渗出性病变。多发生在疾病早期或病变恶化时，好发于肺、浆膜、滑膜、脑膜等处。渗出的成分主要是浆液和纤维蛋白，早期有中性粒细胞浸润，很快可被巨噬细胞取代。严重时，可有大量红细胞漏出。渗出液中可查到结核分枝杆菌。渗出病变可完全吸收或转变为增生为主的病变；当变态反应剧烈时，转变为变质为主的病变。

2. **以增生为主的病理变化** 当细菌量少、毒力低或免疫力强时，发生以增生为主的病变。形成具有诊断特征的肉芽肿，称为结核结节（图 20-2）。结核结节是由干酪样坏死、上皮样细胞、朗汉斯巨细胞（Langhans giant cell）及外周致敏的 T 淋巴细胞

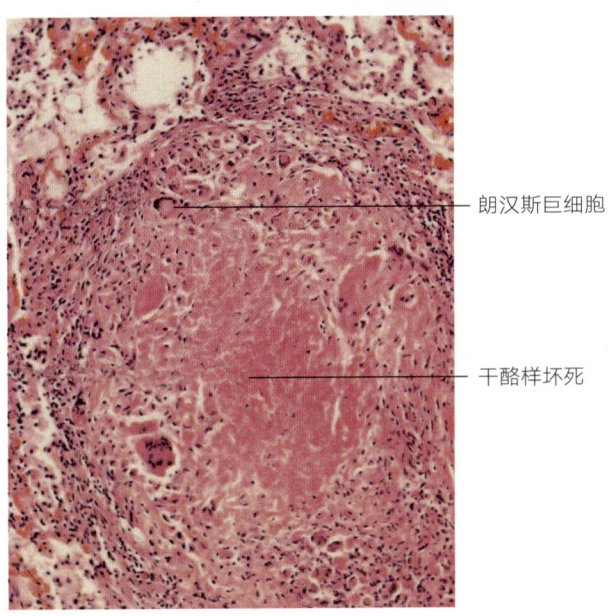

图 20-2 结核结节（镜下观）

和少量反应性增生的成纤维细胞构成的结节状病灶。单核细胞被激活，形成的细胞体积增大，呈多角形或梭形，胞质丰富，连接成片，外形类似上皮细胞，故称为上皮样细胞。多个上皮样细胞互相融合成朗汉斯巨细胞，朗汉斯巨细胞体积大，直径可达 300 μm，胞质丰富，核的形态与上皮样细胞核相似，可有十几个到几十个不等，常排列成花环状、马蹄形密集在胞体一端。肉眼观，为灰白色、粟粒大小、境界清楚的病灶，干酪样坏死呈淡黄色。

3. 以变质为主的病变 当细菌量多、毒力强、机体免疫力低下或变态反应强烈时，发生干酪样坏死，镜下为红染无结构的颗粒状物。由于坏死物质中含脂质较多而呈淡黄色，均匀细腻，质地较实，状似奶酪，故称为干酪样坏死。新鲜的干酪样坏死灶内含有结核分枝杆菌。干酪样坏死灶内含有较多抑制酶活性的物质，使坏死组织呈凝固状态而不被溶解、排出和吸收。但是，坏死物液化可引起细菌播散，造成病灶恶化。

渗出、增生和变质三种病理变化往往同时存在，或以某一种病理变化为主，也可以互相转化。结核病基本病变与机体免疫状态、细菌的关系见表 20-1。

表 20-1 结核病基本病变与机体免疫状态、细菌的关系

病变类型	免疫力	变态反应	细菌数量	细菌毒力	病变特征
渗出为主	低	较强	多	强	浆液性或浆液纤维蛋白性炎
增生为主	较强	较弱	少	较低	结核结节
变质为主	低	强	多	强	干酪样坏死

（三）基本病变的转归

1. 转向愈合 主要表现为吸收、消散，纤维化、纤维包裹及钙化。

（1）吸收、消散：是渗出性病变的主要愈复方式。渗出物可通过淋巴管、微静脉吸收，使病灶缩小或消散。X 线检查时，肺部的渗出性病变显示为边缘模糊的云雾状阴影，随着渗出物吸收，阴影缩小以至消失。临床上称为吸收好转期。

（2）纤维化、纤维包裹及钙化：较大的结核性病灶、未被完全吸收的渗出性病变及较小的干酪样坏死灶（1~2 mm）等均可通过机化、纤维化而愈合。较大的干酪样坏死灶难以全部纤维化，则在病灶周围发生纤维性包裹，继而中央的干酪样坏死有钙盐沉积而发生钙化。被包裹或发生钙化的干酪样坏死灶中，尚可有少量细菌存活，当机体免疫力下降时，病变可复发。X 线检查显示边缘清楚、密度增大的条索状阴影。临床上称为硬结钙化期。

2. 转向恶化 主要表现为浸润进展和液化播散。

（1）浸润进展：病灶周围发生渗出性病变和干酪样坏死，日渐扩大。X 线检查显示病灶周围出现模糊的絮状阴影。临床上称为浸润进展期。

（2）液化播散：干酪样坏死可液化，液化的坏死物中有大量结核分枝杆菌，可通过自然管道（支气管、输尿管等）排出，而在局部留下空洞。也可经自然管道播散到其他部位，形成新的结核病灶。X 线检查空洞部位出现透亮区，其他部位有深浅不一的阴影，即播散病灶。此外，液化灶内的结核分枝杆菌也可通过淋巴管和血行播散到全身，引起多处结核病灶。临床上称为溶解播散期。

二、肺结核病

肺结核病根据机体初次感染和再次感染结核分枝杆菌分为原发性肺结核和继发性肺结核

两类。

（一）原发性肺结核

原发性肺结核（primary pulmonary tuberculosis）是机体初次感染结核分枝杆菌引起的肺结核病。本病多见于儿童，故又称儿童型肺结核病。少数也可见于未感染过结核分枝杆菌的成人。

1. **病理变化** 最先引起的病变部位称为原发灶，一般为一个，呈圆形，直径多在 1 cm 左右，色灰黄。常位于通气较好的肺上叶下部、下叶上部，在靠近胸膜处，以右肺多见。病灶中央部位发生干酪样坏死，周围有结核性肉芽组织形成。由于是初次感染结核分枝杆菌，机体缺乏特异性免疫力，细菌易繁殖，并侵入局部淋巴管，到达所属肺门或纵隔淋巴结，引起结核性淋巴管炎和淋巴结炎，表现为淋巴结增大。肺的原发灶、肺门淋巴结结核和结核性淋巴管炎三者合称肺原发复合征（图 20-3），为原发性肺结核的特征性病变，X 线呈哑铃状阴影，临床上症状不明显。

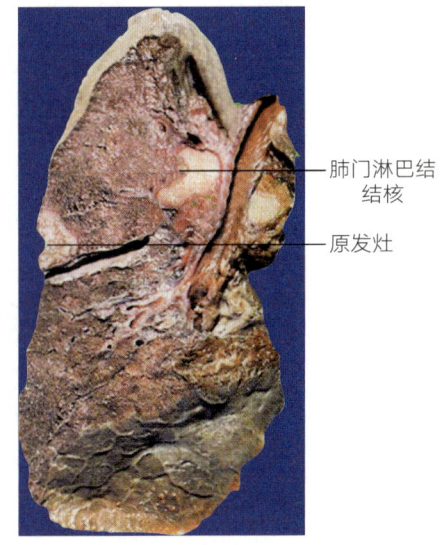

肺门淋巴结结核
原发灶

图 20-3 肺原发复合征（肉眼观）

2. **病变的转归**

（1）愈合：95% 的原发性肺结核因机体对结核分枝杆菌的特异性免疫逐渐增强而自然痊愈，病灶可完全吸收或纤维化、纤维包裹或钙化。

（2）恶化：少数患儿由于营养不良或患有其他疾病（麻疹、百日咳、肺炎等），使机体免疫力低下，病情恶化，局部病灶扩大，并通过淋巴管、血行和支气管播散。临床上出现全身结核中毒症状，如发热、盗汗、食欲减退、消瘦等。

1）淋巴道播散：肺门淋巴结的结核分枝杆菌，可沿淋巴管蔓延至气管、支气管淋巴结及颈、纵隔淋巴结等，表现为局部淋巴结增大。

2）血行播散：病变的干酪样坏死可腐蚀附近血管壁，使细菌侵入血流；或由淋巴管经胸导管入血。血行播散可引起三型结核病。① 全身粟粒型结核病：当机体免疫力极差时，大量细菌短期内侵入肺静脉及其分支，其病变累及全身多器官（肺、脾、肝、肾、脑和脑膜、腹膜等处），出现大小一致、灰白色、粟粒大小的结核病灶（图 20-4）。如果细菌少量多次进入体循环，则粟粒型病灶大小不一，新旧各异，称为慢性全身粟粒型结核病。② 肺粟粒型结核病：结核病变播散仅局限于肺内，细菌侵入附近的静脉系统（如无名静脉、颈内静脉等），由右心经

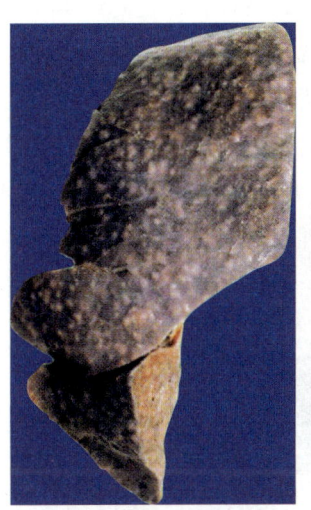
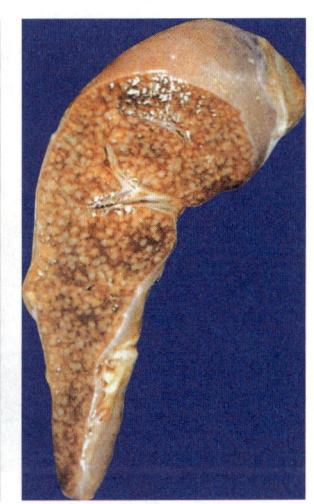

肺粟粒型结核病　　脾粟粒型结核病

图 20-4 全身粟粒型结核病（肉眼观）

肺动脉播散至两肺，其播散病灶的形态与全身粟粒型结核病相同。③ 肺外器官结核病：结核分枝杆菌经原发灶处的毛细血管侵入血流播散至肺外某些器官，如骨、关节、泌尿生殖器官、神经系统等处，形成结核病灶。

3）支气管播散：肺原发复合征病灶的细菌侵入附近支气管，在肺内播散，可形成干酪性肺炎。

视频
全身粟粒型结核病
（肉眼观）

（二）继发性肺结核

继发性肺结核（secondary pulmonary tuberculosis）是指人体再次感染结核分枝杆菌而发生的肺结核病。本病多见于成人，故又称成人型肺结核病。其感染来源一是内源性再感染，即细菌从体内原有病灶（原发性肺结核或肺外结核）经血行播散于肺（常在肺尖），形成潜伏性病灶，当免疫力下降时，病灶活动而成继发性肺结核。二是外源性感染，即细菌由外界再次侵入肺内而发病。继发性肺结核主要由内源性再感染引起，机体已有一定免疫力，不易播散，病程较长。原发性肺结核和继发性肺结核的比较见表20-2。

表 20-2 原发性肺结核和继发性肺结核的比较

比较项目	原发性肺结核	继发性肺结核
感染	初次感染(外源性)	再次感染(主要为内源性)
好发对象	儿童	成人
免疫力和过敏性	无或低	一般较高
起始病灶	上叶下部或下叶上部近胸膜处	肺尖部
病变特点	肺原发复合征	病变复杂,常新旧交替,较局限
病程	较短(急性经过),大多自愈	较长(慢性经过),多需治疗
播散方式	淋巴道、血行播散为主	支气管播散至肺内为主

根据病理变化特点及病程经过，可将继发性肺结核分为以下几个类型。

1. **局灶型肺结核**（focal pulmonary tuberculosis） 为继发性肺结核的早期病变，多位于右肺尖，这是由于人体直立位时，肺尖部动脉压低，局部血液循环较差，抵抗力较低，利于结核分枝杆菌繁殖。大小为 0.5~1 cm，以增生性病变为主，也可为渗出性病变及干酪样坏死。患者无自觉症状，往往在体检时经 X 线检查发现，肺尖部有单个或多个境界清楚的结节状阴影。大多发生纤维化、钙化而愈合。少数患者免疫力下降时，可发展为浸润型肺结核。

2. **浸润型肺结核**（infiltrative pulmonary tuberculosis） 是最常见的类型，属于活动性肺结核，可由局灶型肺结核发展而来。多在肺尖或锁骨下区，病变以渗出为主，中央可见干酪样坏死。X线检查见边缘模糊的絮状阴影。患者常有中毒症状。一般经过适当治疗，病变可通过吸收、纤维化、纤维包裹、钙化而痊愈。如患者免疫力下降或治疗不及时，干酪样坏死液化后经支气管播散，可引起干酪性肺炎，形成急性空洞，经久不愈，可发展为慢性纤维空洞型肺结核。

视频
慢性纤维空洞型肺结核
（肉眼观）

3. **慢性纤维空洞型肺结核**（chronic fibro-cavernous pulmonary tuberculosis） 多在浸润型肺结核急性空洞的基础上经久不愈发展而来。病变特征有：①厚壁空洞形成（图20-5），空洞多位于肺上叶，一个或多个，大小不一，洞壁厚度可达 1 cm。镜下观，洞壁分三层。内层为干酪样坏死物，其中有大量结核分枝杆菌；中层为结核性肉芽组织；外层为纤维结缔组织。②空洞内的干酪样坏死液化物不断通过支气管在肺内播散，形成新旧不一、大小不等的病灶。③晚期肺组织严重破坏，广泛纤维组织增生，使肺缩小、变形、变硬，胸膜增厚，胸壁粘连，严重影响肺功能。

厚壁空洞——

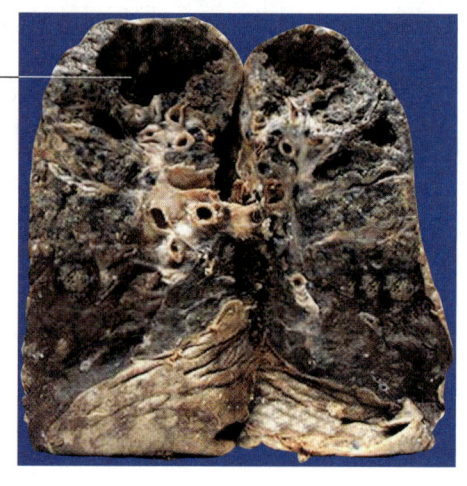

图 20-5 慢性纤维空洞型肺结核（肉眼观）

临床上，由于空洞与支气管相通，不断排菌，是重要的传染源，故称为开放性肺结核。患者可因自身咳出含细菌的痰液而发生喉结核，咽下含菌痰液可引起肠结核。洞内壁有较大血管被腐蚀，可引起大咯血，这是导致患者死亡的常见原因。空洞穿破胸膜可引起气胸或脓气胸。结核性肺硬化时，肺动脉压升高，使右心负荷增加，可发展为肺源性心脏病。空洞经适当治疗后，可通过纤维组织增生、瘢痕形成而愈合。

4. **干酪样肺炎**（caseous pneumonia） 发生于机体抵抗力极低而对结核分枝杆菌的变态反应过强时。可由浸润型肺结核恶化、进展而来，或由急、慢性空洞内的细菌经支气管播散所致。病变呈小叶或融合成大叶分布，色黄，质实。镜下肺泡腔内有大量的浆液、纤维蛋白及巨噬细胞渗出，并可见广泛的干酪样坏死。患者出现严重全身中毒症状，预后差，病死率高，曾称"奔马痨"，目前已罕见。

5. **结核球** 是指孤立的球形干酪样坏死病灶，由纤维组织包裹，直径在 2 cm 以上，又称结核瘤（图 20-6）。结核球多位于肺上叶，一般为单个。注意与周围型肺癌区别。结核球是相对稳定的病灶，常无临床症状。由于坏死灶较大，又有纤维环绕，药物难以进入，治愈可能性较小，可考虑局部手术切除。当机体免疫力下降时，病灶还可恶化，造成播散。

6. **结核性胸膜炎**（tuberculous pleuritis） 按病变性质分为渗出性和增生性两种。

（1）**渗出性结核性胸膜炎**：较常见。一般累及肺部病变同侧胸膜，渗出物主要为浆液，并有少量纤维蛋白，形成胸腔积液，呈草黄色，若伴有大量红细胞漏出则为血性。患者出现呼吸困难。经有效治疗后，渗出液一般可吸收。但若纤维蛋白渗出过多，不易吸收，则可发生机化，造成胸膜粘连。

（2）**增生性结核性胸膜炎**：常由肺膜下结核病灶直接蔓延至胸膜所致。病变以增生为主，在胸膜上形成结核性肉芽组织，可有纤维蛋白渗出，病变往往呈局限性，常位于肺尖或肺内病灶邻近的胸膜。当呼吸活动时，患处有针刺样痛。通过纤维化而痊愈，使局部胸膜增厚、粘连。

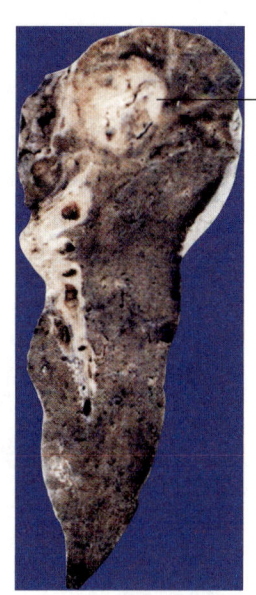

——结核球

图 20-6 结核球（肉眼观）

视频
结核球

三、肺外器官结核病

（一）肠结核病

肠结核病可分原发性和继发性两型。原发性者很少见，常发生于小儿，一般由饮用带有结核分枝杆菌的牛乳或乳制品而感染，可形成肠原发复合征（肠的原发性结核性溃疡、结核性淋巴管炎和肠系膜淋巴结炎）。病变多发生在回盲部。依其病变特点不同分为两型。

1. **溃疡型** 结核分枝杆菌侵入肠壁淋巴组织并通过淋巴管蔓延，随之结核结节形成，以后发生干酪样坏死并融合、破溃形成黏膜溃疡。由于肠壁淋巴管分布呈环形，因而溃疡长径多与肠纵轴垂直而呈带状。溃疡常有多个，一般较浅，边缘不整齐，溃疡底部为干酪样坏死及结核性肉芽组织，可达肌层。局部浆膜常有纤维蛋白渗出和连接成串的灰白色粟粒状结节，渗出物机化后，可引起局部肠粘连。溃疡愈合后因瘢痕收缩而致肠腔狭窄。临床表现为腹痛、腹泻、便秘等。

2. **增生型** 较少见，以肠壁大量结核性肉芽组织形成和纤维组织显著增生为其病变特征。肠壁高度肥厚，肠腔狭窄。黏膜面可有浅溃疡或息肉形成。临床表现为慢性不完全低位肠梗阻。右下腹可触及肿块，故需与肠癌相鉴别。

（二）结核性腹膜炎

结核性腹膜炎多见于青少年，通常由肠结核、肠系膜淋巴结结核、输卵管结核直接蔓延而来，也可是粟粒型结核病的一部分。可分为干、湿两型，但通常所见者多为混合型。干型结核性腹膜炎的特点是除结核结节外，尚有大量纤维蛋白性渗出物，机化后引起腹腔脏器特别是肠管间、大网膜、肠系膜的广泛粘连。患者常因肠粘连而出现慢性肠梗阻症状，可扪及腹部包块，触诊腹壁呈柔韧感。湿型结核性腹膜炎以大量结核性渗出引起腹水为特征。

（三）结核性脑膜炎

结核性脑膜炎多见于儿童，由结核分枝杆菌经血行播散所致。少数患者由脑实质结核的干酪样坏死液化、破溃至脑膜所致。

病变位于脑底部（如脑桥、脚间池、视神经交叉等处）的软脑膜和蛛网膜，以蛛网膜下腔最重。肉眼观，蛛网膜混浊、增厚，偶见细小的灰白色结核结节，蛛网膜下腔积聚大量炎性渗出物，呈灰黄色，混浊而黏稠。镜下观，渗出物内主要有纤维蛋白、巨噬细胞、淋巴细胞，而中性粒细胞一般少见。当渗出物压迫、损害颅底脑神经（视神经、动眼神经等）时，则引起相应的脑神经损害症状。渗出物机化后，使蛛网膜下腔阻塞，影响脑脊液循环，尤其是第四脑室正中孔和外侧孔阻塞，可引起脑积水。颅内压增高引起头痛、喷射状呕吐。脑脊液内可查到结核分枝杆菌。

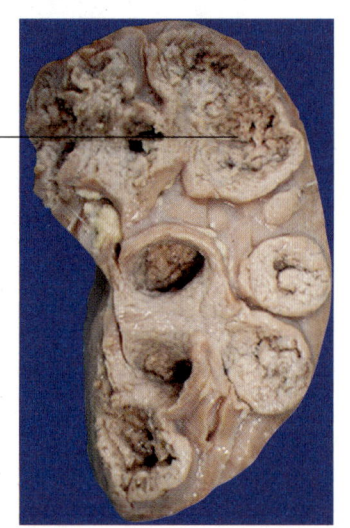

结核空洞

图 20-7　肾结核（肉眼观）

（四）肾结核病

肾结核病多见于 20~40 岁男性。泌尿系统结核多由肾结核开始，常为单侧性，由原发性肺结核血行播散而来。病变始于皮质和髓质交界处，初为局灶性结核病变，继而病灶扩大，发展为干酪样坏死，肾组织遭破坏，肾内空洞形成（图 20-7），干酪样坏死物质大量经尿排出，尿液中多有大量结核分枝杆菌，致使输尿管、膀胱相继受累。也可逆行至对侧输尿管和肾。因输尿管黏膜破坏，纤维组织增生，可致管腔狭窄，甚至阻塞；血管破坏而有血尿；大量干酪样坏死物质排出时可形成"脓尿"。

（五）生殖系统结核病

男性生殖系统结核病主要发生在附睾，结核分枝杆菌多由泌尿系统结核直接蔓延而来，血行感染偶见。附睾肿大变硬，常与阴囊壁粘连，坏死物液化后可穿破阴囊皮肤，形成经久不愈的窦道。女性生殖系统结核主要在输卵管，多由血行播散而来，少数来自腹膜结核。子宫内膜和卵巢的结核病，则常是输卵管结核病蔓延的结果。生殖系统结核是男性、女性不孕不育的常见原因之一。

视频
肾结核

（六）骨与关节结核病

骨与关节结核病多见于儿童和青少年，由血行播散所致。本病常发生于负重或活动性较大的骨与关节，以脊椎骨、长骨的骨骺端最多见。病变按其性质分为两型。

1. **干酪样坏死型**　以骨质破坏形成干酪样坏死及死骨为特征，坏死物液化后，可在骨旁出现结核性脓肿，由于这种"脓肿"实际上是液化的干酪样坏死物，红、痛、热不明显，故称为"冷脓肿"。脊椎结核在骨结核中最常见，多见于第 10 胸椎至第 2 腰椎。常破坏椎间盘和邻近椎体，发生塌陷，引起脊柱后凸畸形（驼背）（图 20-8），可压迫脊髓引起截瘫。脊椎的"冷脓肿"脓液可沿脊柱周围软组织向下流，在远隔部位出现。如腰椎结核可在腰大肌鞘膜下、腹股沟韧带处形成"冷脓肿"。

2. 增生型 以形成结核性肉芽组织为主要特征，较上型少见。

关节结核多继发于骨结核，再累及附近关节软骨和滑膜，常见于髋、膝、踝、肘等关节。病变处软骨破坏，肉芽组织增生，内膜增厚，结核结节形成，纤维蛋白渗出。炎症波及周围软组织，使关节明显肿胀。干酪样坏死穿破软组织及皮肤时，可形成经久不愈的窦道。病变愈合后，由于关节腔内纤维组织增生，致使关节强直。

（七）淋巴结结核病

淋巴结结核病多见于儿童和青年，以颈部淋巴结结核（俗称"瘰疬"）最多见，其次是支气管旁和肠系膜的淋巴结结核病。颈部淋巴结结核的结核分枝杆菌多来自肺结核原发病灶中的肺门淋巴结，也可来自口腔、咽喉的结核病灶。病变淋巴结内有结核结节形成和干酪样坏死，淋巴结增大，当炎症累及淋巴结周围组织时，则淋巴结彼此粘连，形成较大的包块。干酪样坏死物液化后可穿破颈部皮肤，形成长年不愈的窦道。

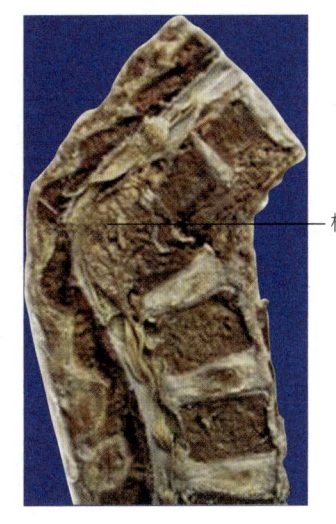

图 20-8 脊椎结核（肉眼观）

椎体破坏、塌陷

视频
脊椎结核

第二节 病毒性肝炎

病毒性肝炎（viral hepatitis）是一组由肝炎病毒引起的，以肝细胞变性、坏死为主要病变的常见传染病。本病在世界各地均有发生或流行，严重危害人类的健康。

一、病因及发病机制

肝炎病毒有甲型（HAV）、乙型（HBV）、丙型（HCV）、丁型（HDV）、戊型（HEV）、庚型（HGV）六种，分别引起相应的病毒性肝炎。各型肝炎病毒的特点见表20-3。

表 20-3 各型肝炎病毒的特点

项目	HAV	HBV	HCV	HDV	HEV	HGV
肝炎类型	甲型	乙型	丙型	丁型	戊型	庚型
病毒性质	小RNA病毒	DNA病毒	单链RNA病毒	缺陷病毒	单链RNA病毒	单链RNA病毒
病毒直径/nm	27~32	42	30~60	35~37	27~34	50~100
传播途径	肠道	血液、分泌物	血液、分泌物	血液、分泌物	肠道	输血、注射
潜伏期/周	2~6	4~26	2~26	4~7	2~8	不清
发病机制	直接损伤	免疫损伤	免疫损伤	免疫损伤	直接和免疫损伤	不清
病毒携带者	无	有	有	有	无	有
转成慢性肝炎	无	5%~10%	>70%	<5%	无	无
发生肝癌	无	有	有	有	无	无
引起急性重型肝炎	0.1%~0.4%	<1%	罕见	3%~4%	0.3%~3%*	无

* 如HEV感染合并妊娠，引起急性重型肝炎的可能性为20%。

各型肝炎的发病机制可能不同，对乙型肝炎发病机制的研究较多。HBV 是通过细胞免疫引起病变。HBV 侵入机体后进入肝细胞内复制繁殖，再从肝细胞释出入血，在肝细胞表面留下病毒抗原成分，致敏的 T 淋巴细胞与肝细胞表面抗原结合，发挥淋巴细胞毒作用，杀伤靶细胞以清除病毒，造成肝细胞损伤。

病毒性肝炎类型与肝炎病毒的数量、毒力及患者的细胞免疫反应强弱有关。① 免疫功能正常，感染病毒数量较少，毒力较弱时，发生急性普通型肝炎。② 免疫功能过强，感染病毒数量较多，毒力较强时，发生重型肝炎。③ 免疫功能不足时，不能完全清除受感染的靶细胞，病毒持续感染，在肝细胞内反复复制，引起肝细胞反复损害而成为慢性肝炎。④ 免疫功能耐受或缺陷时，病毒与宿主肝细胞共生，持续存在，肝细胞也不受损害，感染者成为无症状的病毒携带者。

二、基本病理变化

病毒性肝炎的类型虽然不同，但基本病理变化均属于变质性炎症，以肝细胞变性、坏死为主，伴有不同程度的炎症细胞浸润、肝细胞再生和间质反应性增生。

1. 肝细胞变性、坏死

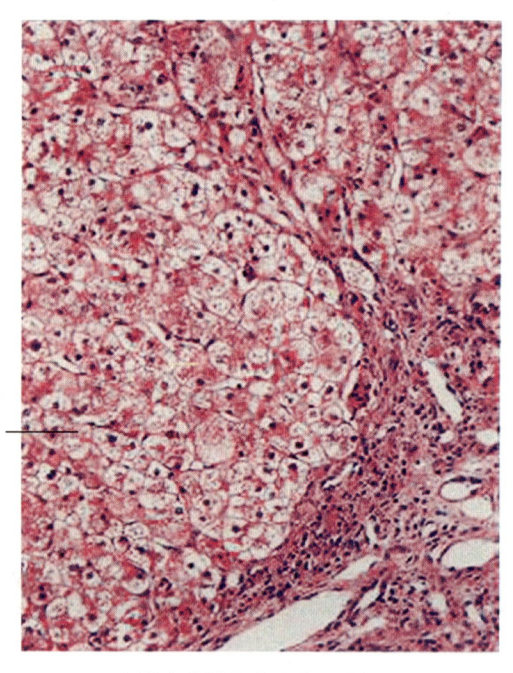

肝细胞气球样变性，周围肝血窦变窄

图 20-9　急性病毒性肝炎（镜下观）

（1）肝细胞变性：① 细胞水肿，是最常见的变性病变，是由于肝细胞受损，代谢障碍，使细胞水分增多造成。细胞肿大，胞质疏松呈网状半透明（胞质疏松化）。进一步发展，肝细胞呈球状，胞质几乎完全透明时，称气球样变性（图 20-9）。肝血窦因肝细胞肿胀、受压变窄。② 嗜酸性变，往往累及单个或几个肝细胞，散在于肝小叶内。胞质水分脱失浓缩，体积变小，嗜酸性染色增强，胞质颗粒消失，细胞核染色加深。

（2）肝细胞坏死：按照坏死的形态特点分为两种。① 嗜酸性坏死：嗜酸性变进一步发展，使细胞体积更小，胞质更加浓缩，胞核破裂、消失，形成深红色的圆形小体，称为嗜酸性小体，为单个肝细胞的死亡。② 溶解坏死：细胞水肿进一步发展，细胞膜崩解，导致溶解性坏死。

按照坏死的程度及范围分为四种。① 点状坏死：为散在于肝小叶内单个或数个相邻肝细胞的坏死，在坏死肝细胞周围伴有炎症细胞浸润，病变轻微（图 20-10），临床上多见于急性普通型肝炎。② 碎片状坏死：为起始于肝小叶周边界板处肝细胞的灶性坏死和崩解，伴有炎症细胞浸润，多见于轻度慢性肝炎。③ 桥接坏死：指中央静脉与汇管区之间、两个小叶中央静脉之间、两个汇管区之间发生的融合性肝细胞坏死带，伴有肝细胞的不规则再生及纤维结缔组织增生，并发展为纤维间隔而分割小叶，常见于中重度慢性肝炎。④ 肝细胞大片坏死（图 20-11）：多见于重型肝炎。

2. 炎症细胞浸润　在汇管区或肝小叶内有数量不等的淋巴细胞、单核细胞、少量浆细胞及中性粒细胞浸润等。

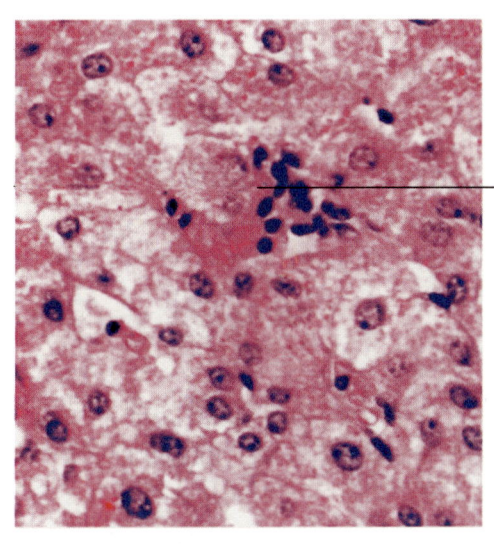

点状坏死伴炎症细胞浸润，周围肝细胞气球样变性

图 20-10 急性病毒性肝炎（镜下观）

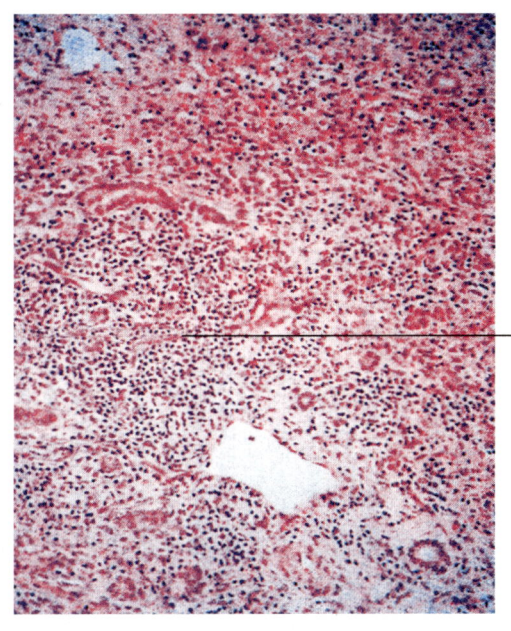

肝细胞大片坏死，仅有少数肝细胞存活

图 20-11 急性重型肝炎（镜下观）

3. 肝细胞再生及间质反应性增生 急性期后或慢性肝炎时，出现再生或增生性改变。

（1）肝细胞再生：坏死区邻近的肝细胞分裂、再生修复。再生的肝细胞体积较大，核大而深染，可有双核。如坏死严重，肝索纤维支架塌陷，再生的肝细胞不能排列成索状，便堆积成团，称为结节状再生。

（2）间质反应性增生：肝小叶内库普弗（Kupffer）细胞增生、肥大，伴有大量间质细胞、成纤维细胞增生并产生大量胶原纤维，可发展成肝硬化。慢性病变汇管区可伴有胆小管增生。

三、病理临床分型

各型肝炎病毒引起的肝炎其病理变化和临床表现基本相同，常用分类除按病因分为甲、乙、丙、丁、戊、庚六型之外，也可按病理临床病理分类为普通型和重型。普通型包括急性肝炎（黄疸型、无黄疸型）和慢性肝炎（轻度、中度、重度）；重型包括急性重型、亚急性重型。

（一）急性（普通型）肝炎

病毒性肝炎中以急性肝炎最常见，我国以无黄疸型多见，大部分是乙型肝炎，少部分为丙型肝炎。黄疸型病变稍重，但病程较短，以甲、丁、戊型肝炎多见。两型病变基本相同。

1. 病理变化 肉眼观，肝体积增大，重量增加，被膜紧张，质较软，表面光滑。镜下观，肝细胞广泛变性，以胞质疏松化和气球样变性为主。肝细胞坏死轻微，仅在肝小叶内有散在点状坏死灶，点状坏死区肝细胞索网状纤维支架完整未塌陷，肝细胞再生可完全恢复原来的结构和功能。汇管区和肝小叶内有少量炎症细胞浸润。黄疸型患者坏死灶稍多，病情稍重，毛细胆管腔内有胆栓形成。

2. 病理临床联系 患者表现为肝大（肝细胞变性、肝细胞再生等），肝区疼痛或压痛（肝被膜紧张刺激神经末梢），血清转氨酶升高（肝细胞变性、坏死后，酶释放入血），黄疸（胆红素代谢障碍）等。

3. 结局 大多数在半年内可恢复，一部分患者（多为乙型、丙型肝炎）恢复较慢，需半年到一年，少数可发展为慢性，极少数可恶化为重型肝炎。

（二）慢性（普通型）肝炎

病程持续在一年以上者，称为慢性肝炎，80% 为乙型肝炎转变而来。根据病理变化分为轻度、中度、重度。

1. 轻度慢性肝炎　肝细胞变性，点状坏死，偶见轻度碎片状坏死，汇管区周围纤维组织增生，汇管区及小叶内炎症细胞浸润，肝小叶结构完整。

2. 中度慢性肝炎　肝细胞坏死明显，中度碎片状坏死和桥接坏死。汇管区及小叶内有明显的炎症细胞浸润，肝小叶内纤维间隔形成，小叶结构大部分完整。

3. 重度慢性肝炎　肝细胞坏死广泛，形成重度碎片状坏死，桥接状坏死，坏死周围形成相应的桥接状纤维化。坏死区肝细胞有不规则再生，小叶内及小叶周边部坏死区纤维组织增生，纤维条索互相连接，分割肝小叶结构，逐渐有假小叶形成。

轻度慢性肝炎可以痊愈或病变相对静止，少数转变为中重度慢性肝炎。晚期，肝小叶结构紊乱，形成假小叶，即为早期肝硬化。有时也可在慢性肝炎的基础上，发生大片新鲜的肝细胞坏死，转变为重型肝炎。

（三）重型肝炎

根据发病急缓和病变程度，分急性重型和亚急性重型肝炎。

1. 急性重型肝炎　少见，起病急，发展迅猛，病情凶险，病死率高，多在 2 周内死亡。临床上又称暴发型肝炎或电击型肝炎。

（1）病理变化：肉眼观，肝体积显著缩小，重量减轻，仅为 600~800 g，质地柔软，被膜皱缩，切面呈黄色或红褐色，又称为急性黄色肝萎缩或急性红色肝萎缩。镜下观，肝细胞大片坏死，小叶周边残留少许脂肪变性的肝细胞，肝血窦明显扩张、充血、出血，库普弗细胞增生、肥大，并吞噬细胞碎屑及色素。小叶内和汇管区有淋巴细胞、巨噬细胞浸润，肝细胞再生不明显。

（2）病理临床联系：临床出现重度黄疸（肝细胞性黄疸）、出血（凝血因子合成障碍）、肝功能障碍（肝解毒功能障碍）及肝肾综合征（胆红素代谢障碍和血液循环障碍）等。患者大多于 2 周内死亡，常死于肝衰竭、消化道大出血、DIC 及急性肾衰竭等。少数转变为亚急性重型肝炎。

2. 亚急性重型肝炎　多数由急性重型肝炎迁延而来，也可一开始呈亚急性经过，少数患者可由急性普通型肝炎恶化而来，较急性重型肝炎病程稍长，可达 1 个月至数个月。

（1）病理变化：肉眼观，肝体积缩小，被膜皱缩，病程长者可形成大小不等的结节，质地变硬，切面呈黄绿色（亚急性黄色肝萎缩），其中可见散在的红褐色或黄色坏死区。镜下观，肝细胞大片坏死，与急性重型肝炎比较除坏死程度稍轻外，有明显的肝细胞结节状再生。坏死区肝索网状纤维支架塌陷和胶原纤维化，使再生的肝细胞呈不规则的结节状，肝小叶结构破坏。炎症细胞浸润明显。肝细胞和胆小管内有淤胆现象。

（2）结局：如及时治疗，病变可停止发展或有治愈可能；病变迁延者可转变为坏死后肝硬化；病情进展者可发生肝衰竭。

四、预防原则

积极采取预防措施，控制传染源，管理好无症状 HBV 和 HCV 携带者，禁止其献血和从事食品或托幼工作。教育患者了解各型病毒性肝炎的传播途径，实行分餐制，注意对患者的食具、用具的消毒，介绍隔离的目的和方法等。保护易感人群，为预防肝炎，可接种肝炎疫苗、注射人体免疫球蛋白等。

第三节 伤 寒

伤寒（typhoid fever）是由伤寒沙门菌引起的一种急性传染病。本病好发于夏秋季，青壮年多见，痊愈后可获得稳固免疫力。

一、病因及发病机制

伤寒沙门菌属于沙门菌属中的 D 族，是革兰氏阴性菌。菌体产生的内毒素是致病的重要因素。伤寒沙门菌含有菌体 O 抗原、鞭毛 H 抗原和表面 Vi 抗原，其中以 O 和 H 抗原性较强，能刺激机体产生相应的抗体，故可用于血清凝集试验（肥达反应），测定血清中的抗体，辅助临床诊断。有 90% 的带菌者抗 Vi 抗体阳性，可用于发现伤寒带菌者。

伤寒患者和带菌者为本病的传染源。病菌随粪便和尿排出体外，污染食物、水源，经消化道感染。苍蝇在本病传播上起媒介作用。伤寒沙门菌随食物和饮水进入消化道后，因菌量较少，可被胃酸杀灭。在机体抵抗力低下或消化道功能失调时，未被杀灭的细菌进入肠腔，通过小肠黏膜上皮细胞侵入肠壁淋巴组织，然后沿淋巴管到达肠系膜淋巴结，并在其中生长繁殖。部分伤寒沙门菌经胸导管进入血液，引起菌血症，并很快进入肝、脾、骨骼和淋巴组织等处进行繁殖。此时临床上无明显症状，称为潜伏期，有 10 日左右。此后进入单核巨噬细胞系统的病菌及其释放的毒素再次进入血液，引起败血症，出现全身中毒症状和各器官的病理变化，回肠下段淋巴组织明显增生，此即发病的第 1 周，血液细菌培养呈阳性。第 2~3 周，伤寒沙门菌在胆囊内生长繁殖达到一定数量，再次进入回肠，使已经致敏的肠黏膜淋巴组织坏死、脱落并形成溃疡。

二、病理变化及病理临床联系

伤寒引起的病理变化是全身单核巨噬细胞系统的急性增生性炎症。病变主要累及肠道淋巴组织、肠系膜淋巴结、肝、脾和骨髓等。增生的巨噬细胞体积大，吞噬功能活跃，胞质内可见被吞噬的伤寒沙门菌、红细胞、淋巴细胞和坏死的细胞碎片，这种细胞是伤寒的特征性细胞，故称为伤寒细胞。伤寒细胞常聚集成团形成小结，称为伤寒小结或伤寒肉芽肿（图 20-12），在病理学上具有重要的诊断价值。

（一）单核巨噬细胞系统病变

1. 肠道病变 以回肠下段集合淋巴小结和孤立淋巴小结的病变最显著。按其病变的发展过程分四期，每期约 1 周。

（1）髓样肿胀期：发病第 1 周，肉眼观，肠壁充血、水肿，淋巴组织增生、肿胀，突出于黏膜表面，呈圆形或椭圆形，质软，表面凹凸不平，状似脑回，故称为"髓样肿胀"（图 20-13）。镜下观，肠壁淋巴组织内伤寒细胞增生，形成伤寒肉芽肿。

（2）坏死期：发病第 2 周，局部肠黏膜发生多数小灶性坏死（图 20-13）。镜下观，坏死

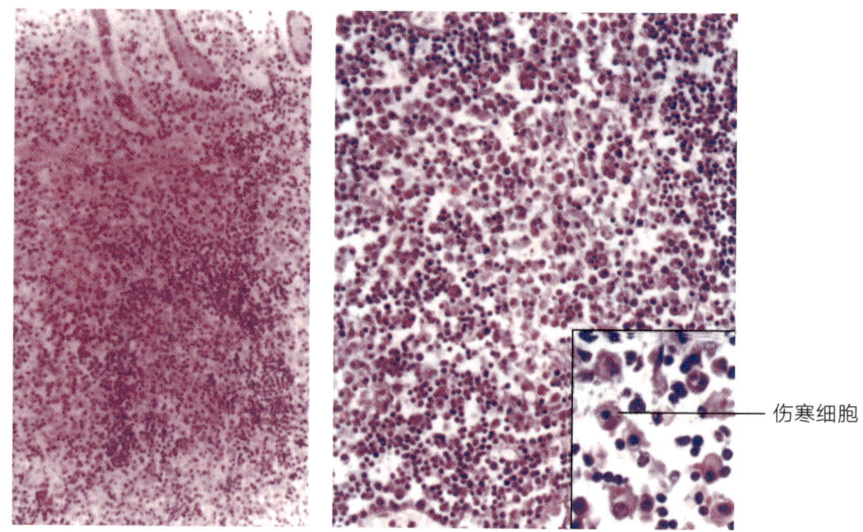

图 20-12　伤寒肉芽肿（镜下观）

伤寒细胞

视频
伤寒肠道病变
（肉眼观）

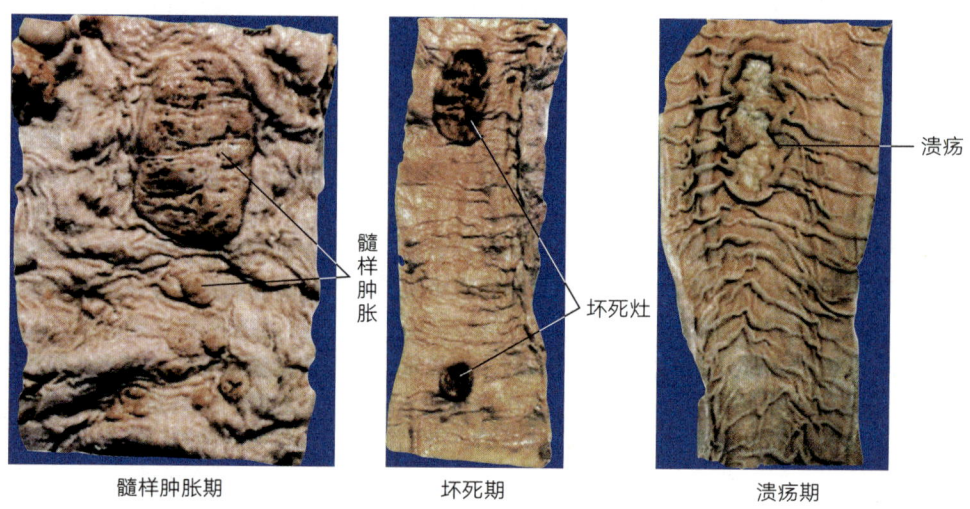

髓样肿胀期　　　　　　坏死期　　　　　　　溃疡期

髓样肿胀

坏死灶

溃疡

图 20-13　伤寒肠道病变（肉眼观）

组织呈一片红染无结构组织，周边及底部见典型伤寒肉芽肿。

此期由于伤寒沙门菌的内毒素不断吸收入血和组织坏死，故中毒症状更加明显，体温持续在 39~40℃，多呈稽留热型，皮肤出现玫瑰疹（伤寒沙门菌栓子栓塞皮肤毛细血管或伤寒沙门菌及其毒素刺激皮肤毛细血管，使之扩张、充血所致），分布于胸腹壁皮肤，直径 2~4 mm，压之褪色，一般在数日内消失。血中抗体滴度升高，肥达反应呈阳性。

（3）溃疡期：发病第 3 周，小的坏死灶互相融合，坏死组织溶解、脱落形成溃疡，溃疡的外形与淋巴小结的分布及形态一致，呈圆形或椭圆形，溃疡的长径与肠管纵轴平行，此为肠伤寒溃疡的特点（图 20-13）。溃疡深浅不一，常穿透黏膜肌层达黏膜下层，严重者可穿透肌层和浆膜层，引起肠穿孔，累及血管可引起肠出血。此期的临床表现与坏死期大致相同。

（4）愈合期：发病第 4 周，坏死组织完全脱落，溃疡底部及边缘长出肉芽组织，逐渐将溃疡填平，最后由周围肠黏膜上皮再生进行覆盖而愈合。由于病灶长径与肠管纵轴相平行，故一般不会因为瘢痕收缩而引起肠管狭窄。患者体温下降，并伴有出汗，其他症状及体征逐渐消失。

由于临床上早期应用有效抗生素，所以已经很难见到上述四期的典型病变。

2. 其他单核巨噬细胞系统病变　肠系膜淋巴结、脾、肝及骨髓等均可见巨噬细胞增生活跃，伤寒肉芽肿形成及灶状坏死，相应组织、器官增大。骨髓内粒细胞系统被增生的巨噬细胞代替，故外周血内中性粒细胞减少。由于骨髓内巨噬细胞吞噬的细菌较多，所以 90% 骨髓细菌培养阳性。

（二）其他脏器病变

1. 胆囊病变 胆汁是伤寒沙门菌良好的培养基。伤寒沙门菌经血液到达胆囊，并在其中大量繁殖，再通过胆汁不断地向肠道内排放。临床上，患者虽然痊愈，但是胆汁中的伤寒沙门菌并没有完全被消灭，常常通过胆汁不断地向肠道排菌，并通过粪便造成污染，是伤寒的主要传染源。

2. 心脏病变 严重者可发生心肌坏死及中毒性心肌炎，致心肌收缩力减弱，加之毒素作用，使迷走神经兴奋性增高，临床表现为相对缓脉等。

3. 中枢神经系统病变 细菌毒素引起脑小血管内膜炎，脑神经细胞变性、坏死及胶质细胞增生。

此外，肾小管上皮细胞可发生水肿；膈肌、腹直肌及股内收肌可发生凝固性坏死（亦称蜡样变性），出现肌痛等。

三、并发症

1. 肠穿孔 最严重，多发生在溃疡期，常在肠胀气或腹泻时发生，穿孔后常引起弥漫性腹膜炎，甚至危及生命。

2. 肠出血 较常见，常发生于坏死期和溃疡期，严重时可发生出血性休克。

3. 支气管肺炎 以小儿多见，因其抵抗力低下，继发肺炎球菌或其他细菌感染所致，少数病例也可由伤寒沙门菌直接引起。

四、结局

伤寒若无并发症，一般经过 1 个月可以自愈，病愈后可获得较强的免疫力。主要死亡原因是败血症、肠穿孔和肠出血等。

五、预防原则

积极采取预防措施，管理传染源，加强对粪便、水源、饮食卫生的管理，消灭苍蝇，养成良好的个人卫生习惯，提高人群免疫力。向患者、家属和社区群众宣传伤寒的致病因素和预防措施，以及采取疾病流行期隔离和预防措施。

第四节　细菌性痢疾

细菌性痢疾（bacillary dysentery）是由志贺菌引起的一种肠道传染病，简称菌痢。本病多见于夏秋季，多为散发性，有时也可引起流行。儿童发病率较高，老年患者少见。

一、病因及发病机制

志贺菌俗称痢疾杆菌，为革兰氏阴性杆菌，依据其抗原结构和生化反应不同分为四种，即福氏、宋内、鲍氏和痢疾志贺菌，均能产生内毒素，痢疾志贺菌能产生强烈的外毒素。

细菌性痢疾患者和带菌者是其传染源。病原菌随粪便排出，直接或间接（苍蝇为媒介）污染水源、食物、日常生活用品和手等，经口传染给健康人群。食物和饮水的污染可引起大流行。志贺菌经口进入胃，大部分被胃酸杀灭，仅少部分进入肠道。志贺菌进入人体后是否发病，主要取决于机体抵抗力的强弱、侵入细菌数量的多少和毒力的大小。当受寒、暴饮、暴食、过度疲劳等诱因使机体抵抗力降低时，志贺菌侵入肠黏膜上皮后，首先在上皮细胞内大量繁殖，再经基膜进入固有层，并在该处进一步繁殖，菌体裂解后释放出内毒素，内毒素被吸收入血引起全身中毒症状，作用于肠壁导致肠黏膜产生病理变化。

二、病理变化及病理临床联系

细菌性痢疾主要发生于大肠，尤以直肠和乙状结肠为重。病变严重者可波及整个结肠甚至回肠下段。根据肠道炎症的特征和临床经过，分三种类型。

（一）急性细菌性痢疾

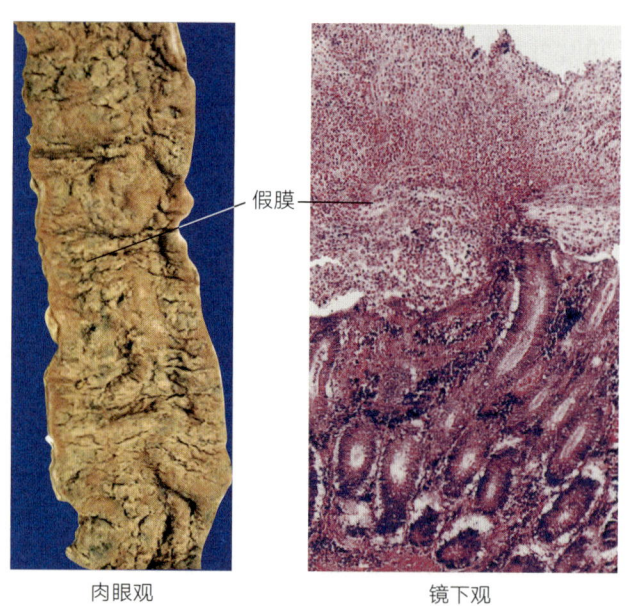

假膜

肉眼观　　　　镜下观

图 20-14　细菌性痢疾

急性细菌性痢疾简称急性菌痢。早期为急性卡他性炎，表现为黏液腺分泌亢进，黏膜充血、水肿，中性粒细胞、巨噬细胞浸润。随病变发展，肠黏膜上皮坏死、脱落，并有大量纤维蛋白渗出。坏死组织与渗出的纤维蛋白、红细胞、中性粒细胞和细菌一起形成特征性假膜（图20-14）。假膜位于肠黏膜皱襞的顶端，最先呈糠皮状，后来随着病变范围的扩大，病灶相互融合成片状，呈灰白色。如出血严重或被胆色素浸染，假膜则分别呈暗红色或灰绿色。大约发病1周，在中性粒细胞崩解释放的蛋白水解酶作用下，假膜溶解，呈片状脱落，形成大小不等、形状不规则的浅表性"地图状"溃疡，溃疡仅局限于黏膜层，很少累及黏膜肌层。当溃疡趋向愈合时，黏膜上皮再生修复，不形成明显瘢痕。少数较深较大的溃疡，愈合后可形成表浅的瘢痕，一般不引起肠狭窄。

临床上，由于病变肠管蠕动亢进并有痉挛，引起阵发性腹痛、腹泻等。初期由于肠黏膜的急性卡他性炎，排水样便和黏液便。后因假膜溶解、脱落及小血管损伤引起出血，转为黏液脓血便。由于炎症刺激直肠壁内的神经末梢及肛门括约肌，所以患者表现出明显的里急后重、腹痛和频繁排便。由于细菌的毒素被吸收，患者出现头痛、发热、乏力、食欲减退等全身中毒症状及白细胞增多。严重患者可有呕吐，出现水、电解质和酸碱平衡紊乱，血压下降，甚至发生休克。

急性菌痢的自然病程为1~2周，经适当治疗，大多数痊愈，很少引起肠出血、肠穿孔等并发症，少数可转为慢性细菌性痢疾。

（二）慢性细菌性痢疾

病程持续超过2个月者，称为慢性细菌性痢疾，简称慢性菌痢，多由急性菌痢转变而来，以福氏志贺菌感染者居多。肠道病变此起彼伏，肠壁黏膜原有的溃疡尚未愈合，又有新的溃疡形成，新旧病变常交替发生。慢性溃疡较急性溃疡深，可达肌层，其边缘的肠黏膜常过度增生并形成息肉。由于肠壁反复损伤，形成慢性溃疡，肉芽组织修复形成纤维瘢痕，使肠壁呈不规则增厚、变硬，甚至引起肠腔狭窄。

临床表现为腹痛、腹胀、腹泻与便秘交替等症状，大便常带有黏液或少量脓血。在急性发作期间，则可出现急性菌痢的症状。大便细菌培养有时阳性。有少数患者仅为志贺菌的携带者，无明显的临床症状和体征，成为传染源。

（三）中毒性细菌性痢疾

中毒性细菌性痢疾是细菌性痢疾中最严重的一型，多见于2~7岁儿童，成人少见，其发生可能与特异性体质对细菌毒素产生强烈的过敏反应有关。其特点是发病急骤，肠道病变和症状不明显，但出现严重的全身中毒症状。发病后数小时内出现中毒性休克或呼吸衰竭。常由毒力较低的福氏志贺菌或宋内志贺菌引起。肠道病变为卡他性炎。可有全身器官病变，如大脑和脑干充血、水肿、点状出血，神经细胞变性、坏死，肾小管上皮细胞变性、坏死，肾上腺皮质出血等。

三、预防原则

积极采取预防措施，管理传染源，加强对饮食、饮水和粪便的管理，消灭苍蝇，改善环境等。开展健康教育，使患者了解细菌性痢疾的发病及传播途径等有关知识。

第五节 流行性脑脊髓膜炎

流行性脑脊髓膜炎（epidemic cerebrospinal meningitis）是由脑膜炎双球菌引起的急性化脓性脑脊髓膜的炎症，简称流脑。本病冬春季多见，好发于儿童及青少年。发病急，传播迅速，易引起大流行。

一、病因及发病机制

脑膜炎双球菌具有荚膜，能抵抗体内白细胞的吞噬作用，并产生内毒素，引起小血管出血、坏死，致使皮肤、黏膜出现瘀点、瘀斑。脑膜炎双球菌存在于患者或带菌者的鼻咽部，借飞沫经呼吸道传染。病菌进入上呼吸道后，大多数感染者只引起局限性的上呼吸道炎症而不发病，成为带菌者。当机体抗病能力低下或菌量多、毒性大时，细菌则在局部大量繁殖，产生内毒素，引起短期菌血症或败血症。只有2%~3%的患者由于机体抵抗力低下，细菌到达脑脊髓膜引起化脓性炎症。

二、病理变化

根据病情进展，一般可分为三期。

1. **上呼吸道感染期**　细菌在鼻咽部黏膜繁殖，经 2~4 日的潜伏期后，出现上呼吸道感染病理变化，主要为黏膜充血、水肿，少量中性粒细胞浸润，分泌物增多。

2. **败血症期**　上呼吸道感染期经 1~2 日，患者进入此期。患者皮肤、黏膜出现瘀点、瘀斑，因细菌栓塞末梢血管或细菌毒素对血管壁的损伤导致出血灶，血培养阳性。出血处刮片也常可找到脑膜炎双球菌。因中毒，患者表现为高热、头痛、呕吐及外周血中性粒细胞增高等。

3. **脑膜脑炎期**　肉眼观，脑脊髓膜血管高度扩张、充血，蛛网膜下腔有脓性渗出物堆积，脑沟内尤为明显（图 20-15）。脑沟、脑回因脓性渗出物覆盖而模糊不清，以大脑额叶、顶叶面最明显。镜下观，蛛网膜下腔增宽，其内含有大量中性粒细胞和少量单核细胞、淋巴细胞和纤维蛋白，血管高度扩张、充血。脑实质一般不受累，邻近的脑皮质可有轻度水肿。严重患者邻近脑膜的脑实质可出现炎症，使神经细胞变性，称为脑膜脑炎。

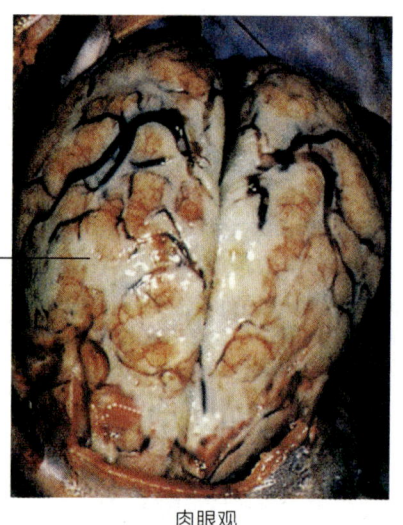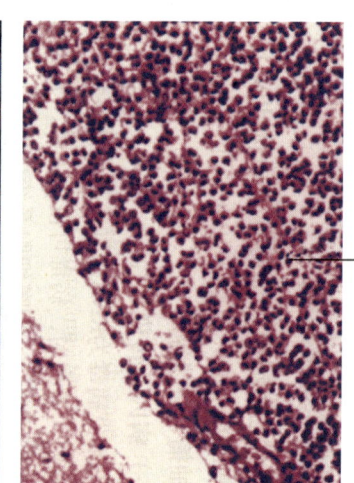

脑膜血管扩张，脑沟内充满脓液

蛛网膜下腔大量中性粒细胞渗出

肉眼观　　　　　　　　　镜下观

图 20-15　流行性脑脊髓膜炎

三、病理临床联系

1. **脑膜刺激征**　患者表现为颈项强直和屈髋伸膝征（Kernig 征）阳性。由于炎症累及脊髓神经根周围的蛛网膜及软脑膜，使脊神经根在通过椎间孔处受压，当颈部或背部肌肉运动时产生疼痛，因而颈部肌肉发生保护性痉挛而呈僵硬状态，称为颈项强直。在婴幼儿，常因发生腰背部肌肉保护性痉挛而呈"角弓反张"征。当做屈髋伸膝试验时，因坐骨神经受到牵拉，引起腰神经根压痛的表现，即 Kernig 征阳性。

2. **颅内压升高**　患者表现为头痛、喷射性呕吐、视物模糊等，小儿常有前囟饱满。由于脑脊髓膜血管扩张、充血，蛛网膜下腔渗出物堆积、阻塞而影响脑脊液吸收。

3. **脑脊液变化**　蛛网膜下腔有大量脓性渗出物，呈混浊脓样，含大量脓细胞，蛋白增多，糖含量减少，涂片或细菌培养可查见病原菌。脑脊液检查结果是诊断本病的重要依据。

四、结局及并发症

由于磺胺类药物及抗生素的广泛应用和及时治疗，大多数患者可痊愈。目前，死亡率已由原来的 70%~90% 下降至 5% 以下。如治疗不当，可发生后遗症。① 脑积水：由于蛛网膜下腔渗出物的机化，使脑膜粘连、脑脊液循环障碍所致。② 脑神经受损：由脑基底部脑膜炎累及自该处出颅的 Ⅲ、Ⅳ、Ⅴ、Ⅵ和Ⅶ对脑神经，引起相应神经麻痹征，如失聪、视力障碍、斜视及面神经麻痹等。③ 脑底部脉管炎致管腔阻塞引起相应部位的脑缺血性梗死。

少数病例（主要是儿童）起病急，病情危重，称为暴发型流脑。根据临床病理特点，又可分为以下两型。

1. 暴发型脑膜炎球菌败血症　患者出现败血症休克而脑膜病变轻微。患者以周围循环衰竭、休克，皮肤大片紫癜，两侧肾上腺皮质出血、衰竭为特征，称沃-弗综合征（Waterhouse-Friderichsen syndrome）。绝大多数患儿在发病 24 小时内死亡。其发生机制是由于大量脑膜炎球菌内毒素引起中毒性休克及弥散性血管内凝血。

2. 暴发型脑膜脑炎　除脑膜炎外，软脑膜下脑组织受累，由于脑微循环障碍，脑组织瘀血，发生严重脑水肿，使颅内压急骤升高。临床表现为突然高热，剧烈头痛，频繁呕吐，常伴惊厥、昏迷、脑疝形成，如抢救不及时，可危及生命。

五、预防原则

积极采取预防措施，流行期间做好卫生宣传工作，保持室内通风，保护易感人群，注射疫苗，必要时可用药物预防。

第六节　流行性乙型脑炎

流行性乙型脑炎（epidemic encephalitis B）是由乙型脑炎病毒感染引起的脑脊髓实质的变质性炎，简称乙脑。本病起病急，发展快，病情重，死亡率高，夏秋之交（7~9 月）流行，儿童发病率较成人高，尤以 10 岁以下儿童多见。

一、病因及发病机制

乙型脑炎病毒为嗜神经性 RNA 病毒。传染源为乙型脑炎患者和中间宿主家畜、家禽，如猪、牛、鸡、鸭等。蚊子是传播媒介，主要是库蚊、伊蚊和按蚊，如蚊虫叮咬带病毒的家畜、家禽，然后再叮咬人，引起感染。病毒侵入人体，先在局部血管的内皮细胞中及全身单核巨噬细胞系统繁殖，然后侵入血流引起短暂性的病毒血症。若机体免疫功能强，血-脑屏障正常，病毒则不易进入脑组织致病，仅成为隐性感染。在免疫功能低下，血-脑屏障功能不健全者，病毒则可侵入中枢神经系统致病。

二、病理变化

病变主要发生在脑脊髓实质，可累及整个中枢神经系统，以大脑皮质、基底核、视丘最为严重，小脑皮质、脑桥及延髓次之，脊髓病变最轻，常仅限于颈段脊髓。肉眼观，软脑膜充血，脑水肿明显，脑回宽，脑沟窄。切面见点状出血，皮质深层、基底核、视丘等部位可见粟粒大小的软化灶，半透明状，界限清楚，呈弥漫或灶性分布。镜下观，① 神经细胞变性、坏死，神经细胞肿胀，尼氏体消失，胞质出现空泡、核偏位等。严重时，核固缩、核溶解。在变性的神经细胞周围，常有增生的少突胶质细胞围绕，称为神经细胞卫星现象。小胶质细胞、中性粒细胞侵入神经细胞内，称噬神经细胞现象。② 软化灶形成。神经组织坏死、液化，形成染色较浅、质地疏松、边界清楚的筛网状病灶，称为筛状软化灶。③ 淋巴细胞袖套反应。脑内血管明显扩张、充血，血管周围间隙增宽，以淋巴细胞为主的炎症细胞浸润，围绕血管周围间隙呈袖套状。④ 胶质细胞增生，尤以小胶质细胞增生明显，形成小胶质细胞结节，多位于小血管旁或坏死的神经细胞附近（图 20-16）。

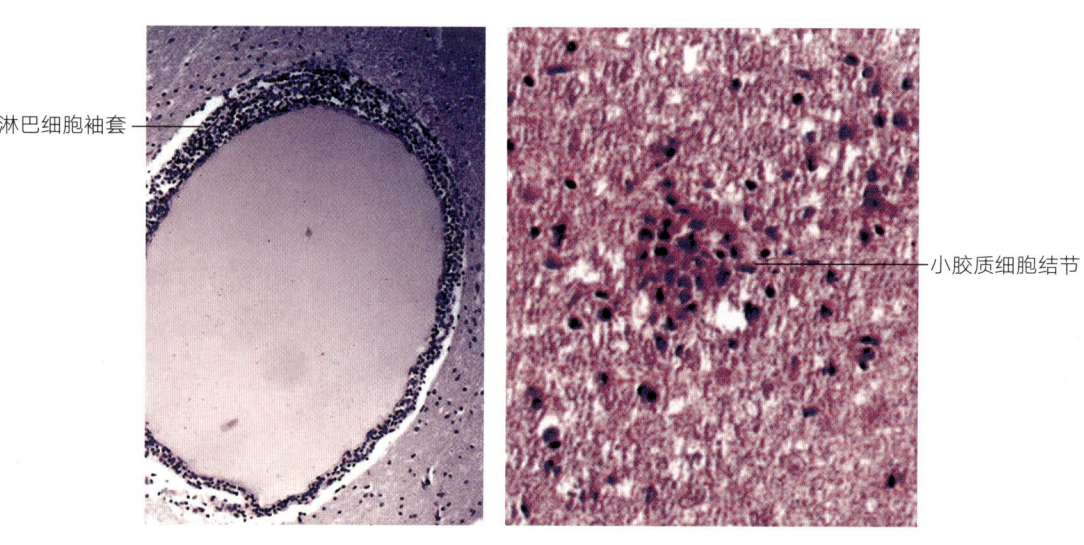

淋巴细胞袖套 ———

——— 小胶质细胞结节

图 20-16 流行性乙型脑炎（镜下观）

三、病理临床联系

1. **嗜睡、昏迷** 由于神经细胞变性、坏死，引起中枢神经系统功能障碍，患者出现嗜睡、抽搐，甚至昏迷等症状，如脑神经受损则导致相应的麻痹症状。

2. **颅内压增高** 由于脑内血管扩张、充血，血管内皮细胞受损，使血管壁的通透性升高，导致脑水肿，引起颅内压升高，患者表现为头痛、呕吐。严重者颅内压升高可形成脑疝，如枕骨大孔疝，可使延髓呼吸中枢受压，而导致中枢性呼吸衰竭。

3. **脑膜炎症状** 临床可表现为脑膜刺激症状和脑脊液中的细胞数增多等。

四、结局

多数患者经过适当治疗，在急性期后可痊愈，脑部病变逐渐消失。重症患者可出现语言障碍、痴呆、肢体瘫痪及因脑神经损伤所致的吞咽困难、中枢性面瘫等，经数月后多能恢复正常。少数患者不能完全恢复，而留下后遗症。

流行性脑脊髓膜炎与流行性乙型脑炎的比较见表20-4。

表20-4 流行性脑脊髓膜炎与流行性乙型脑炎的比较

比较项目	流行性脑脊髓膜炎	流行性乙型脑炎
病原体	脑膜炎双球菌	乙型脑炎病毒
传播途径	呼吸道	蚊媒传播
流行季节	冬春季	夏秋季
病变部位	脑脊髓膜	脑实质
炎症性质	化脓性炎	变质性炎
病变特点	蛛网膜下腔大量中性粒细胞渗出	神经细胞变性、坏死
临床特点	脑膜刺激征、颅内高压征为主	嗜睡、抽搐、昏迷等脑实质损害症状为主
脑脊液检查	混浊，中性粒细胞增多，蛋白增多，糖、氯化物减少，细菌（＋）	澄清，淋巴细胞增多，细菌（－）

五、预防原则

积极采取预防措施，管理传染源，加强对家畜的管理。切断传播途径，防蚊、灭蚊是预防本病的主要措施。对易感人群，接种流行性乙型脑炎灭活疫苗可提高人群免疫力。在流行季节出现高热、头痛、意识障碍应尽快送医院。

第七节 流行性出血热

流行性出血热（epidemic hemorrhagic fever，EHF）是一种由汉坦病毒引起的自然疫源性出血性炎，又称肾综合征出血热。本病广泛流行于欧亚大陆国家，我国是本病的高发区，多发生在地势低洼、潮湿成片的荒草地带。冬季常为此病的发病高峰季节，其他季节多为散发。任何年龄和性别均可发生，以从事野外工作的男性青壮年最为多见。治愈后可获得持久而稳固的免疫力。

一、病因及发病机制

鼠类是主要的自然宿主和传染源。最常见的是黑线姬鼠、褐家鼠、长尾黄鼠、大仓鼠、黑线仓鼠等。流行性出血热病毒在鼠的体内增殖传代，一般认为是由带有病毒的鼠类排泄物（尿、粪、唾液等）污染易感染者的皮肤伤口而感染。另外，病毒可经呼吸道、消化道黏膜侵入人体，如通过吸入被污染的尘埃或食入被污染的食物而致病。一般认为发病机制是汉坦病毒既能直接引起细胞损伤，也可以诱导免疫反应导致组织损伤。

二、病理变化

病变几乎累及全身各个器官，其基本病理变化是小血管（小动脉、小静脉和毛细血管）的广泛损害，尤其是以毛细血管的病变最为突出，主要表现为内皮细胞肿胀、脱落和纤维蛋白样坏死，微血栓形成。严重者可引起弥散性血管内凝血。患者可出现全身皮肤、黏膜和器官出血。

肾脏病变：肉眼观，肾体积增大，质软，髓质呈暗红色，髓放线条纹消失，部分病例可见小的楔形坏死灶；皮质因贫血呈苍白色。肾盂黏膜有不同程度的出血。镜下观，肾髓质明显充血、出血，尤以近皮髓质交界处最显著，肾小管上皮细胞变性、坏死，管腔内可见蛋白管型。

垂体和肾上腺病变：垂体前叶、肾上腺皮质网状带有广泛充血、出血、微血栓形成，重者可见大片凝固性坏死。

心脏病变：心脏重量常明显增加，可达 500 g 左右。心脏各层组织均可见点状出血，尤以右心房和右心耳内膜下的大片状出血为特点。镜下观，可见心肌纤维不同程度地变性、坏死，间质水肿及炎症细胞浸润，小血管内微血栓形成等。

三、病理临床联系

临床上以全身皮肤及各器官广泛性小血管损害为病理学基础，典型病程分为五期，即发热期、休克期、少尿期、多尿期和恢复期。

1. 发热　由于病毒血症，患者可出现持续性高热，以稽留热和弛张热多见，发病后 1~2 日，体温达到高峰，一般持续 5~6 日，伴头痛、腰痛、眼眶痛及酒醉貌。

2. 出血　全身广泛性出血是本病的突出表现之一，发病后 2~3 日出现，并进行性加重。皮肤、黏膜、浆膜和多器官出现点状、斑状，甚至大片状出血。内脏器官的出血则可表现为呕血、咯血、尿血及便血等。广泛性出血与血管壁损伤、血小板减少、弥散性血管内凝血及继发纤溶系统活性增强等有关。

3. 休克　发病后第 4~6 日出现低血压和休克，热退病重，这是本期的重要特点。主要表现为面色苍白、心悸、多汗、脉搏细速、血压下降，严重者发生休克。导致休克的机制：① 血浆外渗、出血使血容量急剧减少。② 病毒的毒性作用导致弥散性血管内凝血；垂体和肾上腺病变，使升压物质产生减少；血管扩张，血管容积增加。③ 心肌收缩力降低，使心输出量减少。

4. 急性肾衰竭　少尿和随后出现多尿是急性肾衰竭的表现，由于肾本身病变和休克所致。急性肾衰竭常是导致患者死亡的原因。

四、预防原则

积极采取预防措施，切断传播途径，消灭鼠类传染源，提高人群免疫力。开展健康教育，宣传本病的传播途径、临床表现及预后，以及在流行季节出现发热、意识障碍应尽快送医院。

第八节 性传播疾病

性传播疾病（sexually transmitted disease，STD）是指通过性接触传播的一类疾病。常见的有尖锐湿疣、淋病、梅毒、艾滋病等。

一、淋病

淋病（gonorrhea）是由淋球菌引起的急性化脓性炎，是最常见的性传播疾病。本病多发生于 15~30 岁年龄段，以 20~24 岁最常见。

1. 病因及传播途径　淋球菌是革兰氏阴性菌，主要侵犯泌尿生殖系统，对柱状上皮和移行上皮有特别的亲和力。感染开始于男性前尿道、女性尿道与子宫颈，以后上行扩散，导致泌尿生殖系统各器官病变。

成人泌尿生殖系统淋病几乎全部通过性接触而传播，儿童可通过接触患者用过的衣、物等感染。分娩时胎儿受母亲产道分泌物污染，可引起新生儿淋病性眼结膜炎。

2. 病理变化及病理临床联系

（1）急性淋病：感染 2~7 日，生殖道、泌尿道黏膜出现急性卡他性化脓性炎症（图 20-17），尿道口、女性外阴及阴道口充血、水肿，并有脓性渗出物流出。镜下观，黏膜充血、水肿，黏膜层有大量中性粒细胞浸润。患者有尿频、尿急、尿痛等症状，局部有疼痛及烧灼感。如未经有效治疗则病变上行延及后尿道及其附属腺体、前列腺、附睾和精囊，或前庭大腺、子宫颈引起化脓性炎症。约 15% 的女性由于经期、流产等诱因作用，可引起子宫内膜炎和急性输卵管炎，并进一步发展为输卵管积脓、弥漫性腹膜炎及中毒性休克等。

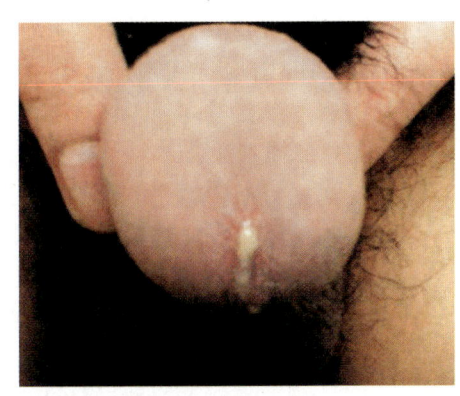

图 20-17　急性淋病（肉眼观）

（2）慢性淋病：感染后未经治疗或治疗不彻底，可逐渐转为慢性淋病，表现为慢性尿道炎、前列腺炎和精囊炎或尿道旁腺炎、前庭大腺炎、慢性宫颈炎、慢性输卵管炎及输卵管积水等。尿道炎性瘢痕可导致尿道狭窄，造成排尿困难。输卵管病变可延及卵巢，形成输卵管卵巢积脓或脓肿，病变扩展至盆腔，导致盆腔炎而引起盆腔器官粘连，患者可因此而不孕。慢性淋病时，淋球菌可长期潜伏在病灶处，并反复引起急性发作。

视频
急性淋病
（肉眼观）

二、尖锐湿疣

尖锐湿疣（condyloma acuminatum）是由人乳头状瘤病毒（human papilloma virus，HPV）感染引起的性传播疾病。本病好发于中青年人，最常见于 20~40 岁。

1. 病因及传播途径　本病主要由 HPV6 型、11 型引起。HPV 具有高度的宿主和组织特异性，只侵袭人体皮肤和黏膜。尖锐湿疣主要通过性接触而传播（约 60%），也可通过非性接触的间接感染而致病。自体接触可由生殖器部位传播到非生殖器部位。

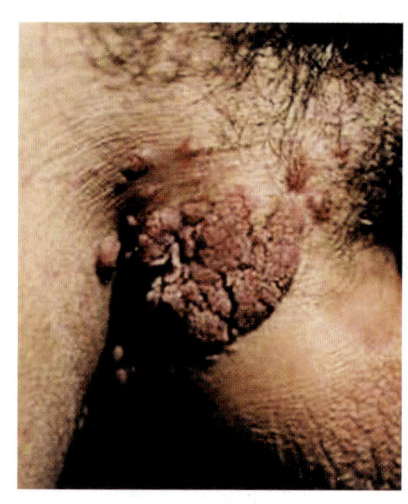

图 20-18 尖锐湿疣（肉眼观）

视频
尖锐湿疣
（肉眼观）

2. 病理变化及病理临床联系 潜伏期长短不一，1~6 个月，平均约 3 个月。好发于潮湿温暖的黏膜和皮肤交界部位。男性常见于阴茎冠状沟、龟头、龟头系带、尿道口或肛门附近。女性多见于阴蒂、阴唇、会阴部及肛门周围。亦可发生在机体其他部位，如口腔、腋窝等。肉眼观，初起形成散在小而尖的乳头，逐渐增大、增多，表面凹凸不平，可互相融合形成鸡冠状或菜花状团块，质较软，湿润，呈粉红色、暗红色，顶端可因细菌感染而溃烂，产生脓性渗出物，触之易出血（图 20-18）。镜下观，上皮增生呈乳头状结构，典型者为细长的尖乳头，表面覆盖鳞状上皮，呈不全角化。棘细胞明显增生，伴上皮钉突增厚延长。在棘细胞层或上部可见多少不等的挖空细胞（koilocytosis）。挖空细胞较正常细胞大，胞质空泡状，细胞边缘常残存带状胞质。核大居中，呈圆形或椭圆形，染色深。真皮层可见毛细血管及淋巴管扩张，大量慢性炎症细胞浸润。电镜下观，核内可见病毒颗粒。应用免疫组织化学方法可检测 HPV 抗原，用原位杂交、PCR 和原位 PCR 技术可检测 HPV 的 DNA，有助于临床诊断。

三、梅毒

梅毒（syphilis）是由梅毒苍白螺旋体感染引起的慢性传染病。本病流行于世界各地，新中国成立后基本消灭，近年又有新的梅毒患者出现，并有流行趋势。

（一）病因及发病机制

梅毒的病原体是苍白螺旋体，又称梅毒螺旋体，体外活力低，不易生存，对理化因素的抵抗力极弱，对青霉素、四环素、汞敏感。95% 以上通过性接触传播，少数可因输血、医务人员不慎感染等直接接触传播。梅毒螺旋体也可经胎盘感染胎儿，导致先天性梅毒。梅毒患者为唯一传染源。

患者感染后可产生细胞免疫和体液免疫。免疫力的强弱决定感染后是痊愈、潜匿，还是发展为晚期梅毒。机体感染梅毒后第 6 周血清出现特异性抗体，具有诊断意义。在本病的较晚阶段，患者对该病原体的抗原发生细胞介导的迟发型超敏反应，使病原体所在部位形成肉芽肿（树胶肿），对破坏患者的重要器官起主要作用。

（二）基本病理变化

1. 闭塞性动脉内膜炎和小血管周围炎 见于各期梅毒。闭塞性动脉内膜炎是指小动脉内皮细胞及纤维细胞增生，使管壁增厚，血管腔狭窄闭塞。小血管周围炎是指血管周围有单核细胞、淋巴细胞和浆细胞浸润。浆细胞恒定出现是本病的特点之一。

2. 树胶肿 又称梅毒瘤，是三期梅毒的特征性病变，可发生在任何器官。表现为大小不等的非化脓性局部坏死，小者仅在显微镜下可见，大者可达 3~4 cm，不规则形，边界清楚，呈均匀灰黄色，质坚韧、有弹性，似树胶而得名。镜下结构颇似结核结节，中央为凝固性坏死，形态类似干酪样坏死，但坏死不如干酪样坏死彻底，弹力纤维染色可见组织内原有血管壁的轮廓。坏死灶周围肉芽肿中富含淋巴细胞和浆细胞，上皮样细胞和朗汉斯巨细胞较少，且常有闭塞性小动脉内膜炎和血管周围炎。后期树胶肿可吸收或纤维化，使器官变形。

（三）类型及病变特点

梅毒根据传播方式不同，可分为后天性和先天性两种。

1. 后天性梅毒 按病程经过分为三期。一期、二期梅毒，称为早期梅毒，有传染性。三期梅毒，称为晚期梅毒，因常累及内脏，故又称内脏梅毒。

（1）一期梅毒：为梅毒螺旋体在侵入处发生的最初病变。从感染到出现下疳潜伏期为 10~90 日，平均 3 周。病变常见于阴茎冠状沟、龟头、阴唇、子宫颈和阴道后穹窿等处，约 10% 的患者可发生于生殖器以外，如唇、舌、肛门周围等。起初患处出现充血、水疱，水疱破溃、上皮坏死脱落后，形成底部平坦、边缘整齐的圆形溃疡，直径 1~2 cm，与周围正常组织分界明显，质硬，故又称为硬下疳（图 20-19）。因下疳无痛感，病损范围小，又多位于隐蔽处，往往被忽视，但其中有大量梅毒螺旋体，传染性极强。镜下观，有闭塞性动脉内膜炎及血管周围炎表现。下疳发生 1 周后，局部淋巴结增大，硬而无痛感，为非特异性急性或慢性炎症。

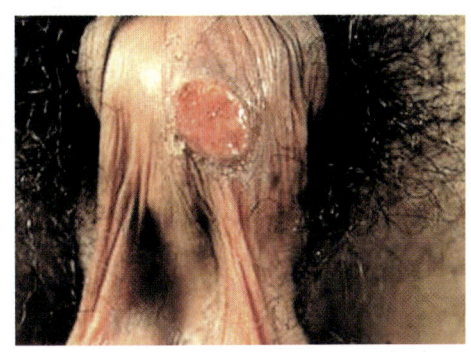

图 20-19 梅毒硬下疳（肉眼观）

及时治疗可阻止硬下疳向二期梅毒发展。由于患者产生的免疫反应，硬下疳即使不治疗，也可于 2~6 周后自行愈合，增大的淋巴结消退，相当一部分患者可发展为二期梅毒。

（2）二期梅毒：硬下疳发生后 7~8 周，潜伏于体内的梅毒螺旋体继续繁殖，大量进入血液循环，引起全身广泛性皮肤、黏膜出现斑疹及丘疹，称为梅毒疹。全身非特异性淋巴结增大。镜下观，有闭塞性血管内膜炎和血管周围炎表现。梅毒疹内可见梅毒螺旋体，极富传染性。皮肤、黏膜梅毒疹均可不经治疗自然消退。

视频
梅毒硬下疳
（肉眼观）

（3）三期梅毒：又称为晚期梅毒，常发生于感染后 4~5 年。病变可侵犯全身任何器官，以形成树胶肿为特征，可由树胶肿纤维化、瘢痕收缩导致组织破坏、变形和功能障碍。

三期梅毒最常侵犯心血管系统，其次为中枢神经系统，肝、骨骼、睾丸等器官也常受累。

1）心血管梅毒：以梅毒性主动脉炎为主。潜伏期为 15~20 年，患者年龄常为 40~50 岁。男性多于女性。病变始于升主动脉，逐渐遍及主动脉弓及胸主动脉。开始为主动脉外膜滋养血管闭塞，以后导致主动脉中层弹性纤维和平滑肌的缺血和退行性变，逐渐由瘢痕取代。肉眼观，由于瘢痕收缩及内膜的纤维组织增生，使内膜表面呈弥漫分布、微细而深陷的树皮样皱纹。镜下观，主动脉外膜血管周围有淋巴细胞和浆细胞浸润，小血管内膜增生，主动脉中层有灶性微小瘢痕和淋巴细胞、浆细胞浸润，偶见微小树胶肿。动脉因弹性纤维和平滑肌破坏，可形成主动脉瘤，患者可因主动脉瘤破裂而猝死。主动脉瓣纤维组织增生、增厚分离，瓣环扩张导致主动脉瓣关闭不全，造成左心室异常肥大和扩张，患者最终死于心力衰竭。

2）中枢神经梅毒：病变广泛，脑脊髓膜、中枢神经血管、脑与脊髓实质均可受累。脑膜血管病变持续发展，可导致麻痹性痴呆。此时，脑膜增厚，脑膜小动脉闭塞更趋严重而普遍，导致脑皮质及中央灰质缺血、梗死，伴胶质细胞增生。脑皮质（以额叶最为显著）萎缩，脑室扩张，室管膜增厚呈颗粒状。患者可出现脊髓痨，其典型改变为脊髓白质后索萎缩，致使该处变窄、下陷，脊髓灰质后角因而相互靠近。

3）其他器官病变：常见肝、骨、睾丸等树胶肿。骨梅毒主要累及颅骨、鼻骨、股骨及胸骨。鼻骨受累时，常损坏鼻中隔致鼻梁塌陷，鼻孔向前，形成所谓的马鞍鼻。肝树胶肿使肝呈结节状增大，树胶肿凝固性坏死被吸收或纤维化时，瘢痕收缩，肝变为分叶状。睾丸树胶肿临床易误诊为肿瘤。

2. 先天性梅毒 先天性感染的胎儿常引起晚期流产、死胎或产后不久死亡，轻度感染可待发育到儿童期或青年期发病。先天性梅毒可分为早发性和晚发性。

（1）**早发性先天性梅毒**：系指胎儿或婴幼儿期发病的先天性梅毒。突出病变为皮肤、黏膜广泛的梅毒斑疹、大疱形成和大片的剥脱性皮炎，严重者全身表皮糜烂、脱落。内脏病变较为广泛，如肝、肺、胰、肾及脾等。病变器官呈淋巴细胞及浆细胞浸润、动脉内膜炎、弥漫性纤维化和发育不全等。此外，骨的病变常见骨软骨炎，腕、肘及肩等关节软骨炎，以及指、趾的骨炎和骨膜炎，引起指、趾变形肿大及指（趾）甲变薄而弯曲。

（2）**晚发性先天性梅毒**：为2岁以后发病者，一般在5~7岁至青春期出现损害，患儿发育不良，智力低下。但也可仅血清反应阳性而无症状，称为先天性隐性梅毒。其病变与后天性梅毒基本相同，病变波及全身，但无下疳。间质性角膜炎、楔形门齿及神经性耳聋构成晚发性先天性梅毒的三大特征，具有诊断意义。

四、艾滋病

艾滋病是获得性免疫缺陷综合征（acquired immunodeficiency syndrome，AIDS）的简称。是由人类免疫缺陷病毒（human immunodeficiency virus，HIV）感染导致严重免疫功能缺陷，继发机会性感染和/或肿瘤发生的一种致命性传染病。自1981年6月首次报告以来，艾滋病传播迅速，病例遍及世界各地。我国于1986年首例报道。艾滋病潜伏期一般为2~10年。总死亡率几乎为100%，90%的患者在诊断后2年内死亡。

（一）病因及发病机制

艾滋病由HIV感染所引起。HIV属反转录病毒科的慢病毒属，为单链RNA病毒。已知HIV分为HIV-1和HIV-2两种亚型，引起的病变相似。HIV-1是美国、欧洲和中非的常见类型，而HIV-2主要在西非。我国感染的患者中，以HIV-1为主。

患者及HIV携带者是艾滋病的传染源。无症状的病毒携带者是艾滋病流行难以控制的重要原因。HIV主要存在于宿主的血液、精液、阴道分泌物、母乳、唾液、泪液、尿等体液中。传播途径包括以下几类。①性接触传播：以异性性传播为主。②输血或血制品传播：输入被HIV污染的血或血液制品，使HIV直接进入体内引起感染。③注射针头或医用器械等传播：静脉注射吸毒者感染HIV占总报告数的18%，医用器械（如内镜）消毒不严，也可造成感染。④母婴垂直传播：感染HIV的孕妇分娩的婴儿，30%~50%也感染HIV，母体内感染HIV的淋巴细胞或单核细胞等经胎盘到达胎儿体内，或者由于孕妇存在病毒血症而感染。此外，母婴间传播也可发生于分娩时或产后哺乳过程中。⑤其他：器官移植、医务人员的职业性感染等少见。

HIV主要作用于CD_4^+T淋巴细胞，还可侵袭单核巨噬细胞系统中的细胞和其他细胞（B淋巴细胞等）。发病机制如下。

1. **HIV感染CD_4^+T细胞** CD_4分子是HIV的主要受体，HIV进入宿主体内后，与CD_4^+T淋巴细胞表面的CD_4分子及其他辅助受体（如$CXCR_4$和CCR_5）结合，病毒外壳留在T细胞膜上，核心进入细胞。在反转录酶的作用下，病毒RNA反转录成前病毒DNA，然后整合入宿主基因组，产生新的病毒颗粒。新的病毒颗粒以出芽的方式逸出T淋巴细胞，同时引起该细胞的溶解和死亡。逸出的病毒再感染其他CD_4^+T淋巴细胞，造成CD_4^+T淋巴细胞的大量破坏。由于CD_4^+T淋巴细胞在免疫应答中起核心作用，CD_4^+T淋巴细胞的大量破坏，总数下降，使免疫平衡破坏而造成免疫缺陷，从而引起机会感染和恶性肿瘤的发生。

2. **HIV感染巨噬细胞** 病毒在巨噬细胞内复制并储存于胞质内，可引起巨噬细胞功能障碍，但一般不会导致细胞破坏。由于巨噬细胞具有游走功能，因而引起病毒扩散，可携带病毒通过血-脑屏障，引起中枢神经系统感染。

（二）病理变化

1. 淋巴组织的变化　早期淋巴滤泡明显增生，生发中心活跃，有"满天星"现象，其病变类似于由其他原因引起的反应性淋巴结炎。随着病变的发展，滤泡网状带开始破坏，有血管的增生。皮质区及副皮质区淋巴细胞（主要是 CD_4^+T 淋巴细胞）减少，浆细胞浸润。晚期淋巴细胞几乎消失殆尽，呈现一片荒芜景象（图20-20）。最后淋巴结结构完全消失，主要细胞为巨噬细胞和浆细胞。有时特殊染色可发现大量分枝杆菌、真菌等病原微生物。胸腺、消化道和脾淋巴组织萎缩。

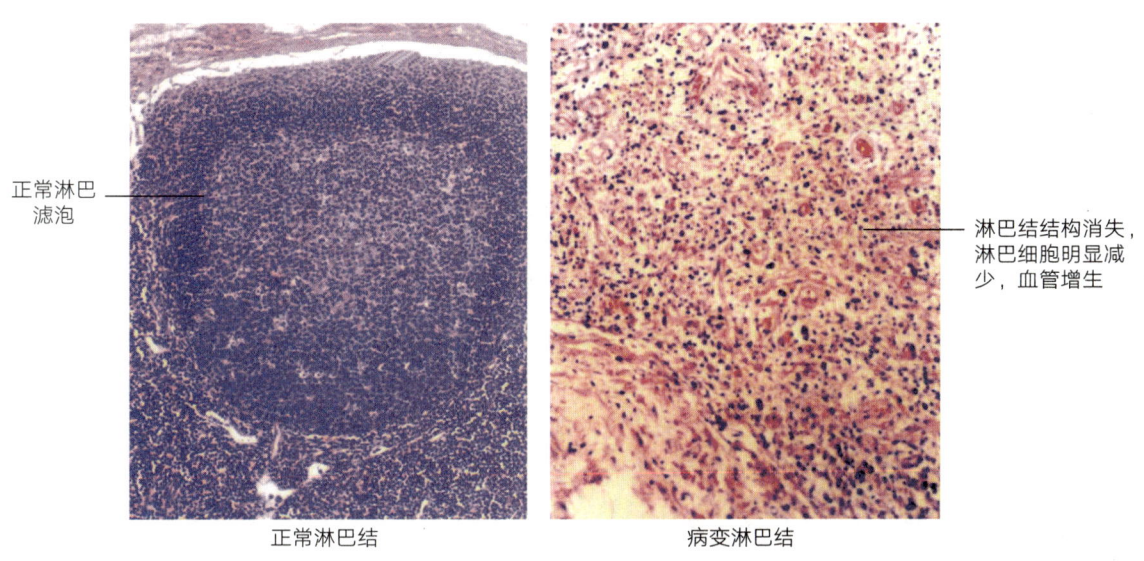

正常淋巴滤泡

淋巴结结构消失，淋巴细胞明显减少，血管增生

正常淋巴结　　　　病变淋巴结

图20-20　正常淋巴结与艾滋病淋巴组织的病变比较（镜下观）

2. 继发性感染　中枢神经系统、肺、消化道继发感染最常见。病原种类有病毒、细菌、真菌、原虫等。一般常有两种以上病原体同时感染。由于严重免疫缺陷，炎症反应往往较轻而不典型，多数患者有肺孢子菌感染，导致肺组织广泛变质，肺间质及肺泡腔内有较多巨噬细胞及浆细胞浸润。中枢神经系统的继发感染主要是播散性弓形虫或隐球菌感染所致的脑炎或脑膜炎。此外，HIV 随巨噬细胞进入中枢神经系统后可直接引起脑膜炎、亚急性脑病等。

3. 恶性肿瘤　约1/3的艾滋病患者有 Kaposi 肉瘤。其临床特点为皮肤特发性、多发性、色素性肉瘤，在四肢出现多数大小不同的结节。该肿瘤起源于血管内皮，广泛累及内脏，以下肢易见。肉眼观，肿瘤呈暗蓝色或紫棕色结节。镜下观，可见成片的由梭形细胞构成的毛细血管样腔隙，其中有红细胞。5%~10% 的艾滋病患者发生非霍奇金淋巴瘤。患者表现为淋巴结迅速增大，淋巴结外肿块，发热、盗汗、体重减轻，原发于中枢神经系统的淋巴瘤等。

（三）病理临床联系

WHO 和美国疾病预防控制中心修订的 HIV 感染的临床分类：①A类，包括急性感染、无症状感染和持续性全身淋巴结增大综合征。②B类，包括免疫功能低下时出现的艾滋病相关综合征、继发细菌及病毒感染和发生淋巴瘤等。③C类，患者已有严重免疫缺陷，出现各种机会性感染、继发性肿瘤及神经系统症状等艾滋病表现。

艾滋病按病程分三个阶段：①早期或急性期，感染 HIV 的 3~6 周后出现咽痛、发热、肌肉酸痛等非特异性症状。病毒在体内复制，患者免疫功能未完全破坏，故 2~3 周后症状可自行缓解。② 中期或慢性期，可长达数年。病毒处于低水平持续复制，机体免疫功能与病毒之间处于相互抗衡阶段，可无明显临床症状或出现发热、淋巴结增大等。③ 后期或危险期，机体免疫功能全面崩溃，临床症状明显，出现机会性感染和恶性肿瘤。

五、性传播疾病的预防原则

积极采取预防措施，控制传染源，患者是性传播疾病的主要传染源，加强监测，建立艾滋病监测网络，切断传播途径，加强性道德教育，了解自我保护措施。在全社会形成防止性传播疾病的气氛，降低性传播疾病的发病率。

自 测 题

在线测试
传染病

思维导图
传染病

一、名词解释

1. 结核结节　2. 肺原发复合征　3. 结核球　4. 伤寒肉芽肿　5. 桥接坏死　6. 气球样变性　7. 假结核结节　8. 嗜酸性脓肿　9. 流行性乙型脑炎　10. 流行性脑脊髓膜炎　11. 梅毒　12. 艾滋病　13. 尖锐湿疣　14. 细菌性痢疾

二、简答题

1. 简述溃疡型肠结核、细菌性痢疾的好发部位及溃疡的肉眼形态。

2. 简述原发性肺结核的播散途径及播散后所引起的各种后果。

3. 简述病毒性肝炎的传播途径及基本病变。

4. 列出病毒性肝炎的临床病理类型。

5. 简述结核病的基本病变和转归。

6. 简述继发性肺结核的病变特点，列出其主要类型。

7. 简述流行性乙型脑炎的基本病变。

8. 列出艾滋病的继发性感染和恶性肿瘤。

9. 简述艾滋病的病因、传播途径和发病机制。

10. 比较流行性脑脊髓膜炎和流行性乙型脑炎的异同。

（丁运良　李　丹）

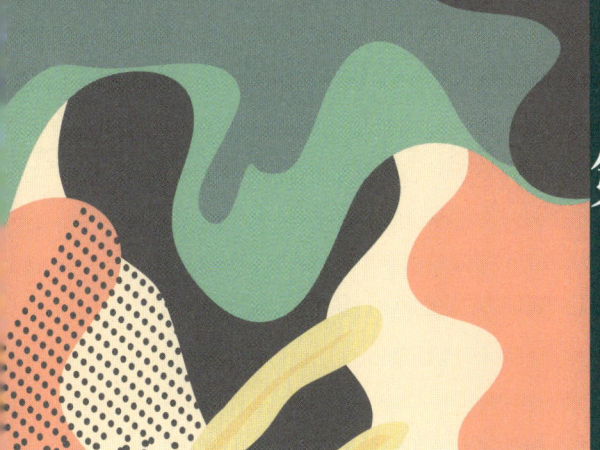

第二十一章　寄生虫病

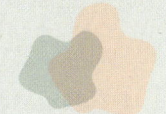

学习目标

知识目标：能正确叙述阿米巴病的病变特点和病理临床联系。理解阿米巴病、血吸虫病、丝虫病的病变特征及发病机制。

能力目标：能将所学寄生虫病相关知识运用到寄生虫疾病的临床预防工作中。

素质目标：通过了解我国在寄生虫病防治工作中的优厚惠民政策，培养爱国情怀。

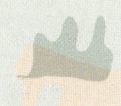

案例导入

患者，男，56岁，江苏人，农民。右下腹部疼痛，伴低热4日，来院就诊。体格检查：右下腹压痛（＋），触诊回盲部有一肿块。X线检查：肠腔内有气体，小肠内见多个液平面。诊断为回盲部肿物伴肠梗阻。急诊手术切除回盲部肠管。病理检查：回盲部肠管一段，长28 cm，附阑尾，盲肠距结肠侧断端13 cm处黏膜部分坏死，周围肠黏膜表面有多量针眼大小的溃疡。镜下观，部分肠壁坏死，淋巴细胞、浆细胞及单核细胞浸润，伴纤维结缔组织增生，可见直径约30 μm的圆形滋养体。

问题：患者可能患什么疾病？诊断依据是什么？临床表现产生的机制是什么？

寄生虫病（parasitosis）是寄生虫引起的在人和动物之间传播的疾病。其传播受到生物因素、自然因素和社会因素的影响，具有地理分布的区域性、明显的季节性和人畜共患的自然疫源性等特点。在我国经过全面防治，寄生虫病的感染率和发病率已明显下降。本章主要介绍阿米巴病、血吸虫病、丝虫病。

PPT
寄生虫病

第一节　阿米巴病

阿米巴病（amebiasis）是由溶组织内阿米巴原虫感染引起的一种寄生虫病。病变主要累及结肠，引起肠阿米巴病。病原体还可经血液或直接侵袭肝、肺、脑等，引起相应的阿米巴病，其中以肝阿米巴病最常见。本病农村多于城市，儿童多于成年，男性多于女性。

一、肠阿米巴病

肠阿米巴病是由溶组织内阿米巴寄生于结肠引起的疾病。临床上患者常有腹痛、腹泻等痢疾样症状，又名阿米巴痢疾。

（一）病因及发病机制

溶组织内阿米巴生活史主要有包囊体和滋养体两种形态，肠阿米巴病主要是由于摄入被包囊体污染的食物或水而感染。摄入的包囊体囊壁能抵抗胃酸的破坏，因而包囊体多能顺利地通过胃和小肠到达回盲部，在碱性肠液的消化作用下，包囊体脱囊而出，发育成小滋养体。小滋养体直径为10~20 μm，以肠黏液和细菌等为营养来源，不断增殖。在横结肠以下的肠段内，因环境不适宜，小滋养体不能分裂而逐渐发育为成熟的包囊，随粪便排出，无临床症状携带者是本病重要的传染源。若肠壁发生组织损伤或功能紊乱，小滋养体便侵入肠壁吞噬红细胞，转变为直径20~40 μm的大滋养体，并分裂繁殖，破坏肠壁组织引起溃疡。随粪便排出的大滋养体和小滋养体很快死亡，不起传播作用。溶组织内阿米巴原虫的致病机制主要表现在对宿主组织的溶解破坏和释放细胞毒素（肠毒素）等作用。

（二）病理变化及病理临床联系

病变多发生在盲肠、升结肠，其次为直肠、乙状结肠，严重者可累及整个结肠和回肠末端。病变可分为急性期和慢性期。

1. **急性期病变**　肉眼观，早期肠黏膜表面可形成多数灰黄色小点，略高于黏膜表面，中心部有针头大小的坏死或浅表溃疡。病变进展时，坏死灶增大，呈圆形纽扣状（图21-1）。黏膜下层组织疏松，病变易于向四周蔓延，引起广泛的组织坏死。坏死组织脱落后形成具有病理诊断意义的口小底大的烧瓶状溃疡，边缘呈潜掘状（图21-2）。相邻的溃疡底部沟通，形成"隧道"，当表面的黏膜大片坏死脱落后，可形成巨大溃疡，其边缘呈破絮状外观。溃疡严重者可深达肌层，甚至达浆膜层。镜下观，阿米巴引起的肠壁组织液化性坏死呈无结构的淡红色，其附近炎症反应轻微，仅见少量淋巴细胞和浆细胞浸润。坏死组织和正常组织交界处常有零星或成群的大滋养体，滋养体呈圆形，核小而圆，

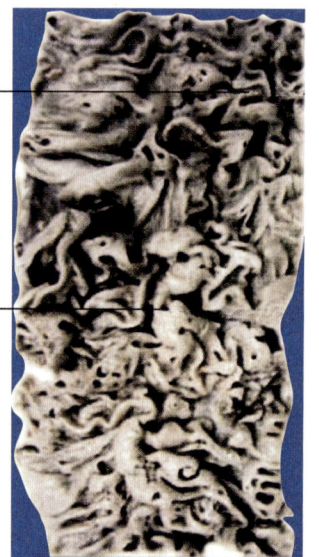

结肠黏膜皱襞

结肠黏膜圆形溃疡

图 21-1　肠阿米巴病（肉眼观）

视频
肠阿米巴病
（肉眼观）

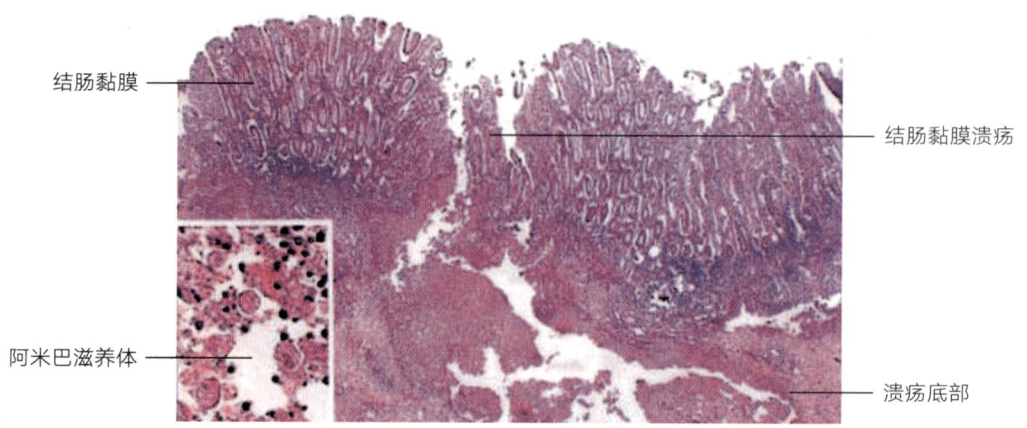

结肠黏膜

结肠黏膜溃疡

阿米巴滋养体

溃疡底部

图 21-2　结肠阿米巴溃疡（镜下观）

隐约可见，胞质略呈嗜碱性，可见被吞噬的红细胞，在滋养体周围常有一环形空隙，可能因组织被溶解所致。

因肠壁受溃疡性病变等因素的刺激，肠蠕动增强，黏液分泌增多，临床上表现为腹痛（右下腹为主）、腹泻和大便次数增多。由于直肠和肛门病变较轻，所以里急后重症状不明显。因大便中含有坏死溶解的肠壁组织及大量黏液、血液，典型的病例出现粪便量较多，呈糊状、暗红果酱色、腐败腥臭的脓血便，粪检时易找到阿米巴滋养体。一般全身症状轻。

急性期多数可治愈，少数患者可出现肠出血和肠穿孔等并发症。治疗不彻底可转入慢性期。

肠阿米巴病与细菌性痢疾的鉴别见表 21-1。

表 21-1　肠阿米巴病与细菌性痢疾的鉴别

鉴别项目	肠阿米巴病	细菌性痢疾
病原体	溶组织内阿米巴原虫	志贺菌
病变性质	变质性炎	假膜性炎
好发部位	盲肠、升结肠	乙状结肠、直肠
溃疡特点	较深，烧瓶状	浅表，地图状
溃疡间黏膜	如无继发感染大致正常	有明显的炎症反应
临床特点	右下腹疼痛，里急后重不明显	左下腹疼痛，里急后重明显
粪便检查	粪便多，呈暗红果酱色糊状，腥臭，可找到阿米巴滋养体	粪便少，黏液脓血便，血色鲜红，可找到痢疾杆菌

2. 慢性期病变　病变复杂。组织坏死、溃疡、肉芽组织增生和瘢痕形成几种病变同时存在是其特点。黏膜过度增生形成炎性息肉。肠壁因纤维组织增生而增厚、变硬引起肠腔狭窄。局部肉芽组织增生过多形成局限性包块，称为阿米巴瘤（ameboma）。阿米巴瘤多见于盲肠，临床上易误诊为结肠癌。

临床表现：慢性期患者可有轻度腹泻、腹痛、腹胀、腹部不适及腹泻便秘交替出现等症状，并可出现肠梗阻症状。久病不愈者可引起营养不良。

二、肠外阿米巴病

肠外阿米巴病（extraintestinal amebiasis）是阿米巴原虫引起肝、肺、脑、皮肤、泌尿生殖系统等处的阿米巴病，以肝最常见，出现阿米巴肝脓肿。

阿米巴肝脓肿（amebic liver abscess）多发生于肠阿米巴病发病后 1~3 个月，也可见于临床症状已消失数年后。常由于大滋养体侵入肠壁小静脉，经肠系膜上静脉、门静脉到达肝。偶尔也可是滋养体直接移行进入腹腔侵犯肝。80% 的阿米巴肝脓肿位于肝右叶，可能是由于肠阿米巴病多位于盲肠和升结肠，其血流流入肠系膜上静脉后大部分流入肝右叶所致。肉眼观，早期为多发性小脓肿，以后互相融合形成单个大脓肿，大者可达儿头大小，内容物是由液化坏死的肝组织和陈旧性血液混合而成的棕褐色果酱样物，炎症反应不明显，与化脓菌引起的肝脓肿不同。阿米巴肝脓肿的脓肿壁不光滑，呈破絮状，具有特征性。镜下观，脓肿壁仅有少量淋巴细胞、浆细胞和巨噬细胞浸润，大滋养体多在脓肿壁的周围。若继发化脓菌感染，病变则同细菌性肝脓肿。

阿米巴肝脓肿如继续扩大并向周围组织穿破，可引起相邻部位的病变，形成膈下脓肿、腹膜炎、肺脓肿、脓胸等。

临床表现：阿米巴肝脓肿的症状多为长期发热伴右上腹痛，肝大和压痛，全身消瘦、贫血等表现，如向周围组织扩展还可产生相应的临床表现。

第二节　血　吸　虫　病

血吸虫病（schistosomiasis）是由血吸虫寄生于人体引起的地方性寄生虫病。我国仅有日本血吸虫病流行，主要流行于长江流域及其以南的十多个省市的广大水稻作物地区。人对血吸虫普遍易感，夏秋季最易感染。

一、病因及感染途径

寄生于人体的血吸虫有日本血吸虫、曼氏血吸虫、埃及血吸虫等六种，日本血吸虫属裂体吸虫，其生活史包括成虫、虫卵、毛蚴、胞蚴、尾蚴和童虫等发育阶段。患者及病畜为主要传染源，血吸虫虫卵随患者或病畜粪便排入水中，在适当条件下孵出毛蚴。毛蚴钻入中间宿主钉螺体内，经胞蚴发育成尾蚴，然后离开钉螺再次入水。尾蚴接触人、畜（牛、马、羊等）时，借其头腺分泌的溶组织酶和机械性运动经皮肤或黏膜钻入人、家畜体内，经过血液或淋巴系统至右心，经肺循环、体循环到全身。其中唯有到达肠系膜静脉的童虫才能发育为成虫并开始产卵。部分虫卵顺血流入肝，部分逆血流到肠壁沉积，在肠组织内引起病变。肠壁内的虫卵破坏肠黏膜进入肠腔，并随粪便排出体外，再重演其生活周期。

二、病理变化及发病机制

血吸虫的不同发育阶段可引起机体的机械性损伤，虫卵引起的病变是血吸虫病的最主要病变，对机体造成的危害最严重。血吸虫的抗原成分，如可溶性卵抗原、虫体代谢或死亡产物等，都可引起机体变态反应性损伤。

1. 虫卵引起的病变　血吸虫的寿命长，产卵量多，在肠壁等处的初产卵经发育，最后形成内含毛蚴的成熟虫卵。未成熟虫卵因无毒性分泌物，故引起的病变轻微。含毛蚴的成熟虫卵往往引起严重的病变，可分急性虫卵结节和慢性虫卵结节。

（1）急性虫卵结节：肉眼观，为灰黄色粟粒至黄豆大小的结节。镜下观，结节中央为成熟虫卵，常有一至数个，卵壳薄，色淡黄，有较强的折光性。卵内毛蚴呈梨形，体前部有一双头腺，HE 染色呈红色。成熟虫卵周围可有放射状排列的均质状嗜酸性棒状物，称为何博礼（Hoeppli）现象，用免疫荧光法证实为抗原抗体复合物。虫卵结节周围有一片无结构的颗粒状坏死物质及大量的嗜酸性粒细胞浸润，称嗜酸性脓肿（图 21-3）。急性虫卵结节形成与成熟虫卵毛蚴释放的可溶性卵抗原及其诱导产生的一系列淋巴因子所致Ⅳ型变态反应有关。

（2）慢性虫卵结节：急性虫卵结节经过 10 日左右，虫卵内毛蚴死亡，虫卵及坏死物质被

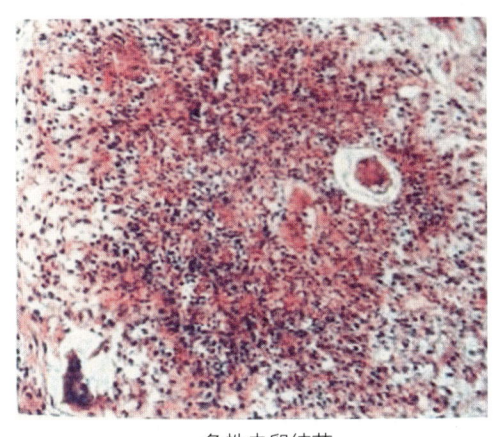
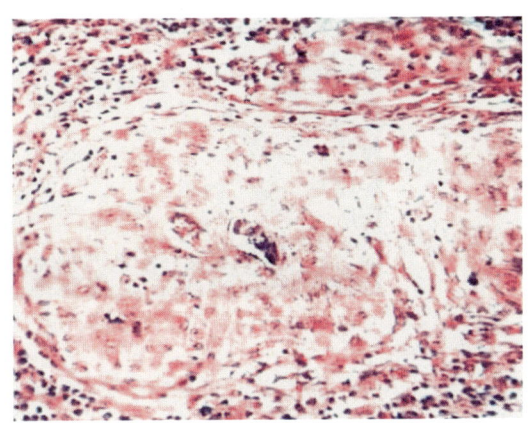

急性虫卵结节 慢性虫卵结节

图 21-3 血吸虫病虫卵结节（镜下观）

清除、吸收或钙化，转化为慢性虫卵结节。病灶内巨噬细胞衍变为上皮样细胞、异物巨细胞，四周伴有淋巴细胞浸润，形成类似结核结节的肉芽肿病变，称为假结核结节（图 21-3）。

2. **虫体引起的病变** 尾蚴钻入皮肤，其头腺分泌毒素和溶组织酶等引起尾蚴性皮炎，真皮毛细血管充血、水肿、出血，并伴多量嗜酸性粒细胞和巨噬细胞浸润。局部有红色奇痒的小丘疹。童虫在体内移行至肺部时，可引起肺部充血、出血、水肿、嗜酸性粒细胞和巨噬细胞浸润、血管炎或血管周围炎，临床上可有轻度咳嗽，偶见痰中带血。成虫及代谢产物可引起寄生部位的过敏反应及静脉内膜炎和静脉周围炎。死亡成虫周围可形成嗜酸性脓肿。

三、主要器官的病理变化及病理临床联系

1. **结肠病变** 常累及从盲肠到直肠的全部结肠，以乙状结肠最为显著。早期，虫卵沉积于黏膜下层形成急性虫卵结节，出现多发性黄色及棕色细颗粒状物。虫卵结节向肠腔溃破，形成糜烂或溃疡，伴有黏膜充血、水肿、点状出血。虫卵可随坏死组织脱落入肠腔，在粪便中可查见虫卵。临床表现为腹痛、腹泻、便血等症状。晚期，虫卵反复沉积，肠壁不规则增厚，导致肠壁变硬或息肉状增生，严重者引起肠梗阻。肠黏膜除见溃疡外，可形成梁状息肉。少数慢性血吸虫病可在增生性息肉的基础上并发结肠癌。

2. **肝脏病变** 虫卵堆积于汇管区门静脉小分支内引起病变。肉眼观，早期肝可有轻度增大，表面及切面可见多少不等的灰白或灰黄色、粟粒或绿豆大小的结节。晚期，导致血吸虫性肝硬化。肝表面不平，有浅沟纹形成微隆起的分区，严重者可形成粗大隆起的结节。切面见增生的结缔组织沿门静脉分支呈树枝状分布，故又称为干线型肝硬化。因肝小叶并未遭受严重的破坏，一般不形成假小叶，与门脉性肝硬化不同。临床上有腹水、巨脾、食管静脉曲张等表现。镜下观，急性虫卵结节主要分布于汇管区附近，门静脉分支可有静脉内膜炎；肝细胞可因受压而萎缩，发生水变性及小灶性坏死；库普弗细胞内可见吞噬的血吸虫色素（图 21-4）。

3. **脾脏病变** 肉眼观，呈巨脾，甚至重达 4 000 g，质坚韧，被膜增厚。切面为暗红色，脾小体多不明显，脾小梁增粗，常见棕黄色的含铁小结，是脾的陈旧性出血，该处可见含铁血黄素、钙盐沉积和纤维组织增生。镜下观，脾窦扩大充血，窦内皮细胞和巨噬细胞增生，窦壁因纤维组织增生变宽。脾小体萎缩消失，中央动脉壁增厚，玻璃样变性。巨噬细胞增生，吞噬

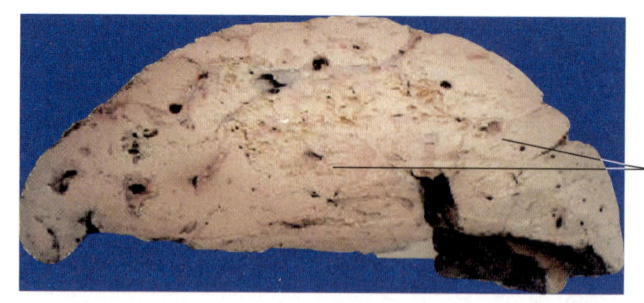

切面门静脉周围纤维组织呈树枝状分布

肝体积缩小(肉眼观)

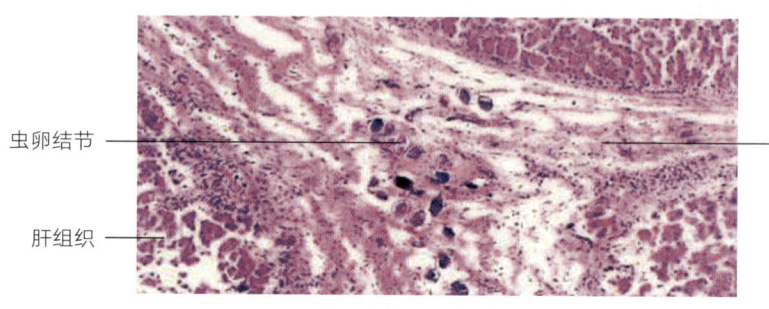

虫卵结节

增生的纤维组织

肝组织

血吸虫性肝硬化(镜下观)

图 21-4　血吸虫性肝硬化

含铁血黄素或血吸虫色素。脾内偶见虫卵结节。临床表现为脾功能亢进等。

第三节　丝　虫　病

丝虫病（filariasis）是由丝虫成虫寄生于淋巴系统引起的慢性寄生虫病。我国河南、山东、江苏、浙江、福建、广东、广西等地区均有流行。5~10 月为感染高发季节，南方某些地区全年均可感染。人类普遍易感，以农村居民感染率高。

一、病因及发病机制

病原体为班氏丝虫和马来丝虫。血中有微丝蚴的患者或携带者均是本病的传染源。蚊虫为传播媒介。当蚊虫吸入患者血液时，微丝蚴被吸入蚊体中，发育成为感染性蚴虫。雌雄成虫交配后，其虫卵发育成微丝蚴，由淋巴系统进入血液循环，白天滞留于肺等器官的毛细血管内，夜间 20：00 至次晨 4：00 出现于周围血液中。这种周期性夜现象提示临床检验微丝蚴取标本时间以午夜前后为宜。

发病机制：急性期虫体及其代谢和崩解产物都具有抗原性，引起淋巴管炎和淋巴结炎。慢性期淋巴管内皮细胞增生，丝虫成虫阻塞淋巴系统回流，导致淋巴管阻塞。

二、病理变化及病理临床联系

丝虫的微丝蚴和成虫均可引起病变，但对人体造成损害的主要是成虫。

1. **淋巴管炎和淋巴结炎** 多发生在较大的淋巴管，尤以下肢最多见，其次是精索、附睾、腹腔内淋巴管等处。肉眼观，皮肤呈一条红线自上而下离心性发展。镜下观，淋巴管扩张，内皮细胞增生肿胀，大量嗜酸性粒细胞浸润及组织坏死，在坏死组织中央可见死亡虫体，形成嗜酸性脓肿。死亡虫体被吸收或钙化，肉芽肿逐渐纤维化，引起淋巴管阻塞，淋巴结炎与淋巴管炎同时发生。

2. **淋巴系统阻塞的继发性病变** 由于淋巴系统阻塞，淋巴液回流障碍，出现远端淋巴管扩张，甚至破裂，淋巴外溢。腹腔淋巴管扩张破裂引起乳糜腹水；精索、睾丸淋巴管破裂引起睾丸鞘膜积液；胸导管或乳糜池发生阻塞时，乳糜液通过吻合支逆流入泌尿系统引起乳糜尿。如果外溢的淋巴液长期滞留于皮肤和皮下组织，使其增厚变硬、粗糙而有皱褶，外观似大象皮肤，称为"象皮肿"，多发生于下肢（图21-5）。

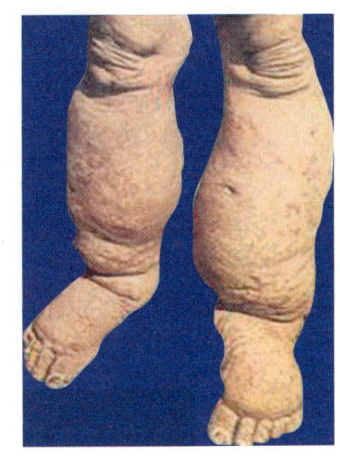

图 21-5 小腿和足部"象皮肿"

寄生虫病的预防原则：积极采取预防措施，控制传染源，切断传播途径，流行区每年对患者及病牛进行普查、普治，以上是防治工作中的主要环节。教育人群了解血吸虫病的传染源、传播途径，宣传血吸虫病的感染过程及其在人体内、体外的生活史，注意饮水卫生，消灭疫水中的血吸虫，降低血吸虫病的发病率。

视频
小腿和足部
"象皮肿"

自测题

一、名词解释
1. 嗜酸性脓肿   2. 假结核结节   3. 阿米巴瘤

二、简答题
1. 简述血吸虫性肝硬化的病理变化特点。
2. 区别肠阿米巴病和细菌性痢疾。
3. 简述丝虫病时淋巴管阻塞引起的继发性病变。

（丁运良）

在线测试
寄生虫病

思维导图
寄生虫病

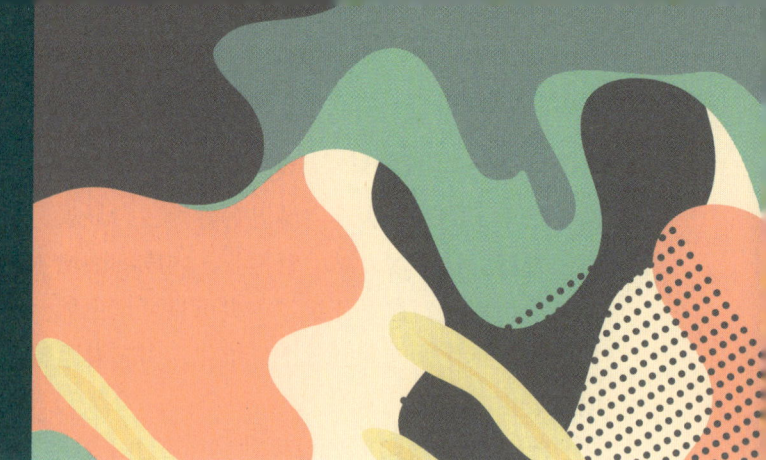

主要参考文献

［1］刘彤华.刘彤华诊断病理学［M］.4版.北京：人民卫生出版社，2018.

［2］陈杰，周桥.病理学［M］.3版.北京：人民卫生出版社，2015.

［3］王恩华，李庆昌.病理学［M］.4版.北京：高等教育出版社，2021.

［4］陈命家，丁运良.病理学与病理生理学［M］.3版.北京：人民卫生出版社，2014.

［5］丁运良，王见遐，郭家林.病理学与病理生理学［M］.4版.北京：科学出版社，2019.

［6］陈军芳，鲜于丽.病理学［M］.4版.北京：高等教育出版社，2021.

［7］丁运良.病理学与病理生理学［M］.5版.北京：科学出版社，2022.

［8］王连唐.病理学［M］.4版.北京：高等教育出版社，2023.

［9］金可可.病理生理学［M］.2版.北京：高等教育出版社，2021.

［10］丁运良.病理学与病理生理学实验教程［M］.西安：世界图书出版公司，2023.

［11］丁运良，杨美玲.病理学［M］.2版.北京：人民卫生出版社，2020.

郑重声明

读者意见反馈

为收集对教材的意见建议，进一步完善教材编写并做好服务工作，读者可将对本教材的意见建议通过如下渠道反馈至我社。

咨询电话　400-810-0598

反馈邮箱　gjdzfwb@pub.hep.cn

通信地址　北京市朝阳区惠新东街 4 号富盛大厦 1 座

高等教育出版社总编辑办公室

邮政编码　100029

资源服务提示

授课教师如需获取本书配套教辅资源，请登录"高等教育出版社产品信息检索系统"（http://xuanshu.hep.com.cn）搜索下载，首次使用本系统的用户，请先进行注册并完成教师资格认证。

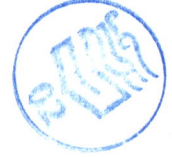